인체해부조직 아틀라스

AN ATLAS TO
Human Anatomy

Dennis Strete
Christopher H. Creek

역자
길은미 · 김광석 · 김동운 · 김정아 · 김정우 · 노상균
박상묵 · 박창식 · 박창은 · 박형기 · 서지혜 · 송주영
유오근 · 이창희 · 장혜원 · 정인숙 · 조일영 · 홍연란

McGraw Hill Education

정 문 각

The McGraw-Hill companies

An Atlas to Human Anatomy, 1st Edition.

1 2 3 4 5 6 7 8 9 10 JMK 20 09 08 07

Original: An Atlas to Human Anatomy, 1st Edition.
By D.Strete and C.Creek
ISBN 065-7387933

This book is exclusively distributed in Jung Mun Kag Publishing Co.

When ordering this title, please use ISBN 978-89-7742-351-0

Printed in Korea

역자 머리말

본 「인체해부조직 아틀라스」는 Dennis Strete와 Christoper H. Creek가 저술한 「An Atlas to Human Anatomy」를 원본으로 하여 만들어진 책으로서, 인체해부학을 공부하는 보건계열, 간호학계열, 생명과학계열, 미용계열 및 체육계열 학생들을 위하여 만들어진 책이다. 의과대학의 의대생들처럼 직접 시신을 해부할 수 없는 타 계열의 학생들을 위하여, 막연히 교과서에 나와 있는 모식도만을 공부하는 것보다는 모식도와 함께 실습된 시신 사진을 첨가함으로써 더 사실적이고 이해하기 쉽게 꾸미고자 하였다. 또한 일부 조직학적 사진을 첨가함으로써 이해를 돕고자 하였으며, 간추린 인체 해부학(정문각, 2006) 교재에 부합하도록 편집하고자 하였다. 또한 본 「인체해부조직 아틀라스」를 공부하는 학생들이 알아야 할 가장 기본적이고 핵심적인 용어를 영어, 구용어, 신용어 순으로 배열함으로써 국가고시에 대비하고자 하였고, 모든 용어는 최근에 발간된 대한해부학회 해부학용어 다섯째 판을 참고하여 작성하였다.

본 실습서가 나오기까지 많은 교수님들이 참가해 주셨고 짧은 기간 동안 원고정리에 미흡한 점들이 많으리라 생각되며, 앞으로 더욱 보완하고, 교정하여 가장 좋은 인체 실습서로 거듭날 것을 약속하면서 많은 독자들의 지도편달을 바란다.

어려운 여건 속에서도 본 실습서가 나올 수 있도록 격려와 협조를 해주신 정문각 김시동 사장님 및 직원 여러분께 감사드린다.

2007년 2월

역자 대표 씀

차 례

1부_ 세포와 조직 CELLS AND TISSUES

2부_ 기관 ORGAN SYSTEMS

세포와 조직

CELLS AND TISSUES

1 세포수준에서의 해부학 _ Anatomy at the Cellular Level

세포는 생명의 기능적, 구조적 가장 기본이 되는 단위이다. 또한 신체에서 가장 핵심적인 기능적, 구조적 역할을 한다. 구조적인 면에서 볼 때, 인체의 형태와 모습은 개개의 세포가 어떻게 배열되느냐에 따라 결정된다. 기능적으로 몸을 구성하는 75조 개의 세포들은 각각의 기관으로 나누어진다. 대부분 인간의 세포는 너무 작아서 현미경 없이는 볼 수 없다.

세포를 구성하는 다양한 구성 성분들의 구조와 기능은 다음과 같다.

세포질 (cytoplasm)

원형질막과 핵 사이에 존재하는 원형질로 시토졸(cytosol)이라 불리는 두꺼운 액체층과 막에 싸인 많은 세포 소기관(organelles)을 포함한다. 세포 소기관은 세포를 위한 여러 가지 일을 나눠 맡고 있다.

핵 (nucleus)

세포에서 가장 큰 물질로 세포를 통제하는 중앙 기구라 할 수 있다. 왜냐면 단백질 합성을 조절하기 때문이다.

핵막 (nuclear envelope)

핵을 싸는 지질 이중층으로 된 이중막으로 세포질로부터 핵을 분리시키는 역할을 한다. 큰 핵공을 가지고 있다.

핵질 (neuroplasm)

겔 타입의 유동액으로 핵막 안에 존재한다. 세포 분열기 동안 핵인과 염색질을 포함한다.

핵인 (nucleolus)

작은, 구형으로 단백질과 RNA로 구성된다. RNA가 합성되는 장소로, 세포 분열이 시작되면 사라진다.

염색질 (chromatin)

핵질에 존재하는 작은 과립질로 세포 분열기 동안 염색체를 형성한다. DNA로 구성되어 있으며 이는 유전자를 포함한다.

소포체 (endoplasmic reticulum)

납작한 낭이나 관을 형성하는 지질 이중층으로 구성된 구조이다. 분자가 이동하는 수송로가 된다. 리보솜이 붙어 있는 소포체는 조면소포체(rER)라 하며, 이곳에서는 단백질의 합성이 이루어진다. 리보솜이 붙어 있지 않는 것은 활면소포체(sER)라 하며, 지질과 탄수화물 복합체를 형성한다.

골지체 (Golgi apparatus)

이중막으로 된 연속된 디스크 모양의 납작한 관으로 되어 있다. 물질의 합성을 완성하는 효소를 가지고 있고, 그것들을 세포 밖으로 이동시키는 역할도 한다.

미토콘드리아 (mitochondria)

구형의 소세지 모양으로 지질 이중막을 가진다. 외막은 미토콘드리아를 감싸고, 내막에는 효소가 존재한다. 미토콘드리아는 세포 호흡 동안 그들의 효소를 이용하여 이화작용을 하기 때문에 에너지 생산소라 불린다.

리소좀 (lysosome)

가수분해 효소를 가진 구형의 구조를 하고 있다. 그들은 세포에 온 물질을 소화하는 작용을 하므로 세포의 소화 기관이라 불린다. 세포 죽음 후에 세포를 소화하는 작용도 한다.

퍼옥시좀 (peroxisome)

리소좀과 비슷한 모양을 하고 있으나 산화 효소를 가짐으로써 세포에 들어온 독성물질을 해독하는 역할을 한다.

세포 골격 (cytoskeleton)

이중막으로 싸여 있지 않으므로 세포 소기관으로 분류하지 않는다. 세포의 구조적 틀을 제공하며 미세 소관과 미세 섬유를 포함한다.

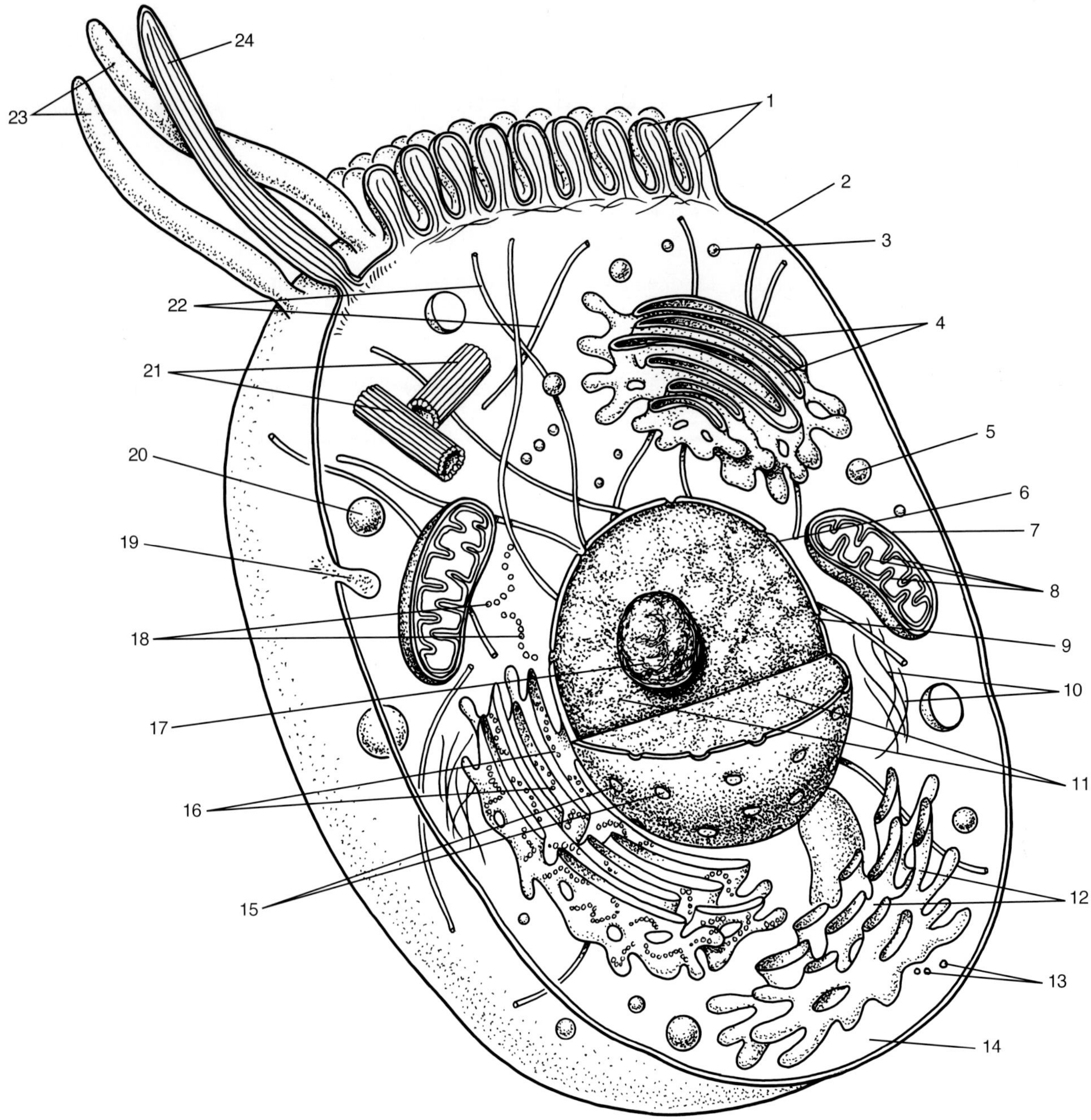

그림 1-1 전자현미경 연구를 기초로 한 동물세포의 모식도

모든 동물세포가 반드시 섬모, 미세소관, 미세융모를 가지고 있지는 않다.

1. Microvilli
2. 세포막
3. Peroxisome 페록시솜
4. 골지체 | 골지장치
5. Golgi secretory vesicle 골지 분비 과립
6. 핵공
7. Outer mitochondria membrane 미토콘드리아 외막 | 사립체 외막
8. Mitochondrial cristae 미토콘드리아 크리스테 | 사립체 크리스테
9. Nuclear pore 핵공
10. 미세세사
11. Chromatin 염색질
12. Smooth endoplasmic reticulum(sER) 활면소포체
13. Inclusions 함유물
14. 세포질
15. Nuclear pores 핵공
16. (rER) 조면소포체
17. Nucleolus 인 | 핵소체
18. Polysomes
19. Pinocytic vesicle 포음 과립
20. 리소소옴
21. Centrioles 중심립
22. Microtubules
23. Cilia 섬모
24. Microtubles of cilia 섬모의 미세소관

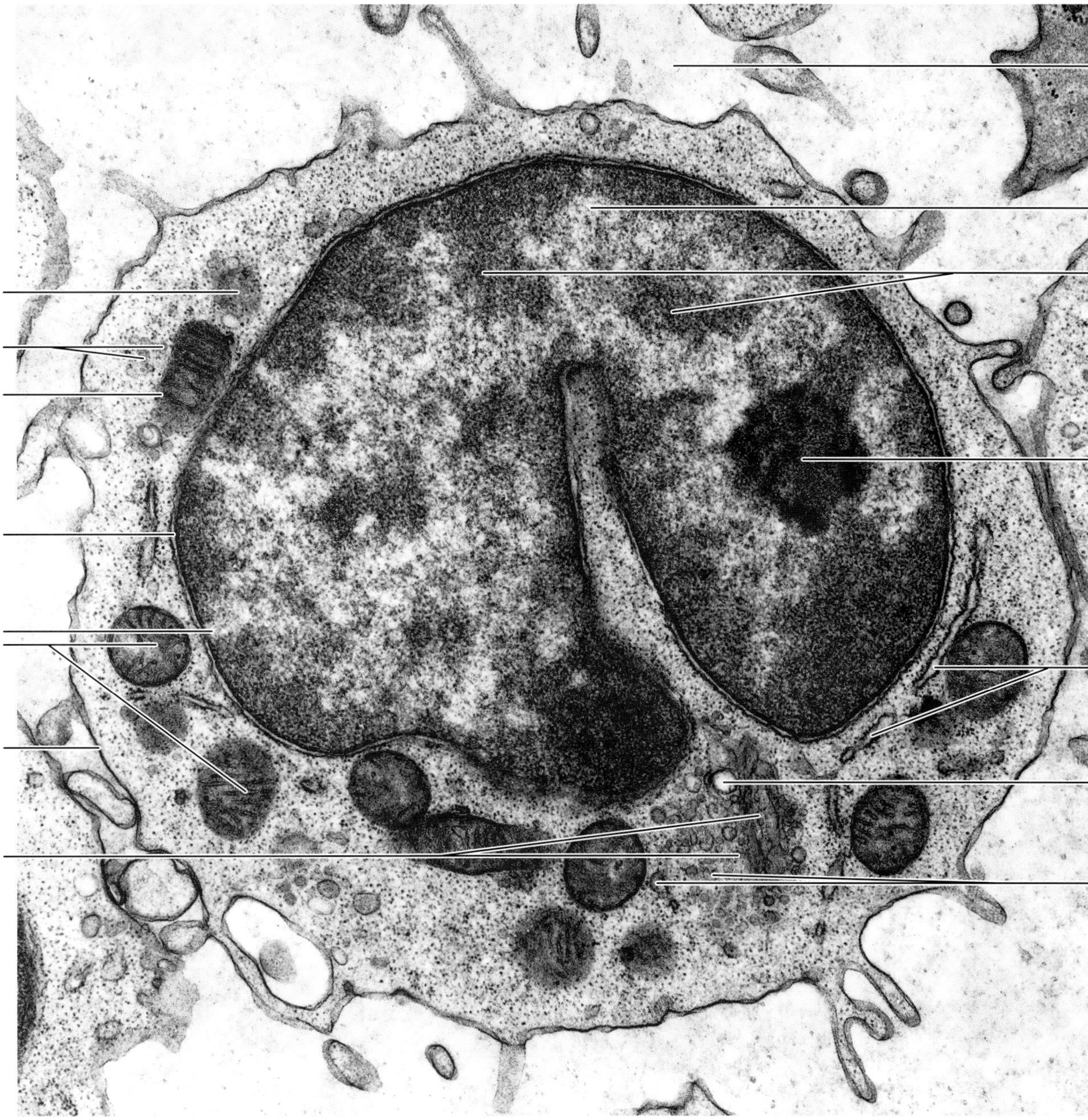

그림 1-2 백혈구의 구조와 소기관의 투과전자현미경(TEM) 사진(24,000X)

1. 핵막
2. Mitochondria 미토콘드리아 | 사립체
3. Plasma(cell) membrane 세포막 |
4. Golgi apparatus 골지장치 | 골지체
5. Vecuole 공포 | 과립
6. Rough endoplasmic reticulum(rER)
7. Nucleolus 인 |
8. 이질염색질
9. Euchromatin
10. Extracellular space 세포외 공간
11. Mitochondrial cristae 미토콘드리아 크리스테 | 사립체 크리스테
12. 리소소옴
13. Polysomes 폴리솜
14. 골지 과립
15. Nuclear pore 핵공

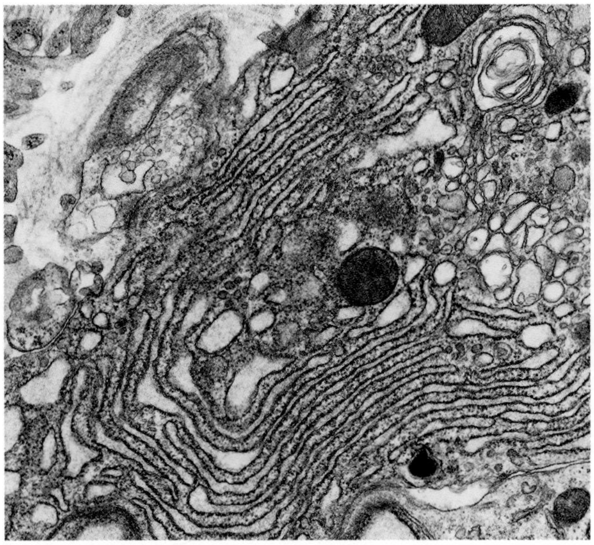

그림 1-3 **신장(kidney) 세포에서 ______________의 투과전자현미경 사진**(36,000X)

리보소옴이 관의 밖에 붙어 단백질을 합성

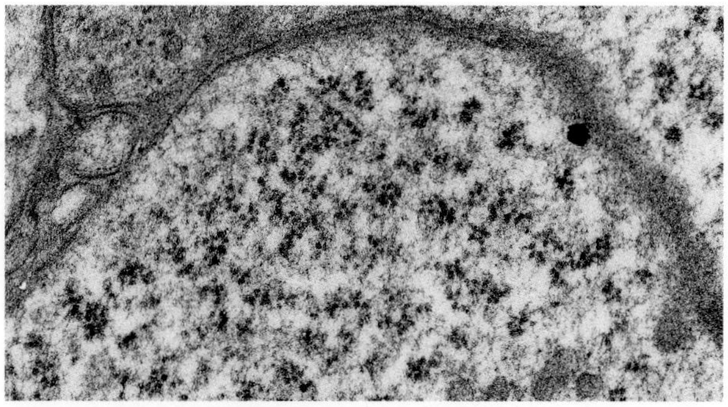

그림 1-5 **폴리리보소옴의 투과전자현미경 사진**(60,000X)

세포질에 자유롭게 떠 있는 ______________의 모양. 폴리리보소옴은 단백질 합성 장소

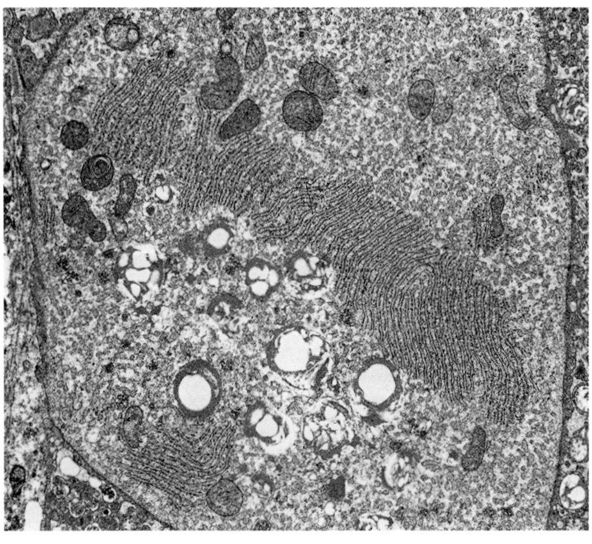

그림 1-4 **조면소포체의 투과전자현미경 사진**(10,000X)

리보소옴이 붙어 있음

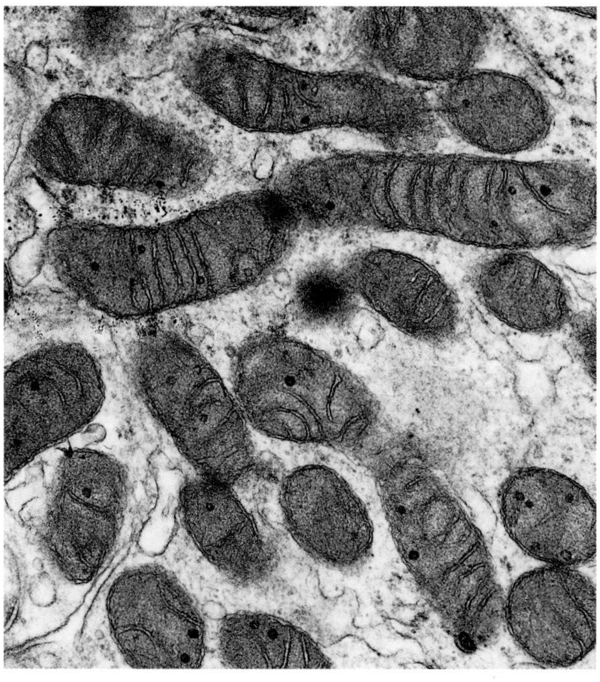

그림 1-6 **둥글거나 막대 모양의 ______________ 투과전자현미경 사진**(30,000X)

바깥막(외막)은 매끈하고 안쪽 막(내막)은 안쪽으로 접어져 있음(크리스테라 부름, 막에는 산화효소가 존재). 미토콘드리아는 아데노삼인산(ATP)을 합성함

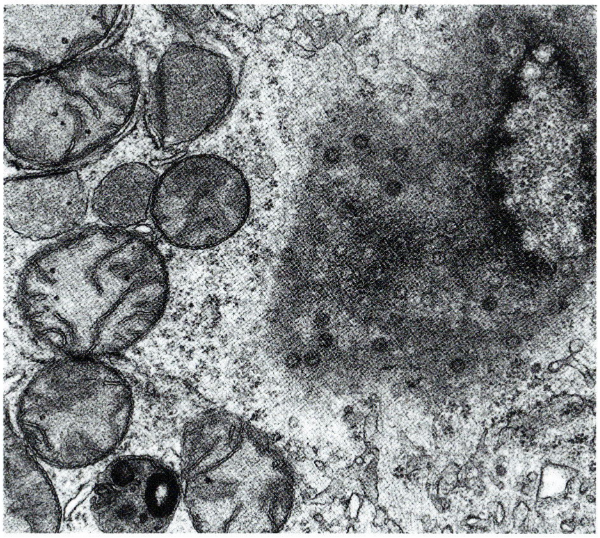

그림 1-7 **핵, 핵소체(인), 핵공과 미토콘드리아를 보여주는 고배율의 투과전자현미경 사진**(36,000X)

미토콘드리아는 기질안(불분명한 과립)에 잘 발달된 크리스테를 보여줌

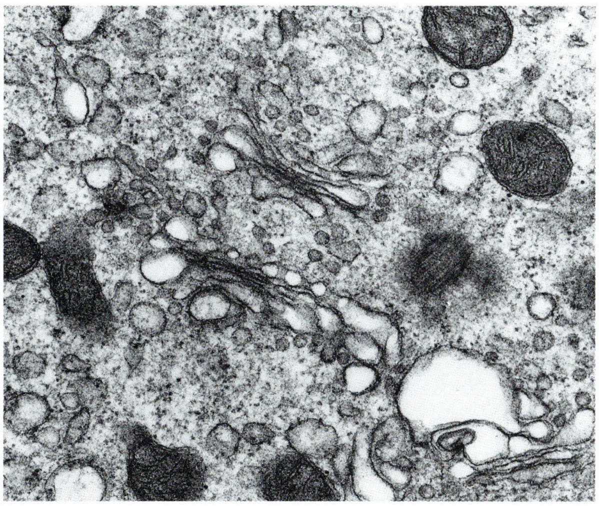

그림 1-8 **의 투과전자현미경 사진**(60,000 X)

곡선형이고 납작하며 쌓아 올린 듯한 주머니 모양(낭)을 함. 낭의 바깥쪽 면에서는 분비과립이 떨어짐

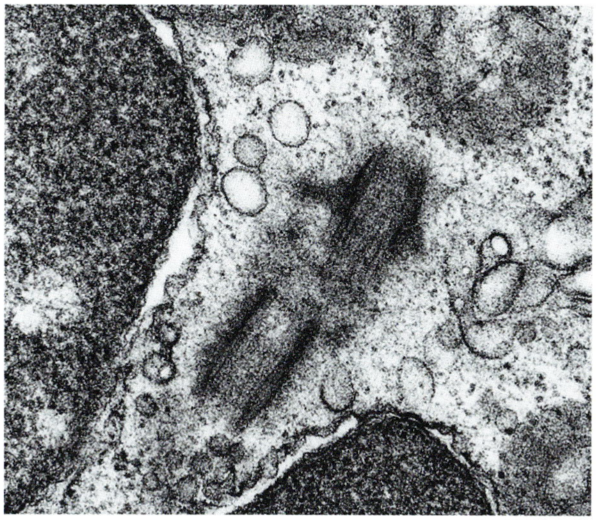

그림 1-9 **의 투과전자현미경 사진**(60,000X)

가운데가 빈 공간 형태로 발달하며 기둥 모양의 대략 길이 160~560nm이고 직경이 160~230nm 크기임. 미세소관은 중심립에서 관찰됨

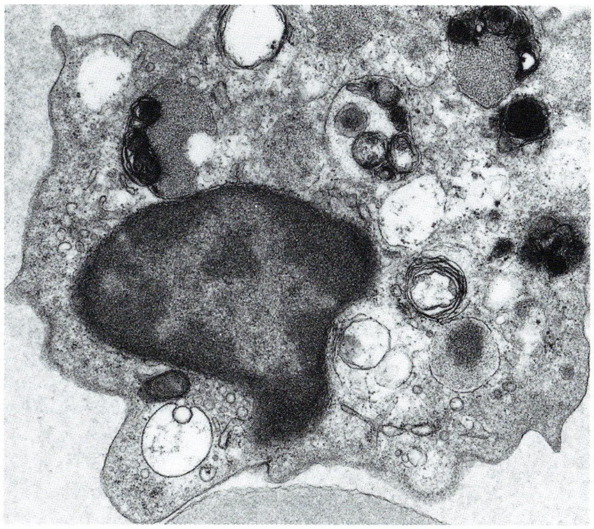

그림 1-10 **의 투과전자현미경 사진**(18,000X)

세포 안에서 소화효소를 갖으며, 크기는 다양, 일차 리소소옴은 직경이 50nm, 이차 리소소옴은 300nm 정도됨

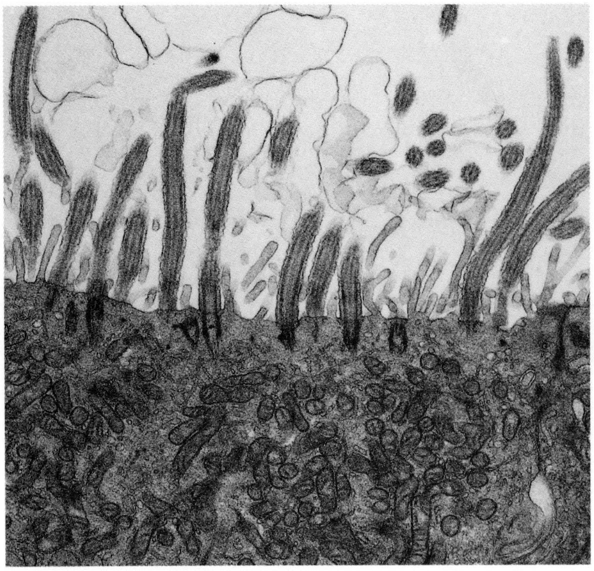

그림 1-11 **코 상피에 존재하는 ＿＿＿＿＿＿의 투과전자현미경 사진**(1,500X)
섬모가 길이방향으로 잘림. 많은 수의 미토콘드리아를 보여줌

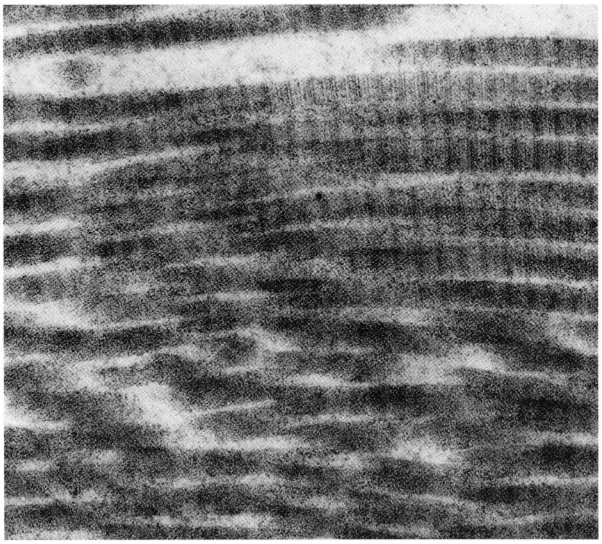

그림 1-13 **콜라겐 섬유 다발의 길이방향 투과전자현미경 사진**(60,000X)
콜라겐 사슬은 지름이 45~100nm로 뚜렷한 미세섬유로 구성되고 64nm 두께로 반복되어 있음

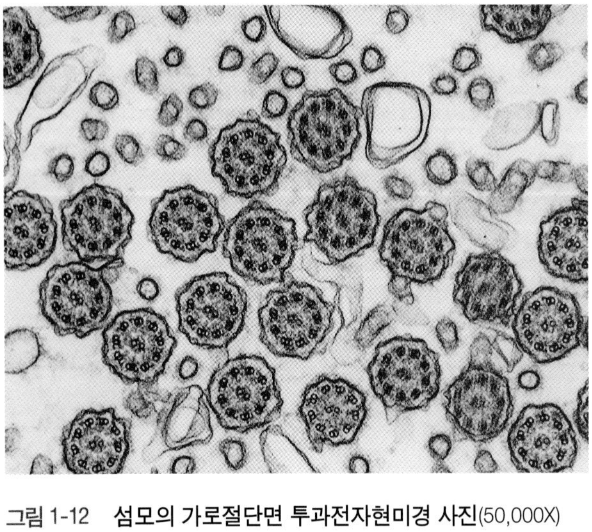

그림 1-12 **섬모의 가로절단면 투과전자현미경 사진**(50,000X)
섬모 수초(axoneme)는 2+9구조로 미세소관으로 구성됨

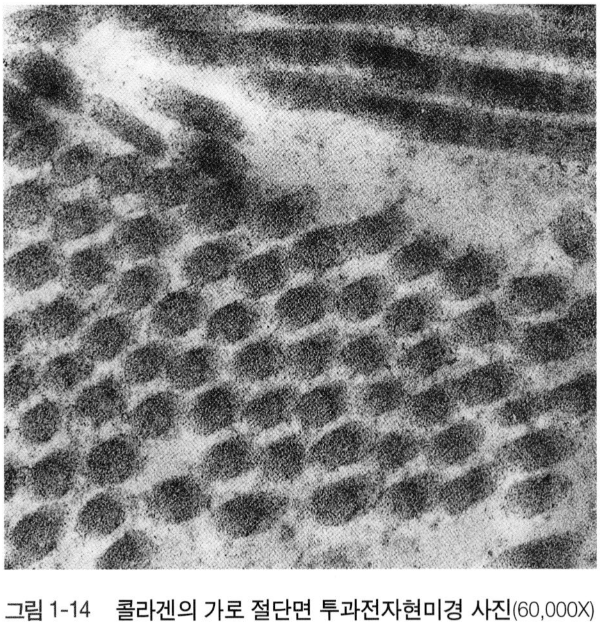

그림 1-14 **콜라겐의 가로 절단면 투과전자현미경 사진**(60,000X)
각 띠는 0.3~0.5μm 지름, 각 섬유는 미세섬유의 단위체로 구성

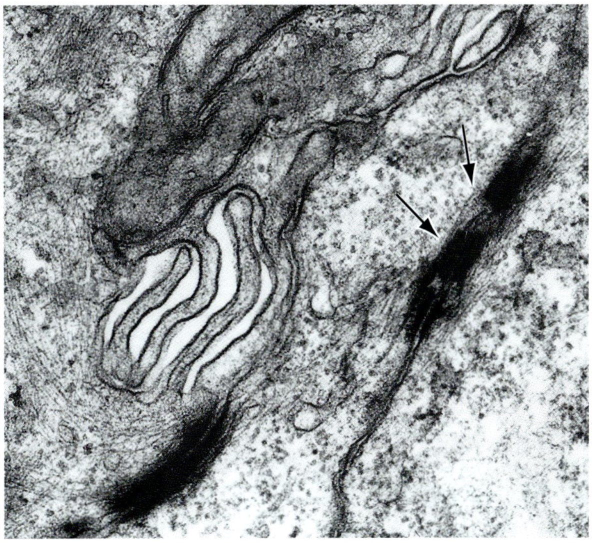

그림 1-15 **데스모솜 또는 부착연접(화살표)의 투과전자현미경 사진**(15,000X)

인접세포 사이를 tonofilaments의 줄로 세포질 안쪽까지 연결시킴

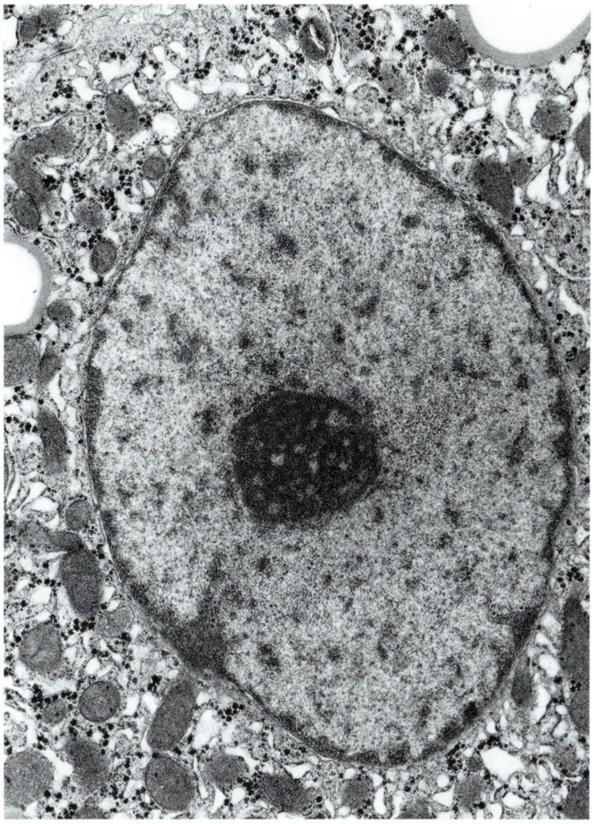

그림 1-16 **간 세포에서 전자-짙은 글리코겐 과립의 투과전자현미경 사진**(24,000X)

글리코겐은 간, 근육, 부신겉질 세포에서 탄소화물로부터 만들어짐. 큰 글리코겐과립은 집단적으로 뭉쳐 있음

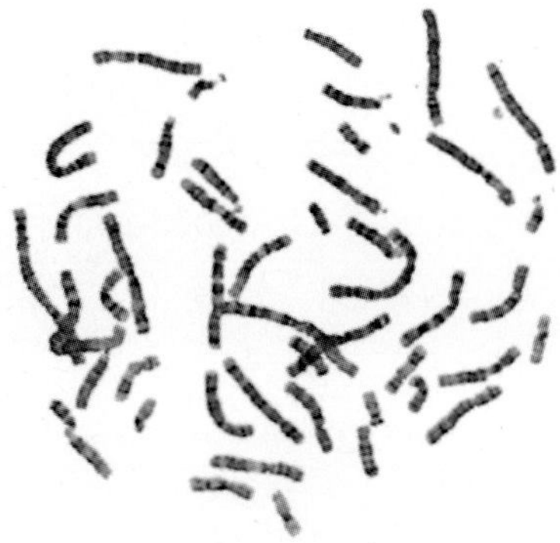

그림 1-17 **인간 남성의 염색체 광학현미경 사진**

염색체가 분리되어 있고 핵형 분석을 위한 사진

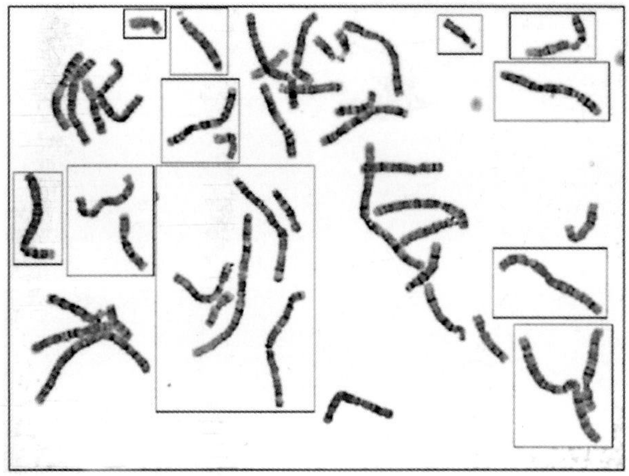

그림 1-19 **핵형 분석을 위한 사진과 유사분열 중기에 정지되어 분리되어 있는 인간 여성의 염색체의 광학현미경 사진**

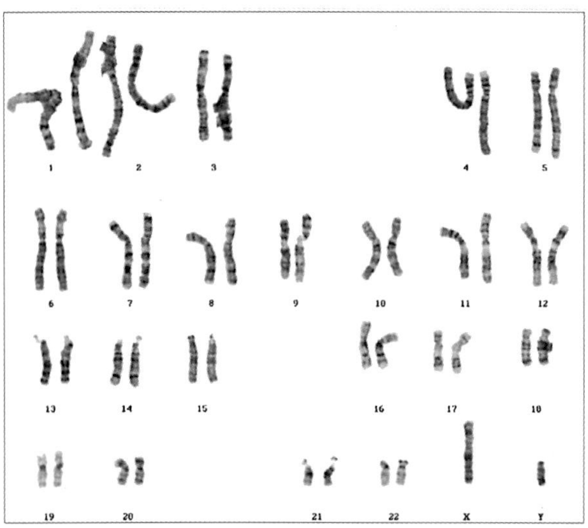

그림 1-18 **전기에 정지되어 있는 인간 남성의 광학현미경 사진**

상동염색체 22쌍과 성염색체 XY. 상동 염색체는 더 세밀하게 7그룹으로 나눈다: A: 1~3번, B: 4번과 5번 C: 6~12번, D: 13~15번, E: 16~18번, F: 19번과 20번, G: 21번과 22번

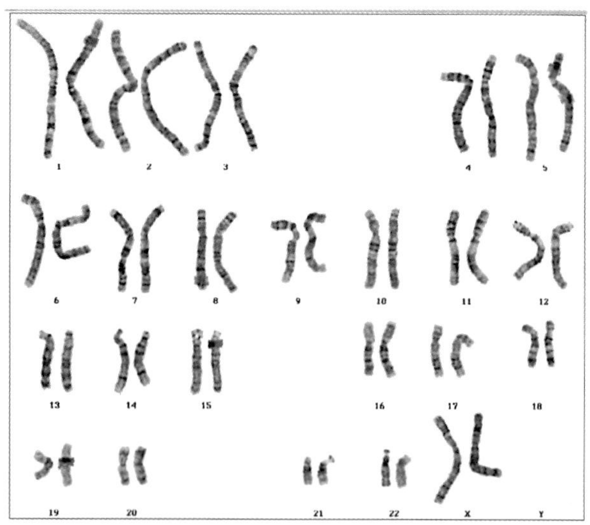

그림 1-20 **핵형 분석을 위하여 유사분열 중기에 정지된 인간 여성의 염색체의 광학현미경 사진**

남성과 같이 여성의 상동염색체도 7그룹으로 분리, 그러나 여성의 23번째는 상동염색체인 XX 염색체를 갖음

세포주기

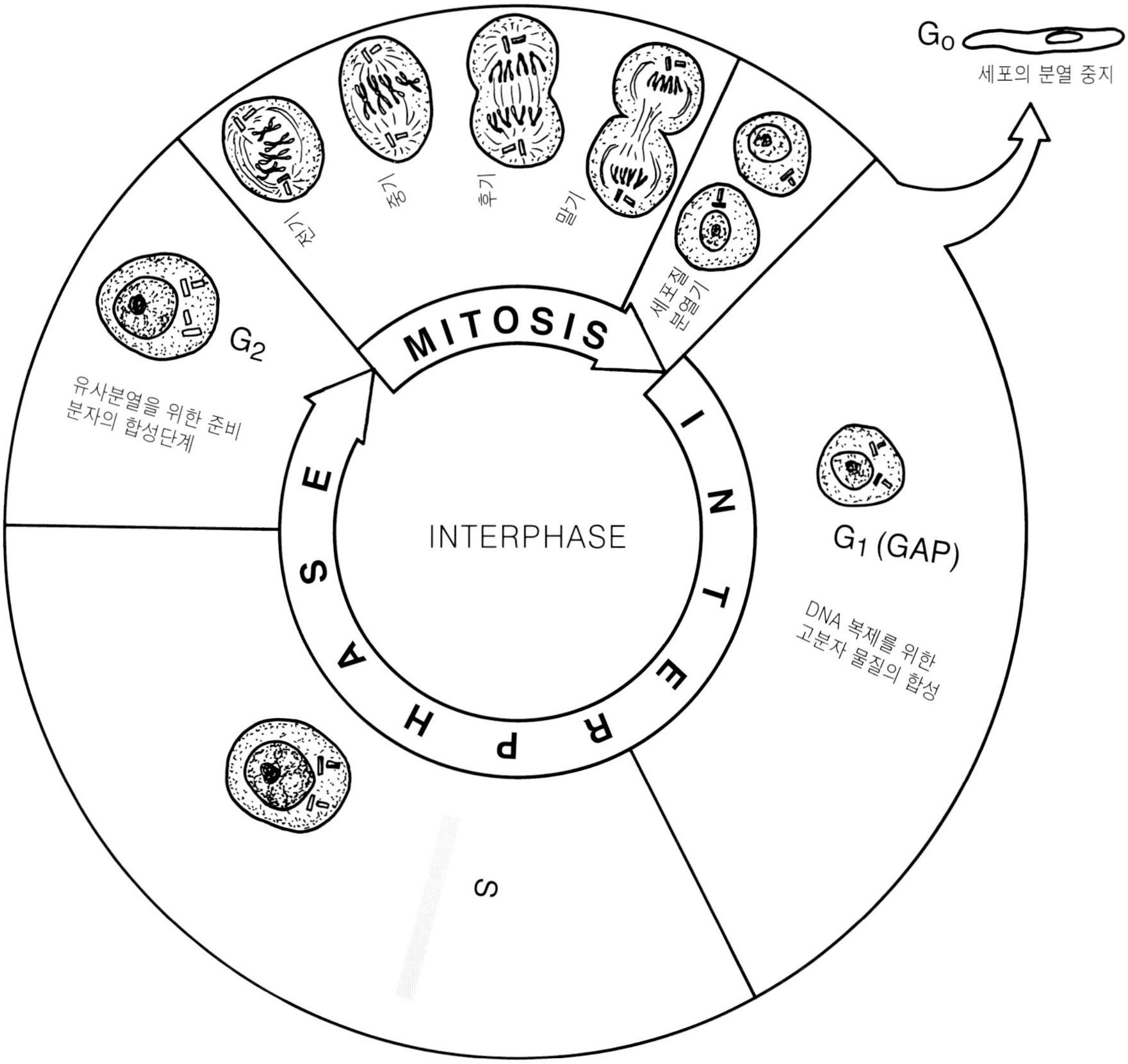

그림 1-21 **핵분열(유사분열, mitosis)이 포함되고, 세포질의 분열(세포질 분열, cytokinesis)이 포함된 세포주기의 모식도**
세포의 두 분열 결과 2개의 딸세포가 형성됨

유사분열 단계(STAGES IN MITOSIS)

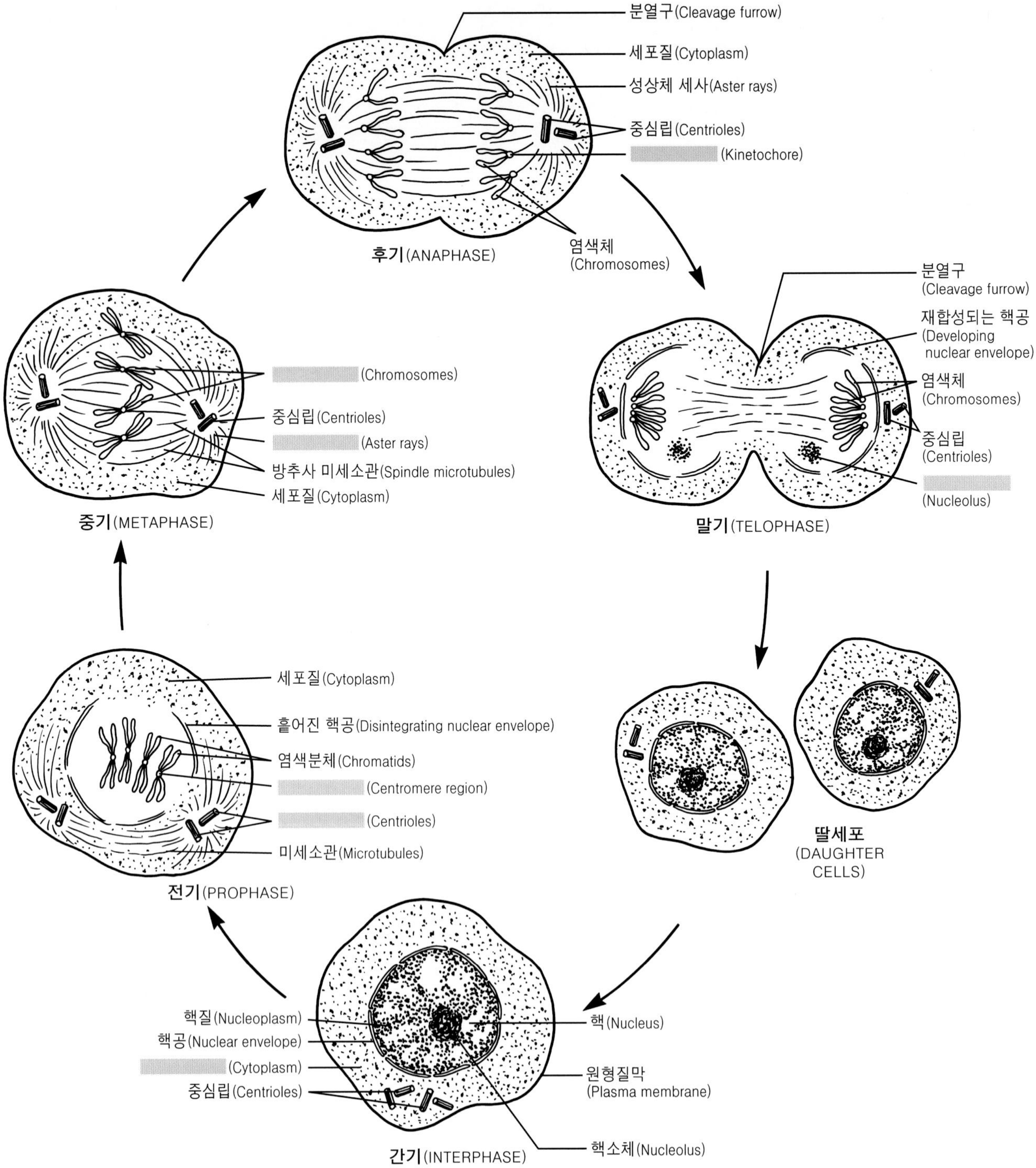

그림 1-22 **동물세포에서 보이는 유사분열 단계의 모식도**

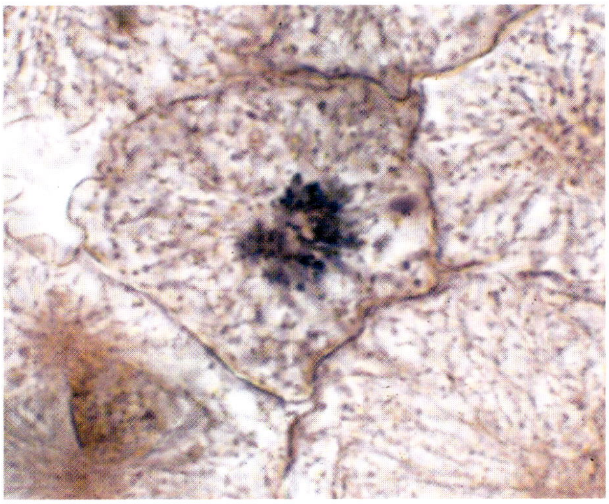

(A) 전기(prophase)

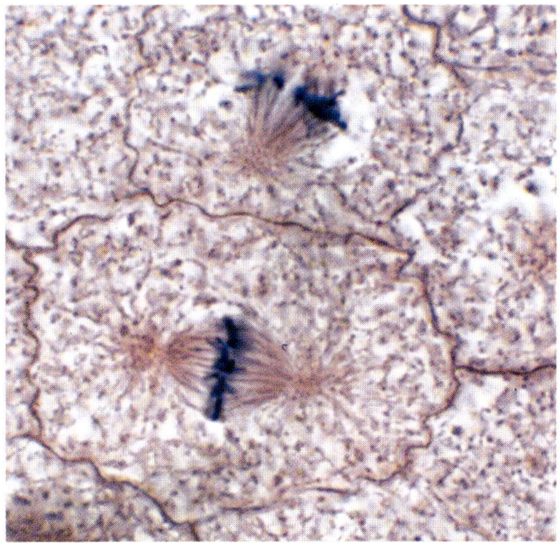

(B) 중기(Metaphase)

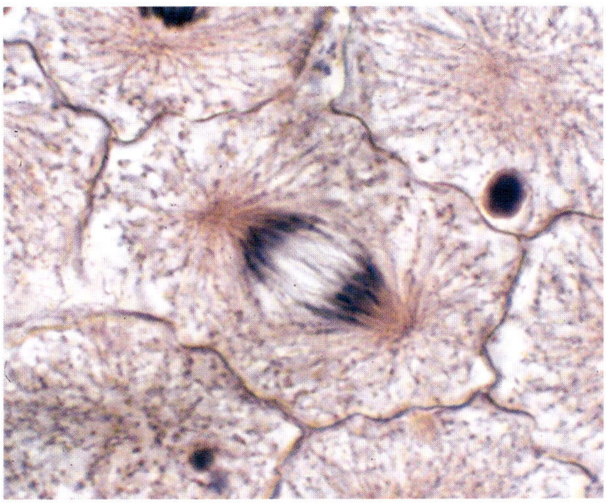

(C) 후기(Anaphase)

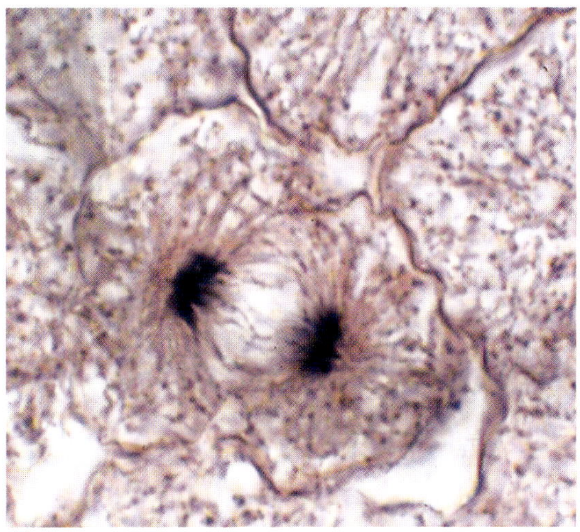

(D) 이른 후기(Early telophase)

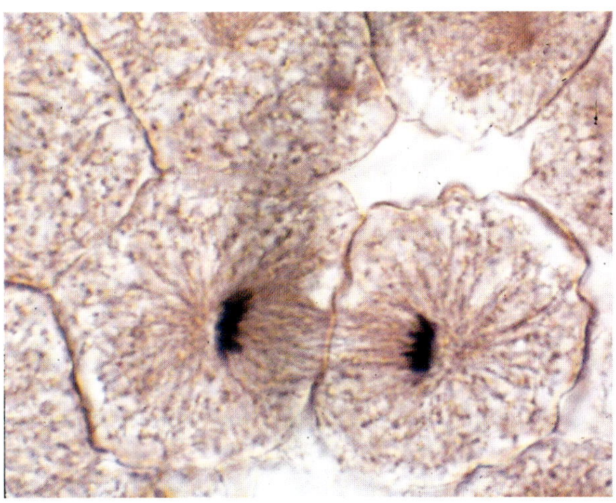

(E) 늦은 후기(Late telophase)

그림 1-23 **유사분열 단계의 광학현미경 사진**

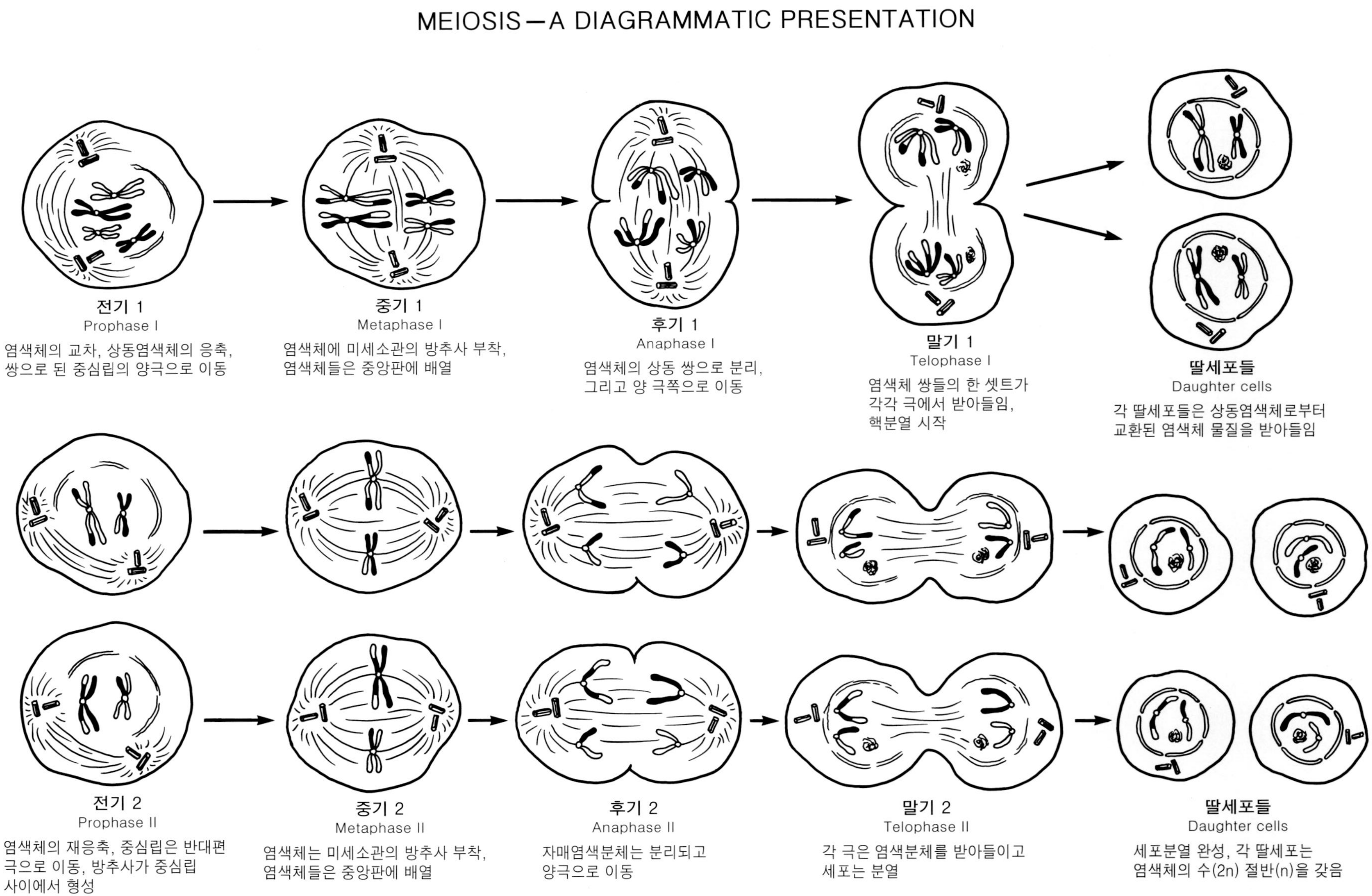

그림 1-24 **감수분열 모식도**

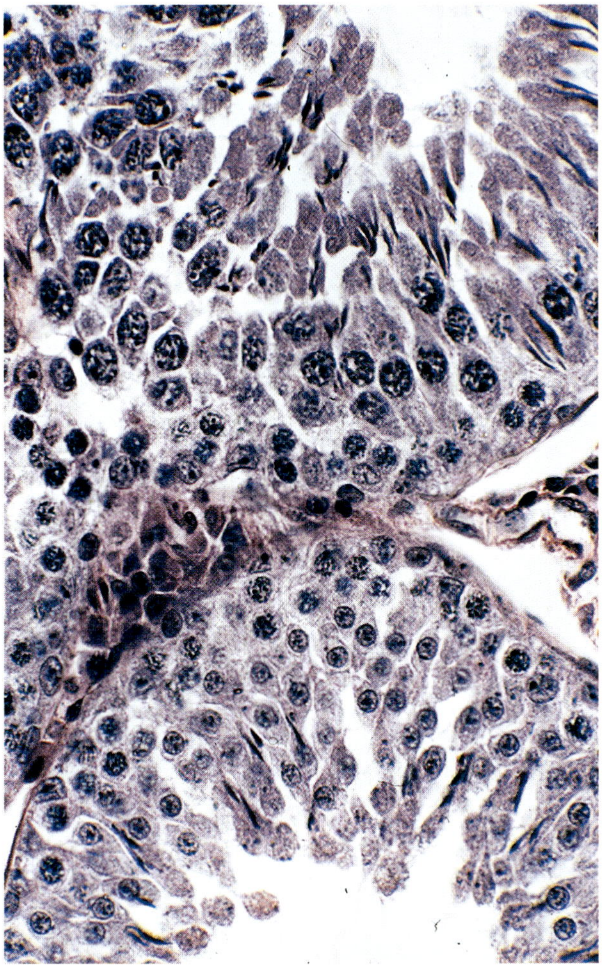

그림 1-25 인간 의 정세관에서 관찰되는 단계의 광학현미경 사진(400X)

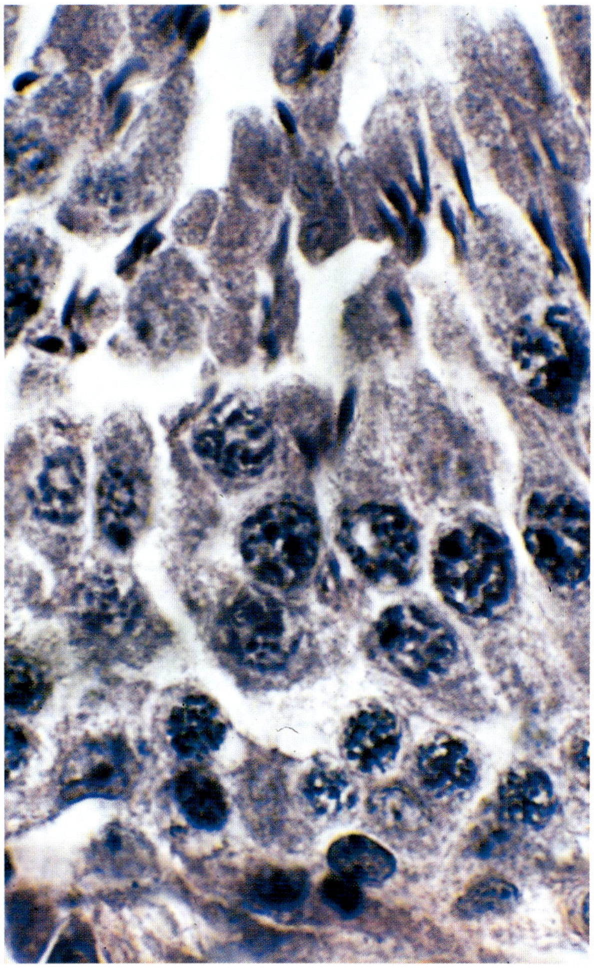

그림 1-26 인간 정소의 정세관에서 관찰되는 감수분열 단계의 고배율 광학현미경 사진(1,000X)

1

그림 1-1 전자현미경 연구를 기초로 한 동물세포의 모식도

1. Microvilli	미세융모
2. Plasma(cell) membrane	세포막
3. Peroxisome	페록시솜
4. Golgi apparatus	골지체 | 골지장치
5. Golgi secretory vesicle	골지 분비 과립
6. Nuclear envelope	핵공
7. Outer mitochondria membrane	미토콘드리아 외막 | 사립체 외막
8. Mitochondrial cristae	미토콘드리아 크리스테 | 사립체 크리스테
9. Nuclear pore	핵공
10. Microfilaments	미세세사
11.Chromatin	염색질
12. Smooth endoplasmic reticulum(sER)	활면소포체
13. Inclusions	함유물
14. Cytoplasm	세포질
15. Nuclear pores	핵공
16. Rough endoplasmic reticulum(rER)	조면소포체
17. Nucleolus	인 | 핵소체
18. Polysomes	폴리솜
19. Pinocytic vesicle	포음 과립
20. Lysosome	리소소옴
21. Centrioles	중심립
22. Microtubules	미세소관
23. Cilia	섬모
24. Microtubles of cilia	섬모의 미세소관

그림 1-2 백혈구의 구조와 소기관의 투과전자현미경(TEM) 사진

1. Nuclear envelope	핵막
2. Mitochondria	미토콘드리아 | 사립체
3. Plasma(cell) membrane	세포막 | 원형질막
4. Golgi apparatus	골지장치 | 골지체
5. Vecuole	공포 | 과립
6. Rough endoplasmic reticulum(rER)	조면소포체
7. Nucleolus	인 | 핵소체
8. Heterochromatin	이질염색질
9. Euchromatin	진정염색질
10. Extracellular space	세포외 공간
11. Mitochondrial cristae	미토콘드리아 크리스테 | 사립체 크리스테
12. Lysosome	리소소옴
13. Polysomes	폴리솜
14. Golgi vesicles	골지 과립
15. Nuclear pore	핵공

그림 1-3 신장(kidney) 세포에서 조면소포체의 투과전자현미경 사진

그림 1-4 조면소포체의 투과 전자현미경 사진

그림 1-5 폴리리보소옴의 투과전자현미경 사진

그림 1-6 둥글거나 막대 모양의 미토콘드리아 투과전자현미경 사진

그림 1-7 핵, 핵소체(인), 핵공과 미토콘드리아를 보여주는 고배율의 투과전자현미경 사진

그림 1-8 골지체의 투과전자현미경 사진

그림 1-9 중심립(중심체)의 투과전자현미경 사진

그림 1-10 리소소옴의 투과전자현미경 사진

그림 1-11 코 상피에 존재하는 섬모 상피세포의 투과전자현미경 사진

그림 1-12 섬모의 가로절단면 투과전자현미경 사진

그림 1-13 콜라겐 섬유 다발의 길이방향 투과전자현미경 사진

그림 1-14 콜라겐의 가로 절단면 투과전자현미경 사진

그림 1-15 데스모솜 또는 부착연접(화살표)의 투과전자현미경 사진

그림 1-16 간 세포에서 전자-짙은 글리코겐 과립의 투과전자현미경 사진

그림 1-17 인간 남성의 염색체 광학현미경 사진

그림 1-18 유사분열 전기에 정지되어 있는 인간 남성의 광학현미경 사진

그림 1-19 핵형 분석을 위한 사진과 유사분열 중기에 정지되어 분리되어 있는 인간 여성의 염색체의 광학현미경 사진

그림 1-20 핵형 분석을 위하여 유사분열 중기에 정지된 인간 여성의 염색체의 광학현미경 사진

그림 1-21 핵분열(유사분열, mitosis)이 포함되고, 세포질의 분열(세포질 분열, cytokinesis)이 포함된 세포주기의 모식도

DNA 복제

그림 1-22 동물세포에서 보이는 유사분열 단계의 모식도

간기 (INTERPHASE)
- 핵질 (Nucleoplasm)
- 핵공 (Nuclear envelope)
- 세포질 (Cytoplasm)
- 중심립 (Centrioles)
- 핵소체 (Nucleolus)
- 원형질막 (Plasma membrane)
- 핵 (Nucleus)

전기 (PROPHASE)
- 세포질 (Cytoplasm)
- 흩어진 핵공 (Disintegrating nuclear envelope)
- 염색분체 (Chromatids)
- 동원체 부위 (Centromere region)
- 중심립 (Centrioles)
- 미세소관 (Microtubules)

중기 (METAPHASE)
- 염색체 (Chromosomes)
- 중심립 (Centrioles)
- 성상체 세사 (Aster rays)
- 방추사 미세소관 (Spindle microtubules)
- 세포질 (Cytoplasm)

후기 (ANAPHASE)
- 분열구 (Cleavage furrow)
- 세포질 (Cytoplasm)
- 성상체 세사 (Aster rays)
- 중심립 (Centrioles)
- 방추사 부착점 (Kinetochore)
- 염색체 (Chromosomes)

말기 (TELOPHASE)
- 분열구 (Cleavage furrow)
- 재합성되는 핵공 (Developing nuclear envelope)
- 염색체 (Chromosomes)
- 중심립 (Centrioles)
- 핵소체 (Nucleolus)

딸세포 (DAUGHTER CELLS)

그림 1-23 유사분열 단계의 광학현미경 사진

그림 1-24 감수분열 모식도

전기 1 (Prophase I)
전기 2 (Prophase II)
중기 1 (Metaphase I)
중기 2 (Metaphase II)
후기 1 (Anaphase I)
후기 2 (Anaphase II)
말기 1 (Telophase I)
말기 2 (Telophase II)
딸세포들 (Daughter cells)

그림 1-25 인간 정소의 정세관에서 관찰되는 감수분열 단계의 광학현미경 사진

그림 1-26 인간 정소의 정세관에서 관찰되는 감수분열 단계의 고배율 광학현미경 사진

2

조직 구성: _ Tissue Organization
상피조직, 결합조직, 근육조직, 신경조직

상피조직(epithelial tissue)은 극히 일부 예외를 제외하고 몸 표면을 덮거나 몸 공간이나 관상구조물의 속공간을 싸거나 덮고 있는 다양한 형태의 조직을 말함. 기능은 선택적 확산, 흡수와 분비, 물리적인 보호와 함유 들이다. 조직학적 형태는 세포의 모양, 층, 외부에 섬모의 존재 등으로 다양하게 불림. 배 발생 과정에서 외배엽성을 외피(integument), 중배엽성을 중피(mesothelium), 내배엽성을 내피(endothelium)라 불림. 또한 분비에 관여하는 상피는 특히 샘(gland) 상피라 한다.

결합조직(connective tissue)은 전통적으로 신체를 구성하는 각종 장기와 조직들의 대사 및 구조적인 지원을 담당하는 중배엽성 유래 기본적인 조직을 말함. 일반적으로 혈관을 통하여 순환기계와 조직 사이의 영양분, 대사물질, 노폐물의 교환에 관여. 모든 결합조직은 크게 세포와 세포외바탕질(extracellular matrix)로 구성되어 있고, 세포외바탕질은 일반적으로 각 형태의 지지조직이 지니고 있는 물리적인 특성을 결정짓는 가장 중요한 요소로서, 유기물질인 바탕질(ground substance) 속에 다양한 섬유(fiber)들이 포함되어 있다.

근육조직(muscular tissue)은 근육이라는 뭇세포로 이루어진 수축단위를 형성하면서 그 기능을 하는 형태로 가로무늬근(뼈대근육), 평활근(내장근, visceral m.) 심장근(cardiac m.)으로 나누고 그 소재 부위에 따라 뼈대근육, 내장근, 심장근으로 구별한다. 뼈대근육은 뼈대나 안구, 혀와 같은 기관들의 운동에 이용된다. 수의근육(voluntary muscle)이며, 조직표본에 뚜렷한 가로무늬를 나타내기 때문에 가로무늬근육(striated muscle)이라고 한다. 내장근(민무늬근육, 평활근)은 조직표본에서 수축성 단백질의 배열이 가로무늬를 보여주지는 않는다. 이러한 형태의 근육은 혈관, 소화관, 자궁, 방광과 같은 내장근육 부분을 이루고 있으며, 자율신경계나 호르몬의 조절을 받는 불수의근(involuntary muscle)이다. 심장근(cardiac muscle)은 많은 점에서 구조적으로나 기능적으로 뼈대근육과 내장근육의 중간형태의 특징을 가지고 있다. 심장의 계속적인 그리고 리듬성의 수축을 유도한다. 심장근육의 표본에서 가로무늬가 있지만 뼈대근육과는 쉽게 구별되므로 가로무늬근이라고 부르면 안된다.

신경조직(nervous tissue)은 내부환경 및 외부환경으로부터 받아들여진 자극을 분석하고 통합하여 다양한 효과기를 통하여 적절하고 잘 조정된 반응을 일으킨다. 신경계통은 신경세포라고 불리는 특수한 세포들이 서로 연락을 주고받는 연결망으로 구성된다. 신경계통은 구조적으로 뇌와 척수로 구성된 중추신경계(central nervous system, CNS)와 중추신경계의 바깥을 총망라하는 말초신경계(peripehral nervous system, PNS)로 구별한다. 말초신경계는 다시 수의적 기능을 담당하는 체성신경계(somatic nervous system)와 여러 가지 불수의적 기능을 조절하는 자율신경계통(autonomic nervous system)으로 구분한다. 그러나 모든 신경계통은 신경세포와 그 버팀조직의 다양한 조합으로 구성된다.

상피조직

•

epithelial tissue

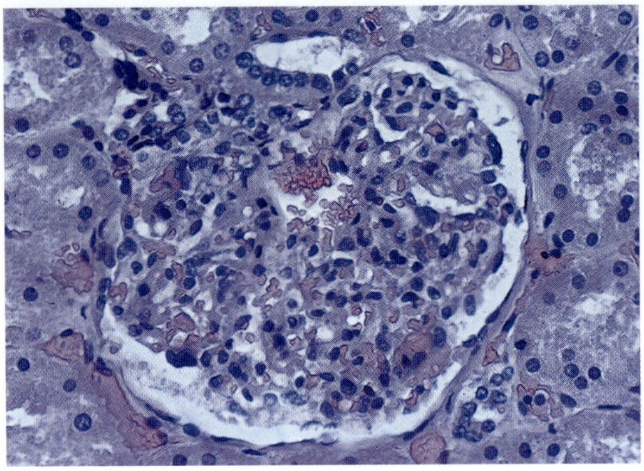

그림 2-1 __________에 의해 둘러싸인 신장의 보오만 주머니의 광학현미경 사진(400X)

주머니의 안쪽층과 바깥층 사이에 주머니 공간이 놓여 있음

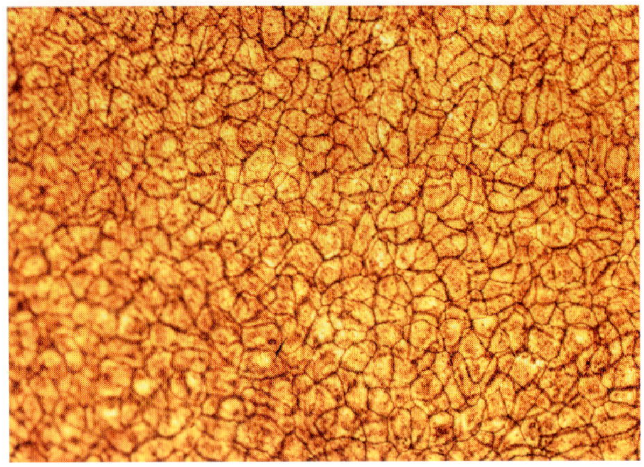

그림 2-3 중피(mesothelium)의 표면을 덮고 있는 단층편평상피의 광학현미경 사진(200X)

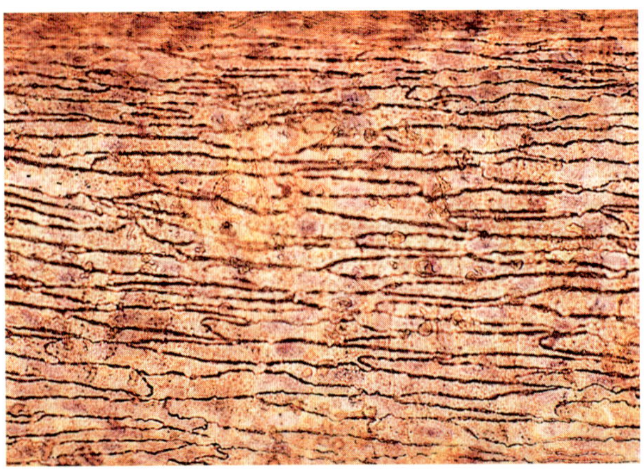

그림 2-2 __________ 세포(내피라 부름)로 구성된 림프혈관의 광학현미경 사진(400X)

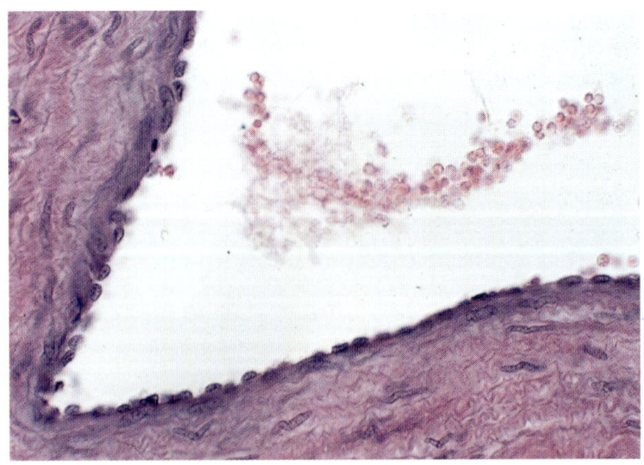

그림 2-4 탯줄의 내면을 덮는 단층편평상피세포의 광학현미경 사진(400X)

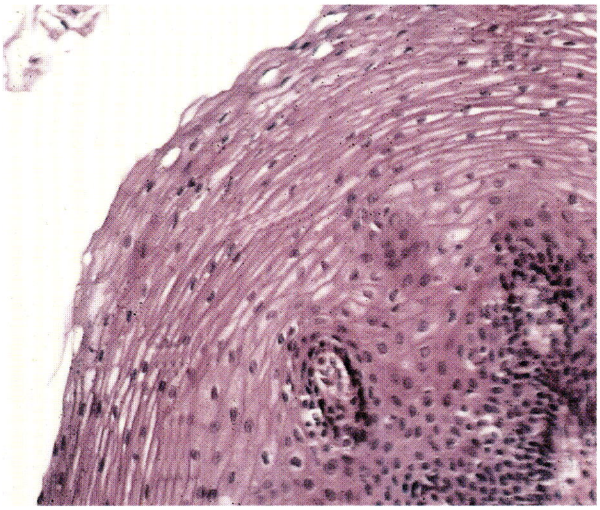

그림 2-5 중층편평상피로 덮여 있는 식도 내면의 광학현미경 사진(200X)

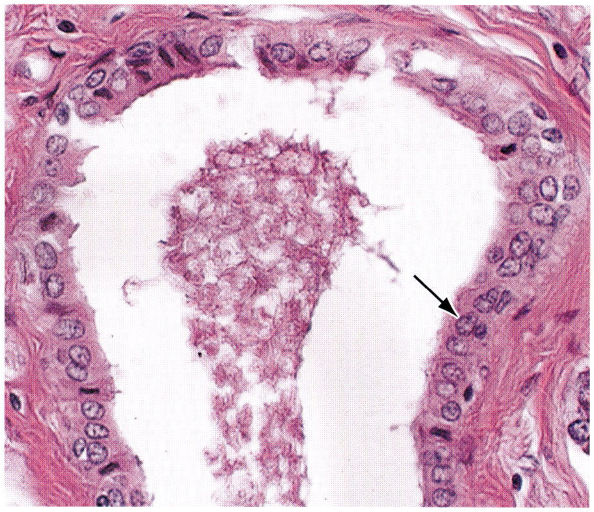

그림 2-7 이하선의 큰 분비관에 존재하는 의 광학현미경 사진(400X)

세포의 중층화는 일반적으로 2~3층으로 국한됨

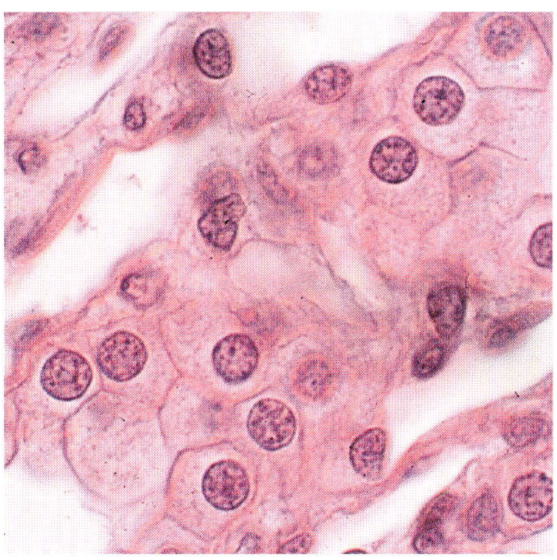

그림 2-6 신장속질의 관에서 보이는 단층 입방세포의 광학현미경 사진(1,000X)

핵은 크고 둥글며, 각 세포의 외벽은 입방 모양

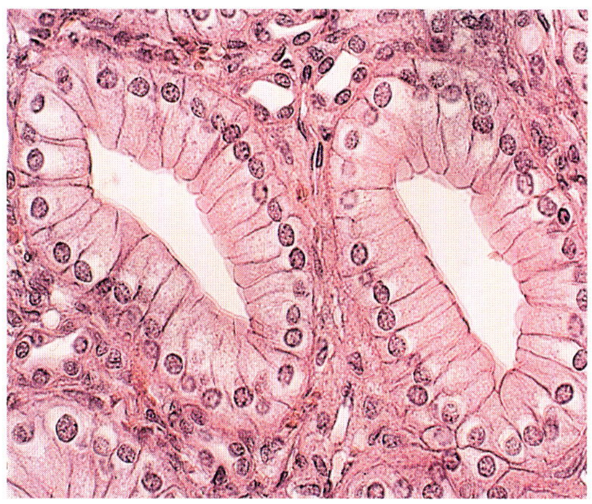

그림 2-8 신장의 미세수집관의 벽에서 볼 수 있는 단순 의 광학현미경 사진(400X)

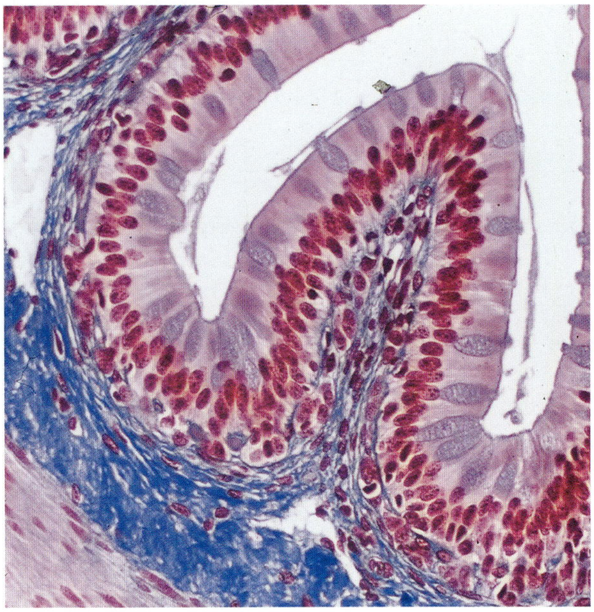

그림 2-9 작은 창자의 벽에서 볼 수 있는 의 광학현미경 사진(100X)

원주세포들은 크고 바닥쪽에 핵과 표면은 매끄러움

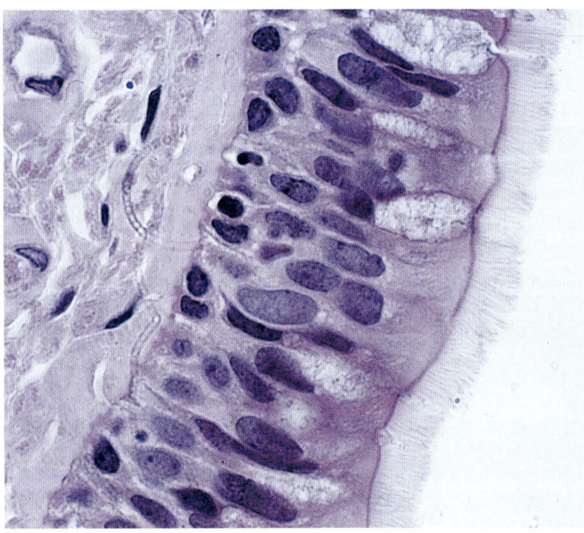

그림 2-10 기관의 벽에서 관찰되는 의 광학현미경 사진(1,000X)

원주세포는 중층으로 보임. 그러나 상의 모든 세포들은 바닥막에 접해 있음. 또한 상피세포에 술잔원주세포가 존재함

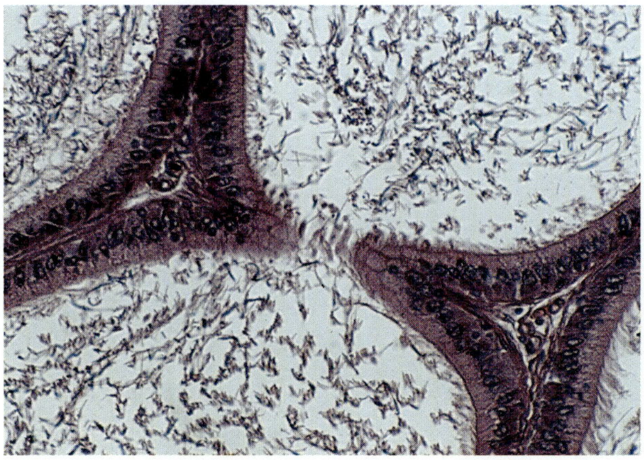

그림 2-11 원주세포에 존재하는 의 광학현미경 사진(400X)

부동모는 움직이지 않은 섬모임. 부정소나 내이의 털세포에서 존재함

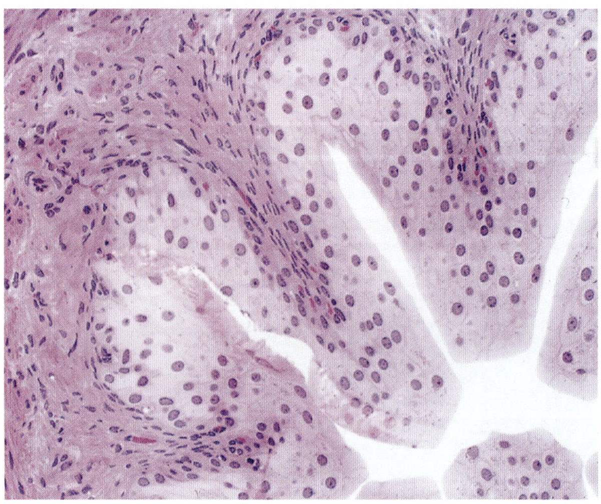

그림 2-12 방광의 의 광학현미경 사진(200X)

세포는 바닥세포는 중층이고 입방과 원주세포가 섞어 있음. 중간층은 다면체모양, 대부분의 표면세포는 크고 지붕모양 내강쪽으로 불룩함

결합조직

•

connective tissue

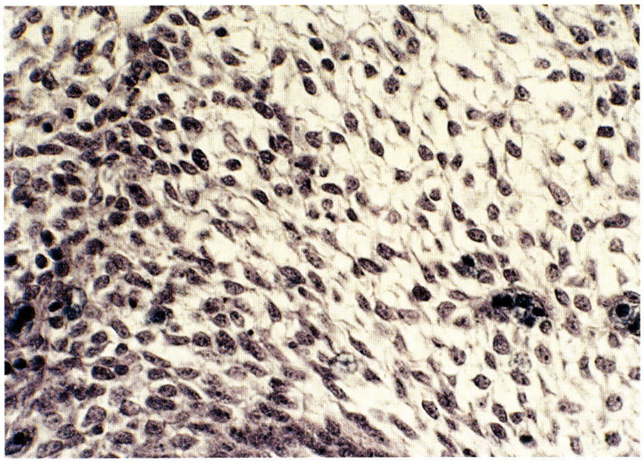

그림 2-13 발달중인 배아에서 미분화된 ______ 결합조직의 광학현미경 사진(400X)

세포는 여러 형태이고 둥근핵을 갖음. 겔 타입의 기질에 성긴 세망섬유를 갖음

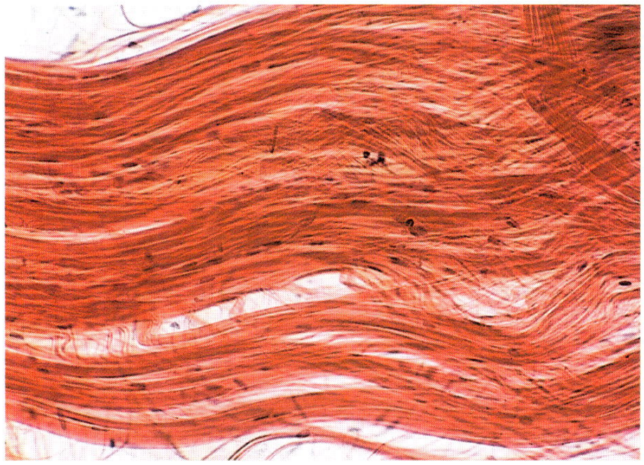

그림 2-15 섬유결합조직에서 보이는 콜라겐섬유의 광학현미경 사진(200X)

분자 수준에서 트로포콜라겐 소단위라는 3개의 알파 사슬로 구성됨

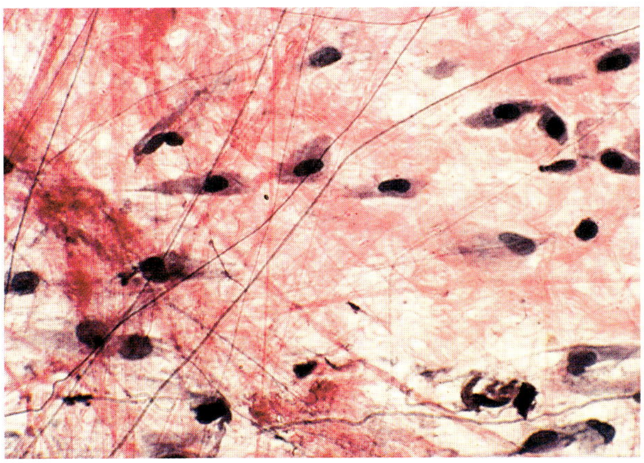

그림 2-14 ______의 광학현미경 사진(400X)

이 조직에 존재하는 세포는 세포외 바탕질물질과 섬유임

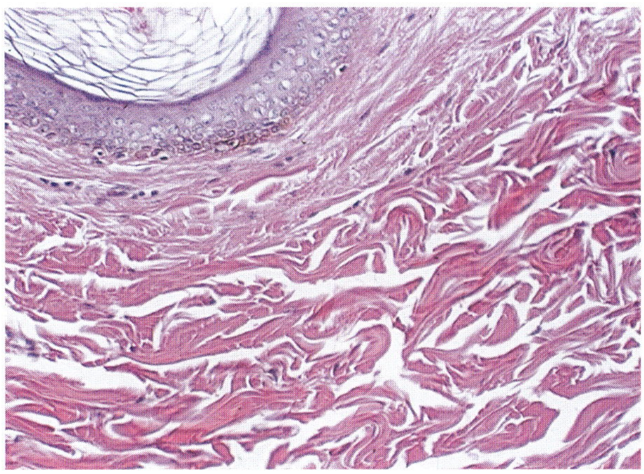

그림 2-16 표피의 진피에서 치밀, ______의 광학현미경 사진(400X)

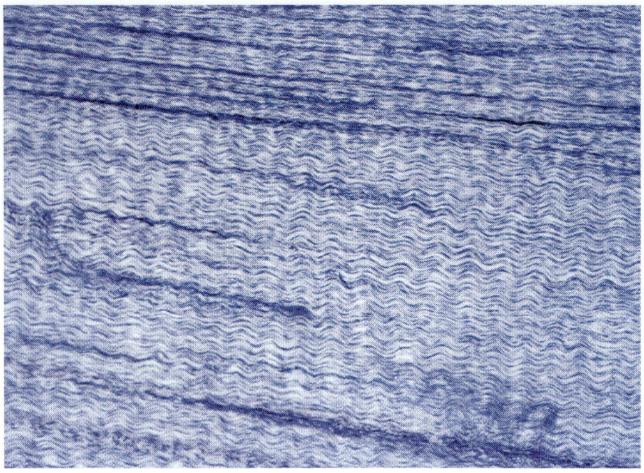

그림 2-17 **힘줄에서 관찰되는 치밀 규칙 결합조직의 광학현미경 사진**(200X)

콜라겐 섬유는 치밀하게 포장되며 다른 섬유와 평형하게 존재. 실 모양의 섬유모세포들이 섬유 사이에 존재함

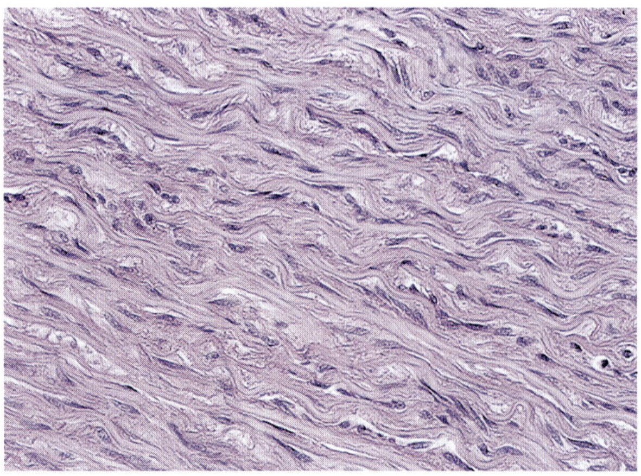

그림 2-18 **콜라겐 섬유와 섬유모세포들이 배열되어 있는 고배율의 치밀 규칙 결합조직의 광학현미경 사진**(400X)

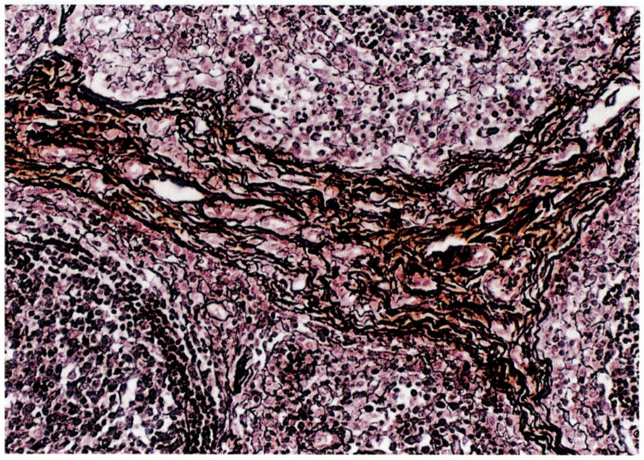

그림 2-19 **의 그물망 구조에서 관찰되는 세망결합조직의 광학현미경 사진**(400X)

림프 세포의 집합체들 사이에 놓여 있음

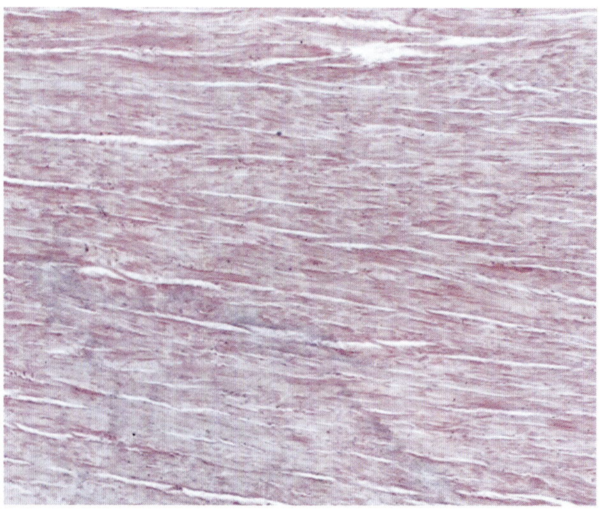

그림 2-20 **인대에서 관찰되는 의 광학현미경 사진**(100X)

연골
•
cartilage

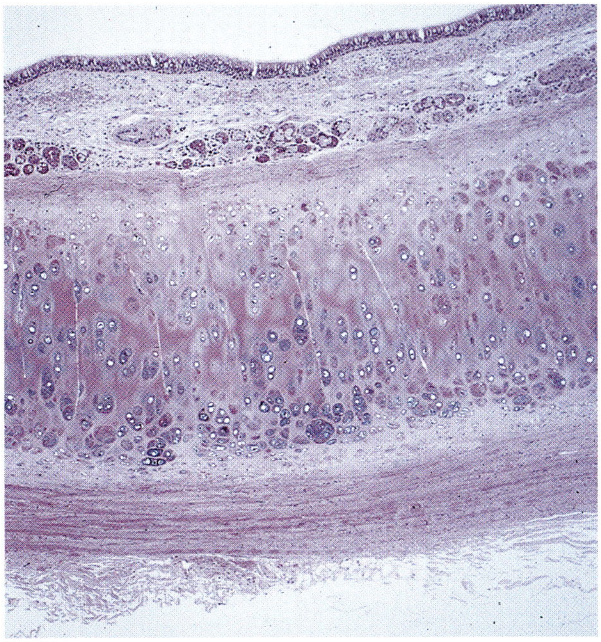

그림 2-21 ______ 의 광학현미경 사진(100X)
큰 난형의 연골모세포가 작은 방 안에 존재. 연골의 아래와 위끝은 연골막으로 덮여 있고 여기에 연골형성 세포층이 존재함

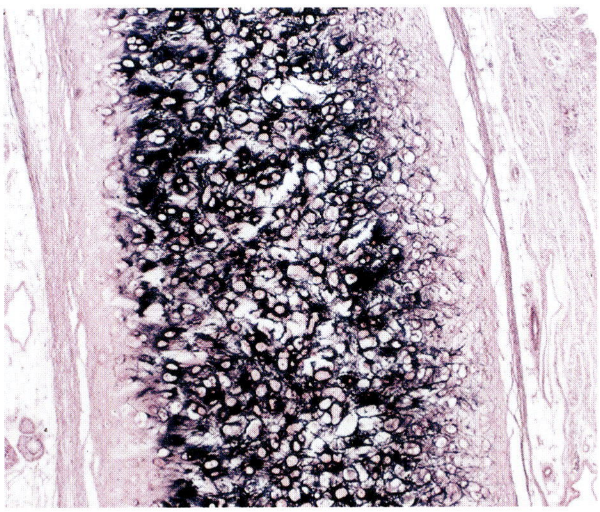

그림 2-22 ______ 의 광학현미경 사진(400X)
연골에 탄력섬유의 치밀띠가 존재. 연골모세포는 작은 방에 존재하고 바깥쪽에 섬유성 연골막이 존재

뼈(골)
•
Bone

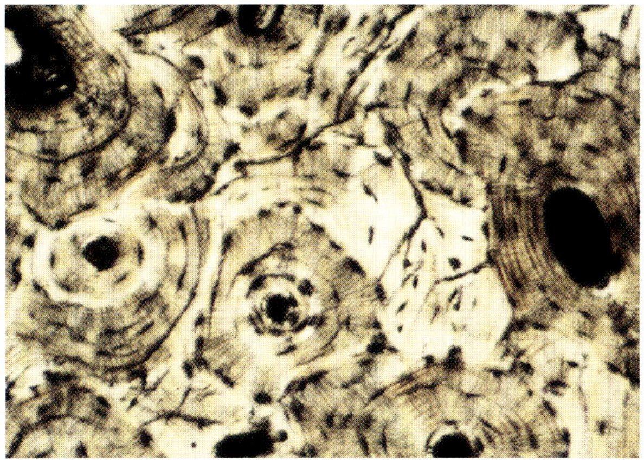

그림 2-23 치밀골의 광학현미경 사진(100X)
여러 하버시안 계가 관찰, 하버시안 계에는 각 하버시안 관이 존재

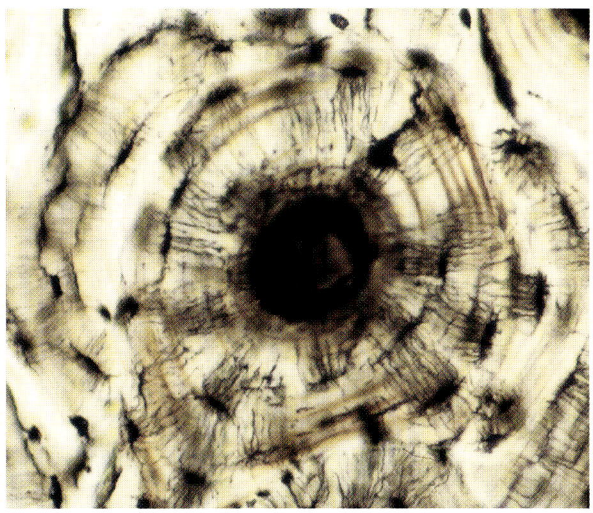

그림 2-24 고배율의 ______ 의 광학현미경 사진(200X)
층판, 골세관, 골소강과 하버시안 관이 관찰

혈액
•
Blood

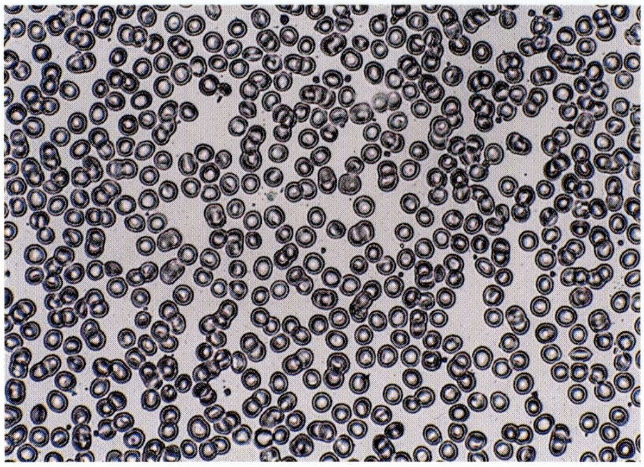

그림 2-25 말초혈액에서 관찰되는 ________의 광학현미경 사진(400X)

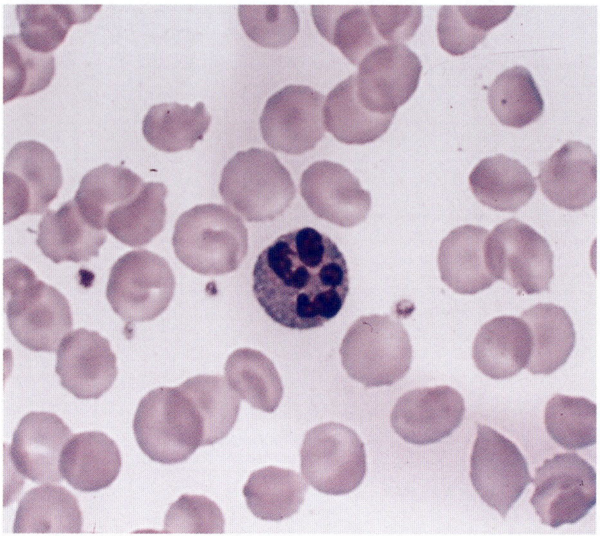

그림 2-27 백혈구 중 ________의 광학현미경 사진(1,000X)

다엽의 핵과 작은 과립이 존재

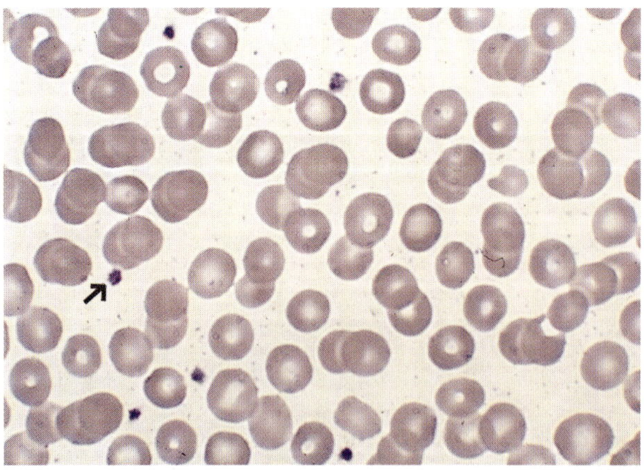

그림 2-26 고배율의 적혈구와 ________(화살표)의 광학현미경 사진(1,000X)

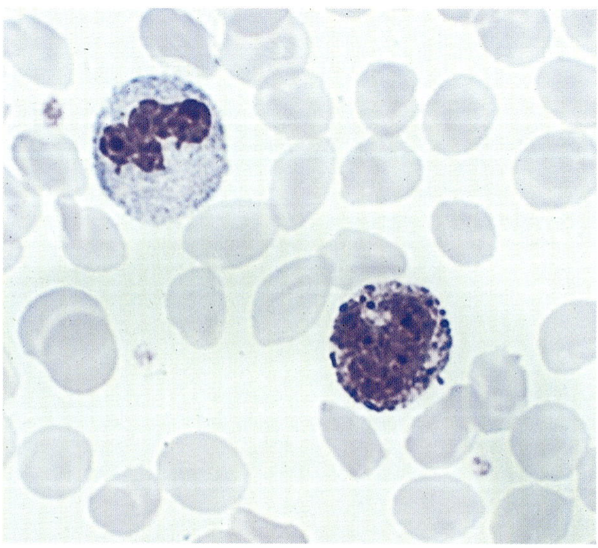

그림 2-28 백혈구 중 ________의 광학현미경 사진(1,000X)

S 모양의 핵과 주변에 큰 과립 관찰

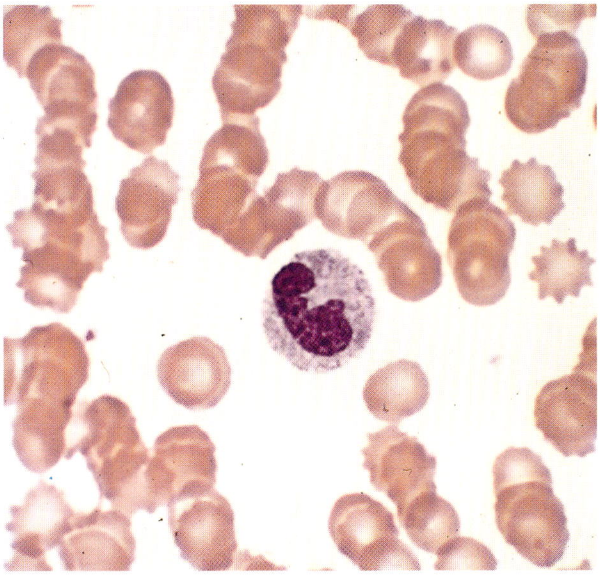

그림 2-29 **백혈구 중 　　　　　　 의 광학현미경 사진** (1,000X)

두엽의 핵과 주변에 아주로호성 과립이 관찰

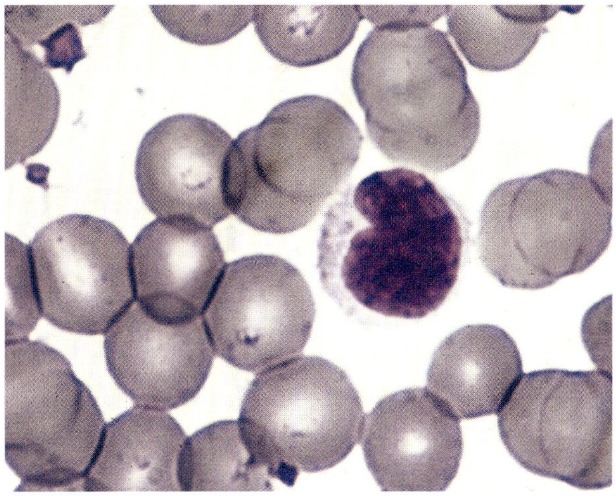

그림 2-31 **백혈구 중 　　　　　　 의 광학현미경 사진** (1,000X)

중앙에서 벗어난 큰 신장 모양의 핵으로 세포의 2/3 이상 차지함

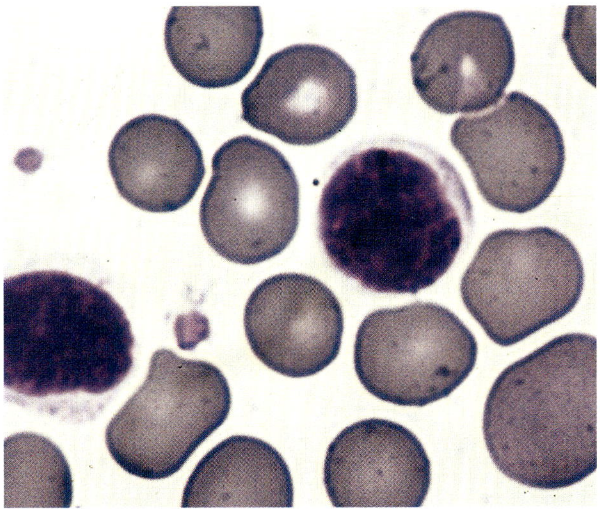

그림 2-30 **백혈구 중 　　　　　　 의 광학현미경 사진** (1,000X)

핵은 둥글고 세포의 전체를 차지

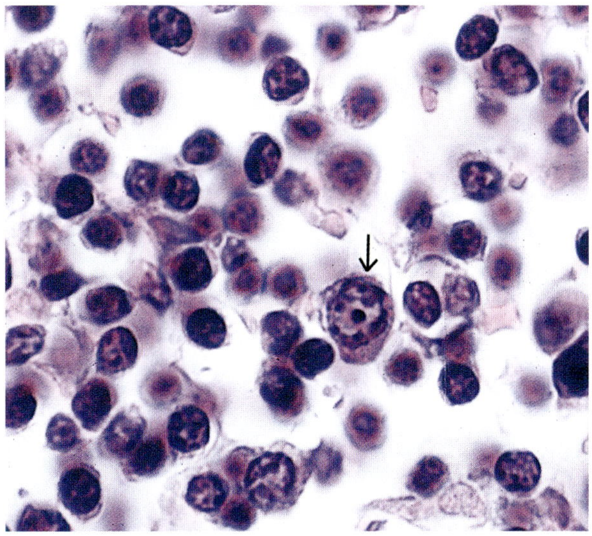

그림 2-32 **인간 골수의 퍼짐표본의 광학현미경 사진**(1,000X)

큰 다핵의 거대핵세포(화살표)와 다양한 발달 단계에 있는 혈구세포

근육
•
Muscle

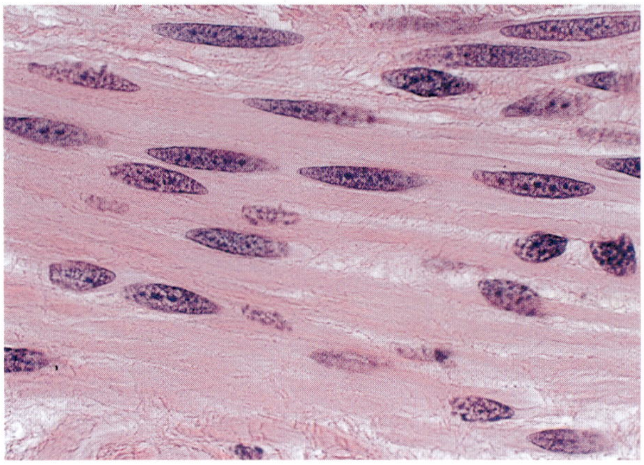

그림 2-33 **줄무늬가 없는 의 광학현미경 사진** (1,000X)

근육섬유는 방추형이고 길쭉하며 끈은 좁아짐. 세포의 중앙에 둥근 모양의 핵이 존재

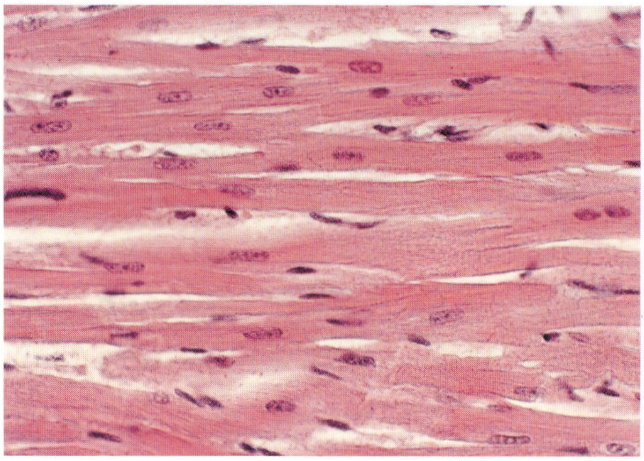

그림 2-35 **의 광학현미경 사진**(400X)

근육섬유는 가지를 치고 있고 줄무늬가 존재하며, 핵은 중앙에 크고 둥근형임. 세포들 사이에 개제판(사이판)이 관찰됨

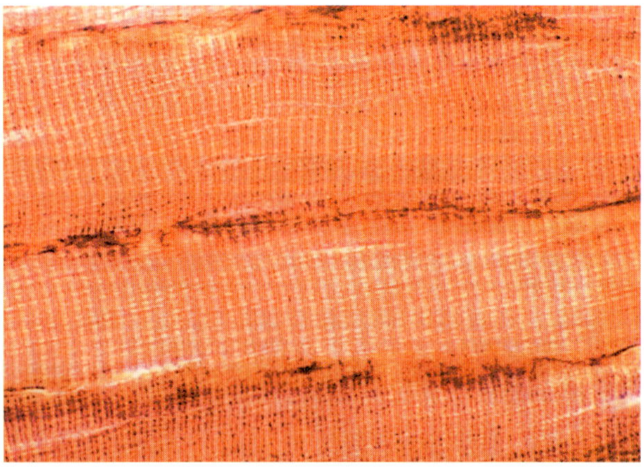

그림 2-34 **의 광학현미경 사진**(1,000X)

근육섬유는 길고 다핵, 다른 섬유들과 평행하게 놓여 있음. 근육의 근원섬유는 액틴과 미오신 미세섬유로 구성됨. 이들은 각각 가늘고 두꺼운 띠로 구별됨

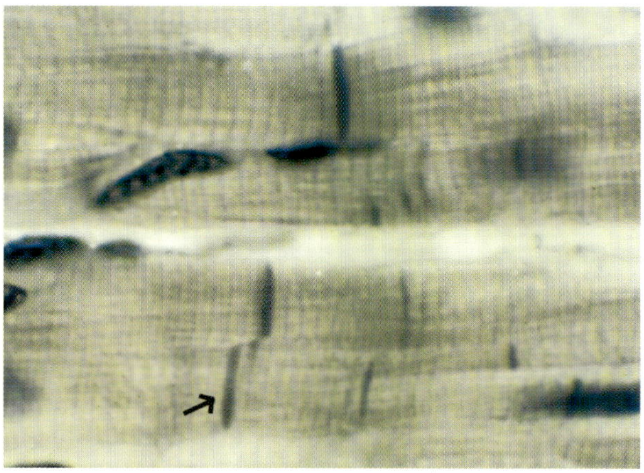

그림 2-36 **고배율의 광학현미경 사진** (1,000X)

줄무늬와 개제판(사이판:화살표)

신경조직
•
nervous tissue

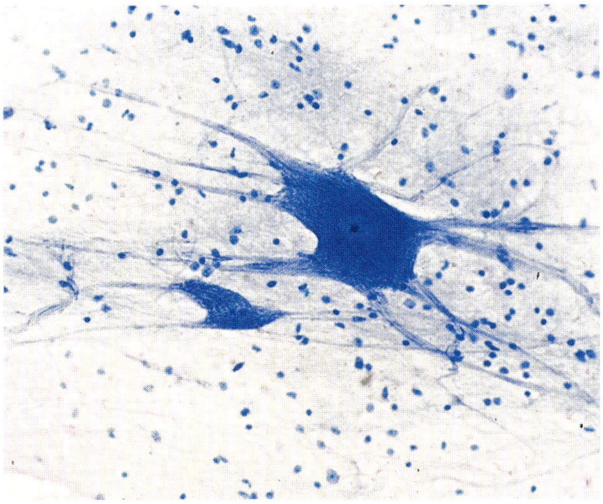

그림 2-37 척수의 회백질에서 관찰되는 ______ 의 광학현미경 사진(400X)
뉴우런 주위에 신경교세포들이 둘러싸여 있음

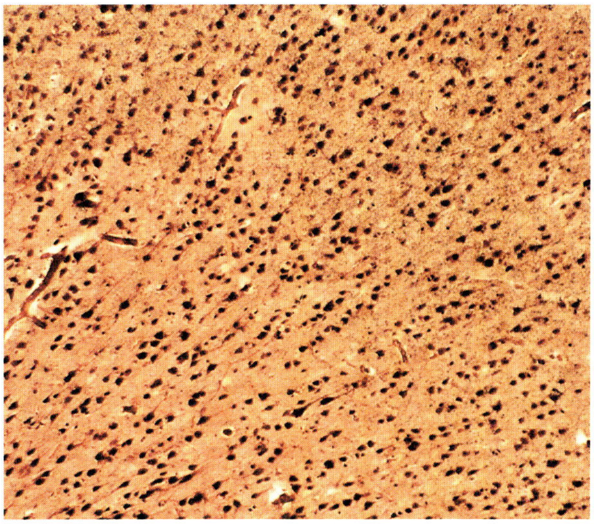

그림 2-39 소뇌의 겉질에서 관찰되는 ______ 들의 광학현미경 사진(100X)
신경교세포 주위에는 바깥층 지역에서 오는 뉴우런으로부터 섬유를 보낸다.

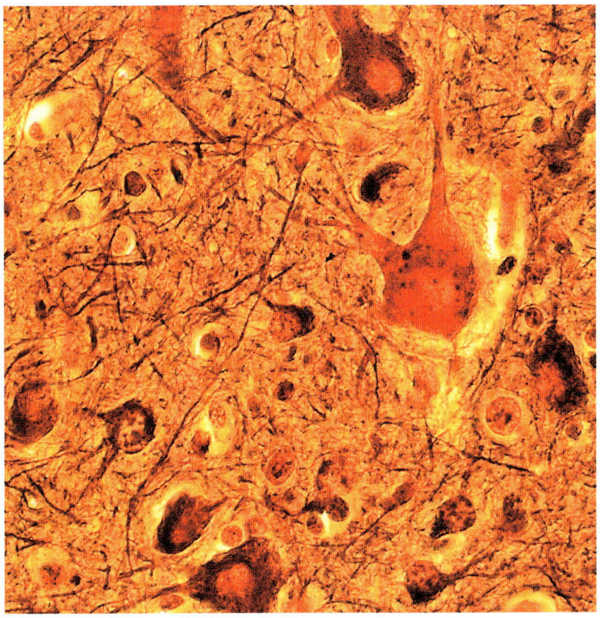

그림 2-38 대뇌 겉질의 내부과립층에서 발견되는 피라미드 뉴우런의 광학현미경 사진(1,000X)

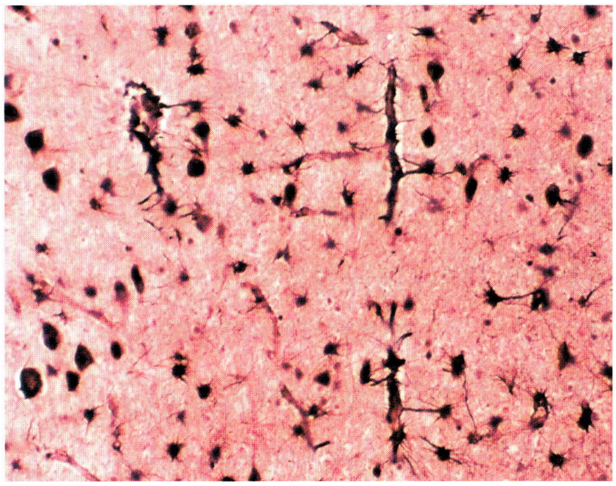

그림 2-40 ______ 의 광학현미경 사진(1,000X)
주위에 모세혈관 존재 유수 척색 신경섬유가 보임

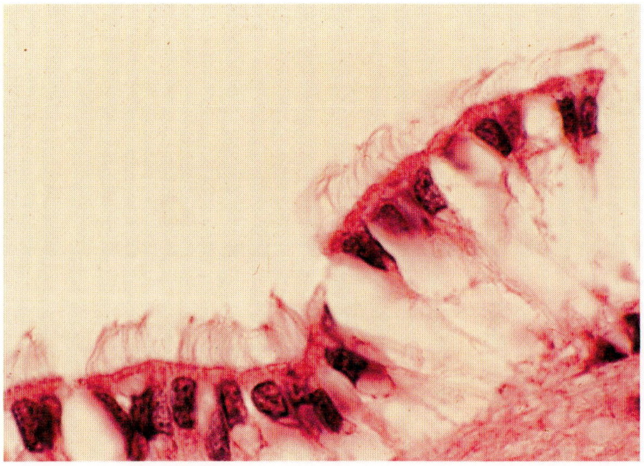

그림 2-41 **입방형의 ____ 광학현미경 사진**(1,000X)

뇌의 뇌실과 척수의 척수강의 내표면에 존재함. 섬모가 존재하여 뇌척수액을 이동에 관여

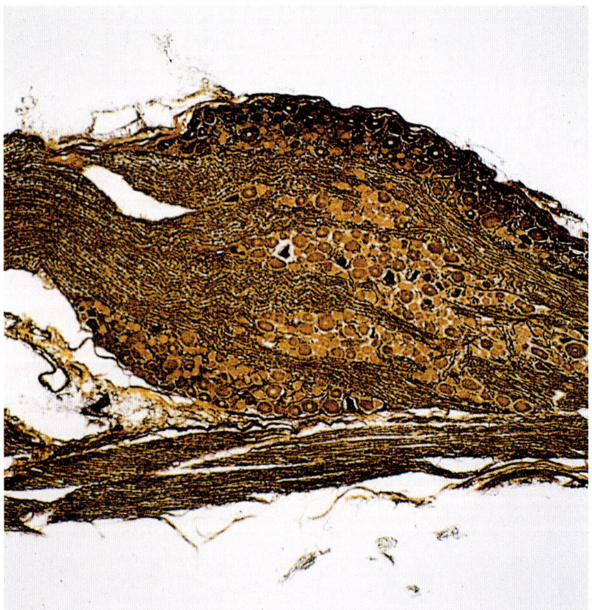

그림 2-42 **말초신경계의 ____의 절단면의 광학현미경 사진**

뉴우런 섬유들은 신경절의 위성세포들에 둘러싸여 있음

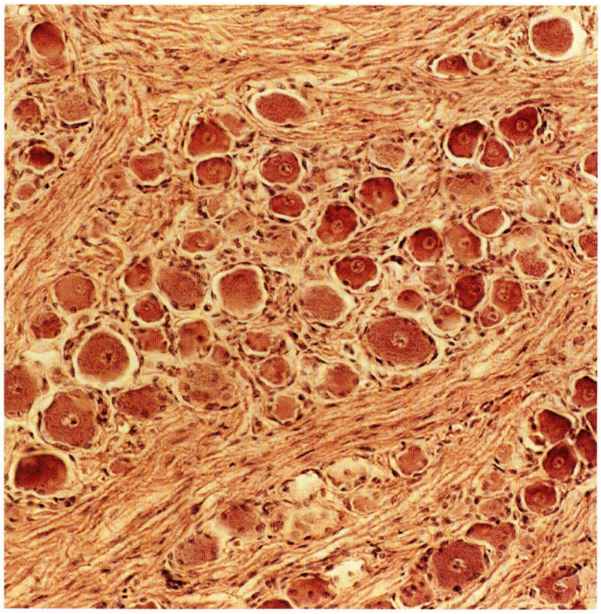

그림 2-43 **고배율의 ____의 광학현미경 사진**(200X)

단 극성인 뉴우런은 둥근 세포체로 관찰되고 핵은 중앙에 위치함. 뉴우런의 주위에는 위성세포와 유수신경섬유가 놓여 있음

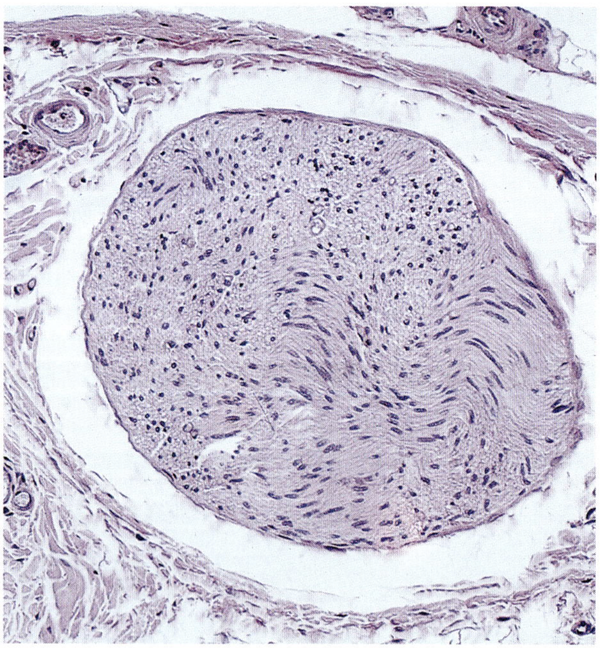

그림 2-44 **말초신경의 가로절단면의 광학현미경 사진**(200X)

신경과 유수 척색 주위에 신경섬유내초라 불리는 결합조직으로 둘러싸여 있음

그림 2-1 단층편평 상피에 의해 둘러싸인 신장의 보오만 주머니의 광학현미경 사진

그림 2-2 단층편평상피 세포(내피라 부름)로 구성된 림프혈관의 광학현미경 사진

그림 2-3 중피(mesothelium)의 표면을 덮고 있는 단층편평상피의 광학현미경 사진

그림 2-4 탯줄의 내면을 덮는 단층편평상피세포의 광학현미경 사진

그림 2-5 중층편평상피로 덮여 있는 식도 내면의 광학현미경 사진

그림 2-6 신장속질의 관에서 보이는 단층 입방세포의 광학현미경 사진

그림 2-7 이하선의 큰 분비관에 존재하는 중층입방상피세포의 광학현미경 사진

그림 2-8 신장의 미세수집관의 벽에서 볼 수 있는 단순 원주상피의 광학현미경 사진

그림 2-9 작은 창자의 벽에서 볼 수 있는 단순원주상피의 광학현미경 사진

그림 2-10 기관의 벽에서 관찰되는 거짓중층 섬모원주상피의 광학현미경 사진

그림 2-11 원주세포에 존재하는 부동모의 광학현미경 사진

그림 2-12 방광의 이행상피의 광학현미경 사진

그림 2-13 발달중인 배아에서 미분화된 중간엽 결합조직의 광학현미경 사진

그림 2-14 성긴결합조직의 광학현미경 사진

그림 2-15 섬유결합조직에서 보이는 콜라겐섬유의 광학현미경사진

그림 2-16 표피의 진피에서 치밀, 불규칙 결합조직의 광학현미경 사진

그림 2-17 힘줄에서 관찰되는 치밀 규칙 결합조직의 광학현미경 사진

그림 2-18 콜라겐 섬유와 섬유모세포들이 배열되어 있는 고배율의 치밀 규칙 결합조직의 광학현미경 사진

그림 2-19 치밀 세망섬유의 그물망 구조에서 관찰되는 세망결합조직의 광학현미경 사진

그림 2-20 인대에서 관찰되는 치밀 규칙 결합조직의 광학현미경 사진

그림 2-21 유리 연골의 광학현미경 사진

그림 2-22 탄력연골의 광학현미경 사진

그림 2-23 치밀골의 광학현미경 사진

그림 2-24 고배율의 하버시안 계의 광학현미경 사진

그림 2-25 말초혈액에서 관찰되는 적혈구의 광학현미경 사진

그림 2-26 고배율의 적혈구와 혈소판(화살표)의 광학현미경 사진

그림 2-27 백혈구 중 중성구의 광학현미경 사진

그림 2-28 백혈구 중 염기성구의 광학현미경 사진

그림 2-29 백혈구 중 호상성구의 광학현미경 사진

그림 2-30 백혈구 중 림프구의 광학현미경 사진

그림 2-31 백혈구 중 단핵구의 광학현미경 사진

그림 2-32 인간 골수의 퍼짐표본의 광학현미경 사진

그림 2-33 줄무늬가 없는 평활근의 광학현미경 사진

그림 2-34 골격근육의 광학현미경 사진

그림 2-35 심장근육의 광학현미경 사진

그림 2-36 고배율의 심장근육 광학현미경 사진

그림 2-37 척수의 회백질에서 관찰되는 다극성 뉴우런의 광학현미경 사진

그림 2-38 대뇌 겉질의 내부과립층에서 발견되는 피라미드 뉴우런의 광학현미경 사진

그림 2-39 소뇌의 겉질에서 관찰되는 신경교세포들의 광학현미경 사진

그림 2-40 상성교 세포의 광학현미경 사진

그림 2-41 입방형의 상의 세포 광학현미경 사진

그림 2-42 말초신경계의 감각신경절의 절단면의 광학현미경 사진

그림 2-43 고배율의 감각신경절의 광학현미경 사진

그림 2-44 말초신경의 가로절단면의 광학현미경 사진

기 관

ORGAN SYSTEMS

3 외피계 _ Integumentary System

외피계(integumentary system)는 인체를 덮고 있는 피부(skin)와 선(샘, glands), 조갑(손, 발톱, nails), 모발(hair)과 같은 특수화된 부속기관으로 이루어진다. 피부는 미생물에 대해 방어벽을 형성하고, 체온을 조절하며, 대사 노폐물을 배설하고, 신체의 감각기 역할을 한다. 형태학적으로, 피부는 두 층으로 나눌 수 있는데, 하나는 외배엽(ectoderm)에서 발생된 표피(epidermis)와 다른 하나는 중배엽(mesoderm)에서 발생된 혈관성 진피(vascular dermis)와 피하조직(피부밑조직, hypodermis)이다. 표피와 진피 사이에는 비세포성 기저층(noncellular basemant lamina)이 존재한다. 표피(상피, dermis[epithelium])는 피부의 상층을 형성하고 몇 층의 중층편평상피(stratified squamous cells)로 구성된다. 표피에서는 몇 특수세포를 구분할 수 있다. 다섯 층의 형태학적으로 다른 세포층이 상피를 이룬다. 이 층들은 가장 아래에 배아층(stratum germinativum), 이어서 가시층(stratum spinosum), 과립층(stratum granulosum), 각질층(stratum corneum)으로 되어 있다. 손, 발바닥 피부처럼 두꺼운 피부에서는 투명층(stratum lucidum)이 과립층과 각질층 사이에서 관찰될 수 있다.

표피(epidermis) 아래에 진피(dermis)가 있다. 진피는 혈관 분포가 많은 층으로 불규칙한 콜라겐과 탄성 결합조직 섬유의 단단한 망상형으로 된 젤라틴 기질로 되어 있다. 섬유(fibers), 섬유아세포(fibroblasts), 대식세포(macrophages), 비만세포(mast calls), 형질세포(plasma cells), 혈관과 림프관(blood and lymph vessels), 신경과 신경 종말(nerve and nerve endings), 특수 수용기(specialized receptors), 피지선(지방샘, sebaceous glands)과 한선(땀샘, sweat glands)은 아주 일반적이다.

또한 표재성 근막(superficial fascia)이라 불리는 피하조직(피부밑조직, hypodermis)은 진피 아래에 있다. 근막(fascia)은 윤문상 결합조직(areolar connective tissue)으로 둘러싸인 지방세포로 구성된다. 눈꺼풀(eyelids), 음낭(scrotum), 음경(penis)의 피하조직은 지방 조직(adipose tissue)이 없다.

조갑(손, 발톱, nails), 모발(hair), 한선(땀샘, sweat glands), 피지선(지방샘, sebaceous glands) 같은 변형된 피부 부속기관은 또한 외배엽에서 발생된다. 손, 발톱은 손가락, 발가락의 원위부쪽 등쪽 표면에 붙어 있는 단단하게 각질화된 판이다. 이는 조근(nail root), 조상(nail bed), 조판(손톱판, nail plate), 조주름(nail fold), 상조피(eponychium), 하조피(hyponychium)로 구성된다.

모낭(hair follicle)은 복잡하게 변형된 피부 부속기관이다. 모낭은 결합조직 초(껍질, sheath)를 형성한다. 결합조직 초(껍질, sheath)는 표피와 혼합된 내근초(internal root sheath), 외근초(external root sheath)로 덮여 있고 내부 광택막, 중간 결합조직층, 탄성조직과 콜라겐 섬유가 섞인 외층을 형성한다.

모발(hair)처럼 피부 표면에 나와 있는 모간(털줄기, hair shaft)은 피질(겉질, cortex)로 둘러싸인 안쪽 수질(속질, medulla)과 각피(cuticle) 세포의 외층으로 구성된다.

또한 피부에는 두 종류의 외분비선(exocrine glands)이 있다. 한선(땀샘, sweat glands) — 누출분비한선(샘분비땀샘, eccrine sweat glands), 아포크린한선(부분분비한선, apocrine sweat glands) — 과 피지선은 진피층 깊이 놓여 있다. 이런 외분비선으로부터의 분비는 피부 표면에 열려 있는 분비관을 통해 분비된다.

3

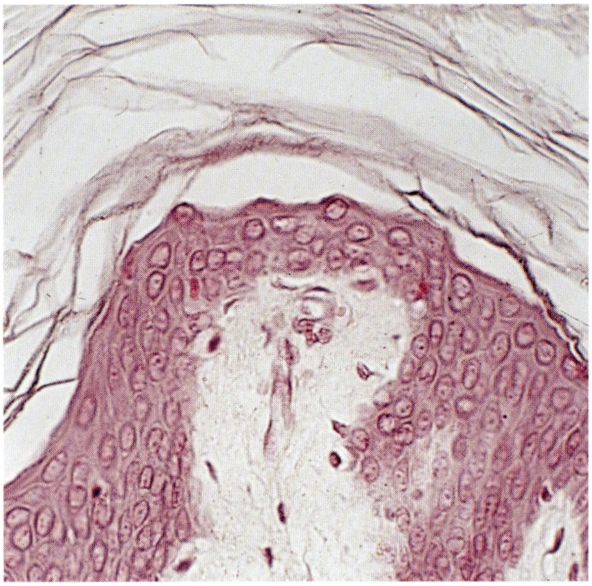

그림 3-1 무색소피부(nonpigmented skin)의 광학현미경 사진 (400X)

현미경 사진에서 표피와 그 아래의 진피를 볼 수 있다. 붕괴된 각질층은 세포 경계가 없어진 상태이다.

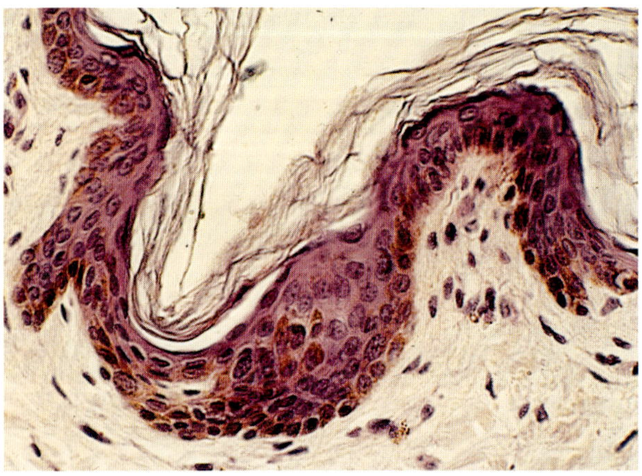

그림 3-2 색소 피부(pigmented skin)의 광학현미경 사진(400X)

현미경 사진에서 과립층의 착색된 세포와 가시층의 상층을 볼 수 있다. 또한 소량의 덮여 있는 각질층 세포를 볼 수 있다. 진피층은 표피 아래 있다.

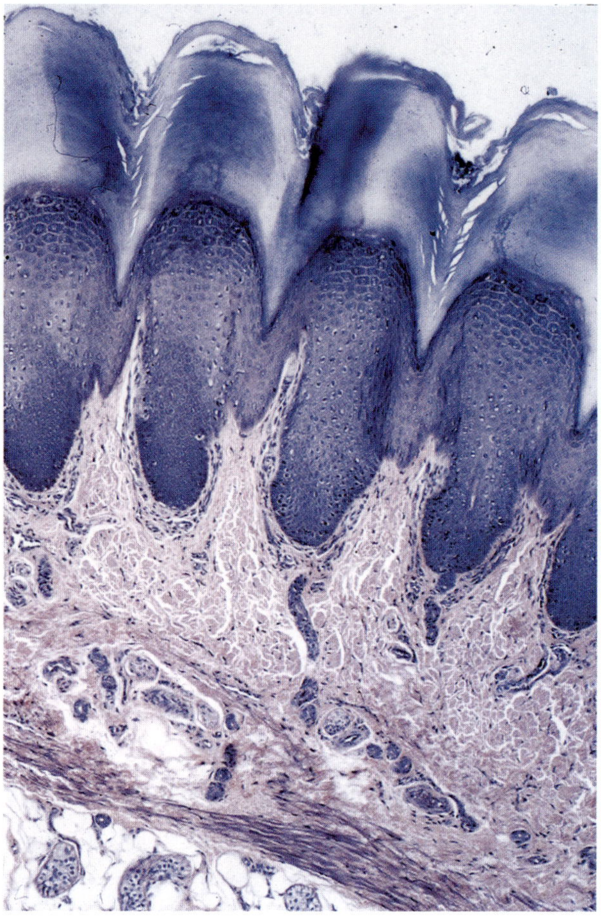

그림 3-3 두껍게 각질화된 의 광학현미경 사진(100X)

표피는 두껍고 배아층을 형성하는 최하 세포 단층을 가짐. 반면에 덮여 있는 세포들은 가시층 과립층 투명층 가장 바깥의 각질층을 형성한다.

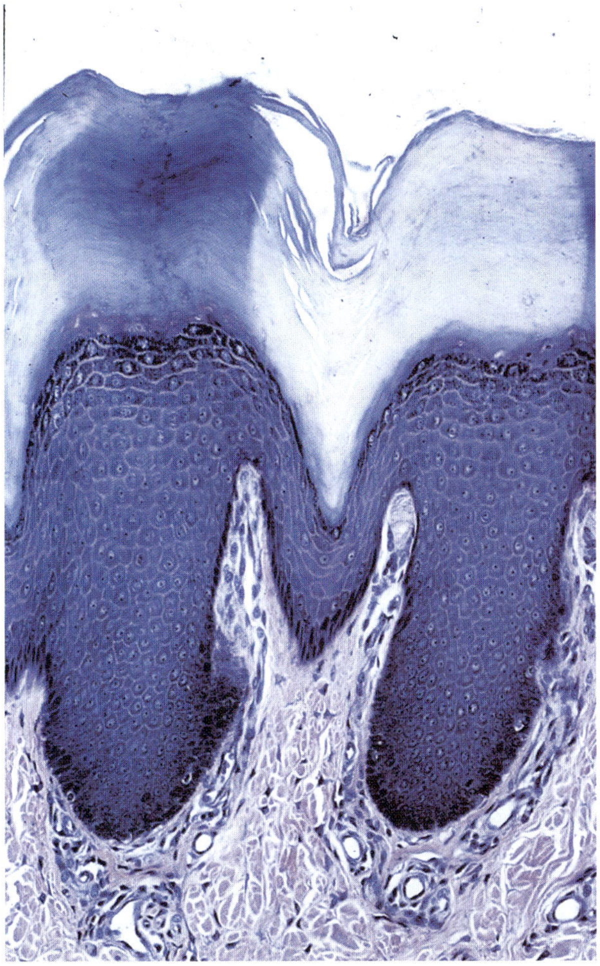

그림 3-4 **두껍게 각질화된 피부의 고도 확대된 광학현미경 사진**(200X)

피부 유두와 유두 안의 마이스너 소체(Meissner's corpuscle)가 보인다. 진피에서 소량의 한선 또한 볼 수 있다.

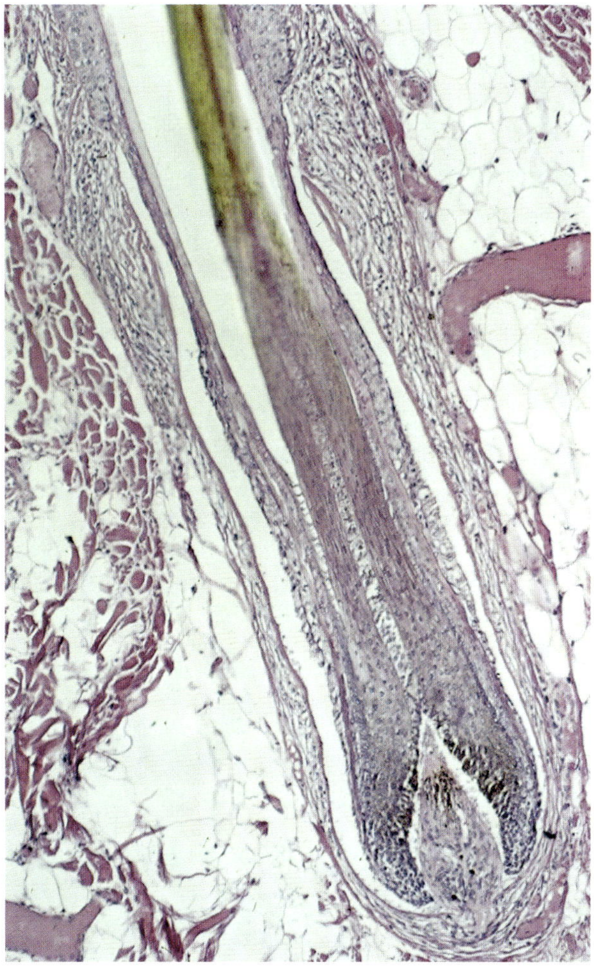

그림 3-5 **모간(털줄기, hair shaft), 모낭(hair follicle), 진피(dermis)를 싸고 있는 결합조직의 세로 단면의 광학현미경 사진**(100X)

모근(hair root)과 모낭의 유두 또한 현미경 사진에서 관찰된다.

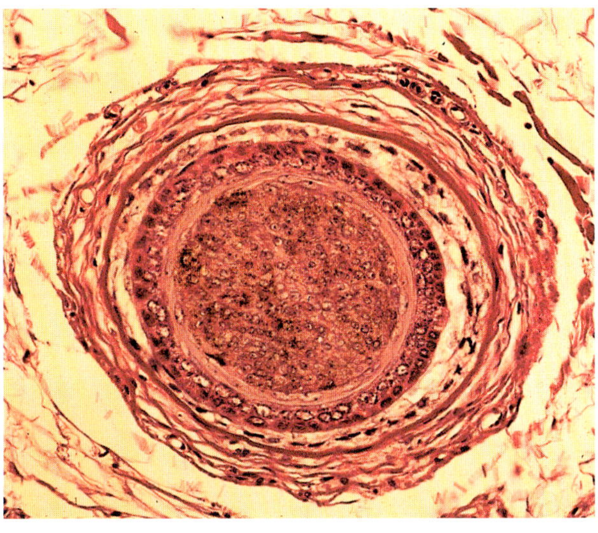

그림 3-6 **모낭의 횡단면 광학현미경 사진**(200X)

가장 안쪽 모수질(털속질, medulla)은 안쪽은 Huxley's layer, 바깥은 Henle's layer인 모피질(털겉질, cortex)에 의해 둘러싸여 있고 가장 바깥은 모소피(털껍질, cuticle) 세포로 되어 있다. 피부초(dermal sheath)는 모낭을 둘러싼다.

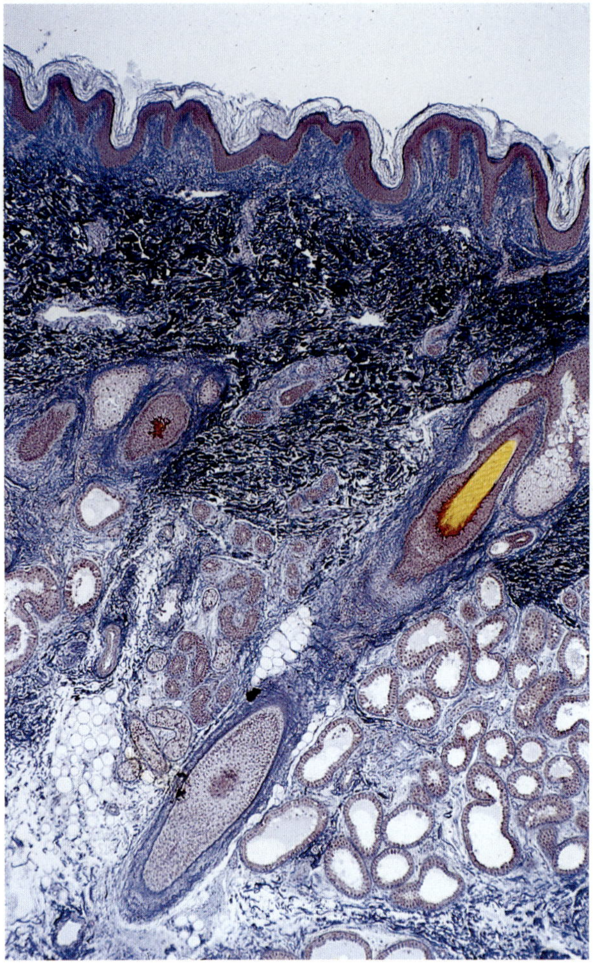

그림 3-7 액와부 피부의 광학현미경 사진(40X)

현미경 사진에서 성장하는 모간(털줄기, hair shaft)과 모낭(hair follicle)을 관찰할 수 있다. 피지선(지방샘, sebaceous glands), 아포클라인 한선, 치밀한 콜라겐 섬유는 진피(dermis)에서 현저하게 나타난다.

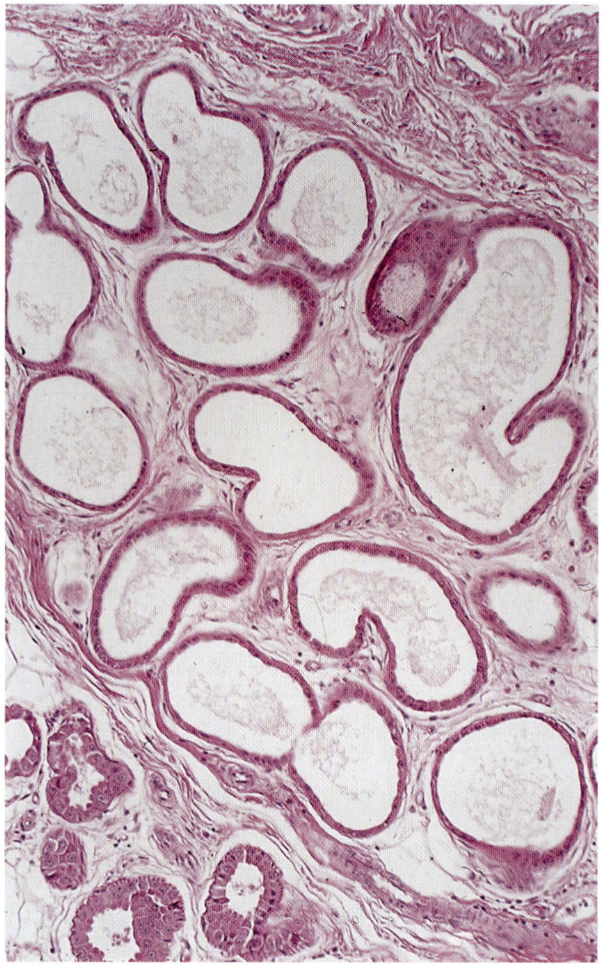

그림 3-8 액와부 진피 절단면의 광학현미경 사진(100X)

큰 내강을 가진 을 보인다. 이 분비선은 액와와 생식기 피부의 특징이다.

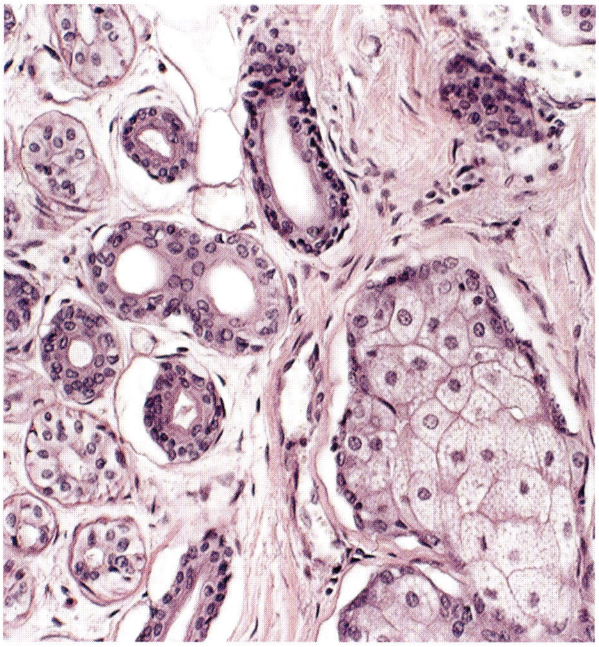

그림 3-9 큰 내강과 고밀도 피지선을 가진 (땀샘)이 배열된 진피 절단면의 광학현미경 사진(200X)

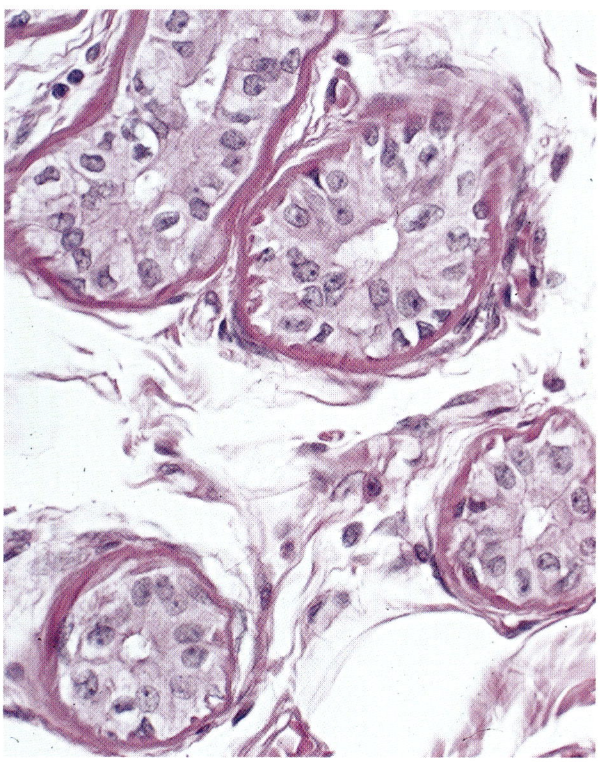

그림 3-10 고도 확대 사진에서 (땀샘)의 광학현미경 사진(200X)

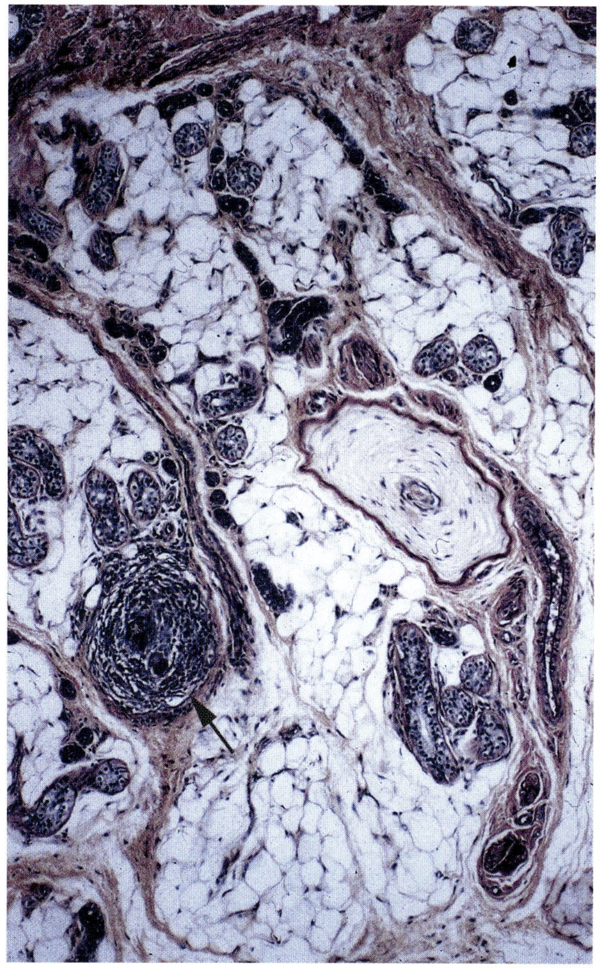

그림 3-11 피부 절단면의 광학현미경 사진(100X)

진피는 사구(동정맥 단락, glomus) (화살표).
피하의 지방조직으로 둘러싸인 큰 파치니 소체(Pacinian corpusle)

3

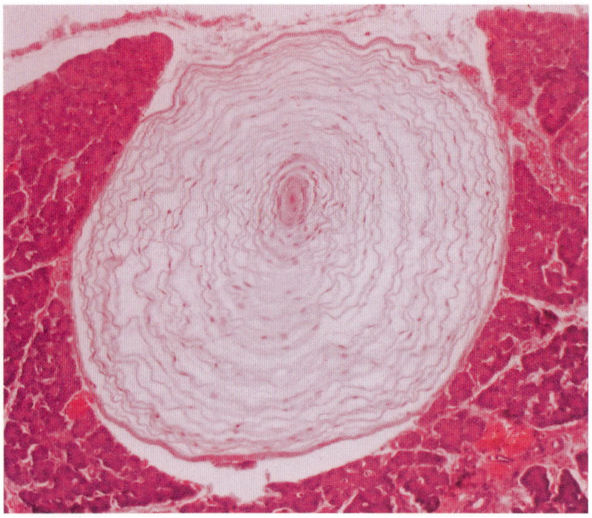

그림 3-12 **췌장에서 보이는 파치니 소체(Pacinian corpusle)의 고배율 광학현미경 사진**(200X)

췌장에서 소체의 기능은 명확치 않다.

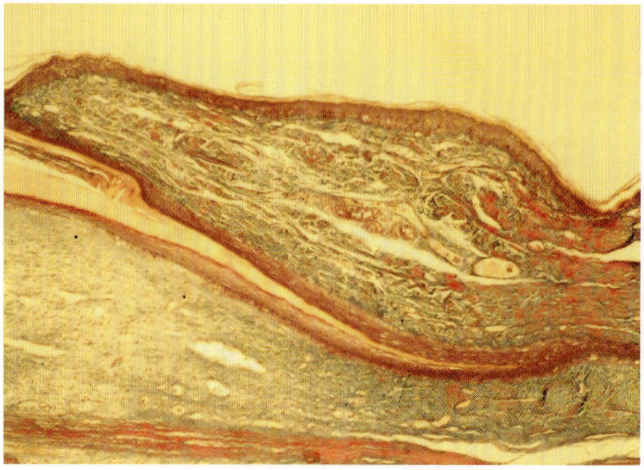

그림 3-13 **태아 손가락의 정중단면 전자 현미경 사진**(100X)

앞쪽 등쪽 표면에 특수한 각질화된 부속물, 손톱이 놓여 있다.
또한 전자 현미경 사진에서 조주름(손톱주름, nail fold), 상조피(손·발톱 위허물, eponychium cuticle), 조체(nail body), 자유연(free border)이 보인다.

그림 3-1 무색소피부(nonpigmented skin)의 광학현미경 사진

그림 3-2 색소 피부(pigmented skin)의 광학현미경 사진

그림 3-3 두껍게 각질화된 피부의 광학현미경 사진

그림 3-4 두껍게 각질화된 피부의 고도 확대된 광학현미경 사진

그림 3-5 모간(털줄기, hair shaft), 모낭(hair follicle), 진피(dermis)를 싸고 있는 결합조직의 세로 단면의 광학현미경 사진

그림 3-6 모낭의 횡단면 광학현미경 사진

그림 3-7 액와부 피부의 광학현미경 사진

그림 3-8 액와부 진피 절단면의 광학현미경 사진

큰 내강을 가진 아포크라인선을 보인다. 이 분비선은 액와와 생식기 피부의 특징이다.

그림 3-9 큰 내강과 고밀도 피지선을 가진 한선(땀샘)이 배열된 진피 절단면의 광학현미경 사진

그림 3-10 고도 확대 사진에서 한선(땀샘)의 광학현미경 사진

그림 3-11 피부 절단면의 광학현미경 사진

그림 3-12 췌장에서 보이는 파치니 소체(Pacinian corpusle)의 고배율 광학현미경 사진

그림 3-13 태아 손가락의 정중단면 전자 현미경 사진

3

골격계 _ Skeletal System

골격계는 결합조직, 연골, 골조직으로 구성되어 있다. 그러나 연골과 골질(bone)은 변형된 결합조직인데 그 이유는 생성 초기단계에서, 결합조직체계는 밀도있는 경조직을 만드는 데 필수적이다. 후에 연골과 골질(bone)로 성장한다.

연골과 골질은 화학적 기본 성질상 결합조직과 다르며, 그것은 강도와 경도를 위해 조직된 것이다. 연골조직에 있어서 밀도기질(matrix)은 연골점막으로 구성되어 있다. 연골점막은 chondroitin sulfates로 고밀도화되어 있는 반면에 골기질은 Calcium phosphate, Calcium carbonate, Calcium fluoride, and Magnesium fluroide로 구성되어 있다.

태아성장의 초기에 있어서 연골과 결합조직은 뼈의 형성을 위해 일시적 구조틀에 정착한다(신체의 편평골은 예외로 한다). 태아성장시 유리질 연골인 연골은 뼈로 대체된다. 단 호흡계, 뼈의 관절표면과(articulating surfates of bones), 귀와 코의 일부, 흉곽의 늑연골이 그 예외이다.

성인 골격에서의 연골 3종류는 다음과 같이 분류된다 : 초자연골, 탄력연골, 섬유연골. 초자연골은 다른 2종류보다 더 일반적이다.

연골세포(cartilage cells, chondrocytes)들은 소강(lacuna)에 한정(confine)된다. 연골전체는 연골막으로 둘러싸여 있으며 빽빽한 결합조직으로 단단한 층을 구성하고 있으며, 연골모세포와 섬유모세포에 의하여 연골에 침윤(침투)된다. 뼈의 관절표면은 연골막이 부족하다. 대신에 초자 연골의 얇은 판(veneer)으로 이어져 있다.

골 또는 골조직으로 불리우는 뼈는 강하고, 변형된 결합조직의 복잡한 형태로 골격계의 대부분을 형성하고 있다. 골격계에 있어서 치밀골과 해면골 2종류의 골 형태가 있다.

뼈의 종류는 단지 상대적인 골밀도와 밀도 내의 빈공간의 양에 의해 달라진다. 뼈 세포(골모세포, 골세포, 파골세포)는 성숙된 뼈조직에서 발견할 수 있다. 골세포는 골모세포로 골화되는 과정에 골모세포로 묶여(trapped) 있다. 골세포는 canaliculi라 불리우는 얇은 막과 세포질 통로(channel) 확장에 의해서 서로 교류(communicate)한다. canaliculi는 대사 운동을 소강(lacuna) 내에서 모세혈관으로부터 골세포까지 촉진(facilitate)한다.

파골세포(osteoclast)는 기능적으로 또는 형태학적으로 골모세포와 골세포와 다르다. 파골세포는 다핵화된 세포들로 Howship의 소강이라고 알려진 얕은 강 안에 붙어 있다. 기능적으로 파골세포는 뼈의 영양분 재흡수(reabsorption)에 관계되어 있는데, 재흡수는 성인골격에서 필수적인 골밀도 집중 유지에 도움을 준다. 부갑상선으로부터 나온 부갑상선호르몬(parathormone)은 파골세포에 자극을 주어 골 재흡수(bone reabsorption)를 도와준다.

뼈의 형태와 기능을 볼 때, 장골, 단골, 불규칙골, 편평골로 분류된다. 장골은 팔과 다리를 구성한다. 단골은 손목과 발목과 연관(associated)되어 있다. 그리고 편평골은 두개골, 견갑골, 그리고 늑골에서 발견된다.

더 나아가, 뼈의 배열에 기초하여 보면, 골격은 주축골격과 부속골격으로 분류된다. 주축골격은 두개골과, 설골 척추(vertebral column)를 포함하며 척추는 경추와, 흉곽, 요추, 천골, 미골, 이소골, 그리고 흉곽(thoracic cage)골이 있는데, 이것은 갈비뼈와 흉골을 포함한다.

부속골격은 흉곽환상골(pectoral girdles), 쇄골, 상지골, 상완골, 요골, 척골, 수근골, 중수골, 수지골을 포함하며, 하지 부속골격은 골반대 또는 고관절(부)로 구성되어 있으며 대퇴골, 경골, 비골, 슬개골, 족근골, 중족골, 족지골이 포함된다.

골조직
•
Skeletal Tissue

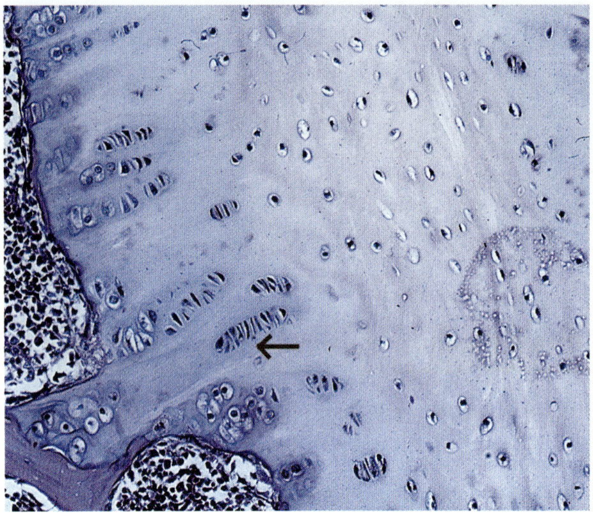

그림 4-1 **하지대(다리이음뼈) 치골유착의 섬유연골 현미경 사진** (200X)

초자(유리), 탄력연골과 다르게, 섬유연골은 연골막이 없다. 교원섬유의 상호작용과 함께, 섬유연골의 연골세포가 줄지어(화살표) 배열되어 있다.

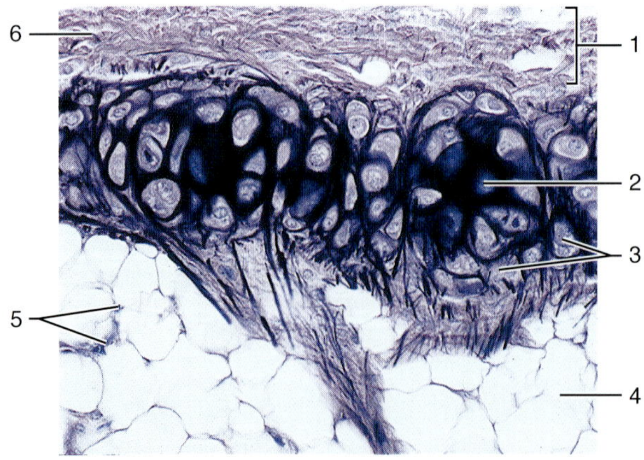

그림 4-2 **광학현미경 사진**(400X)

탄력연골의 어두운 부분은 소강들 사이에 있으며, 소강 안에는 연골세포가 있으며, 그리고 상피연골에 있는 연골막이 탄력연골의 특징이다.

1. Perichondrium
2. 소강
3. Chondrocytes in lacunae
   소강안에 있는
4. 지방조직
5. Nuclei of adipocytes
   지방세포의 핵
6. 섬유모세포

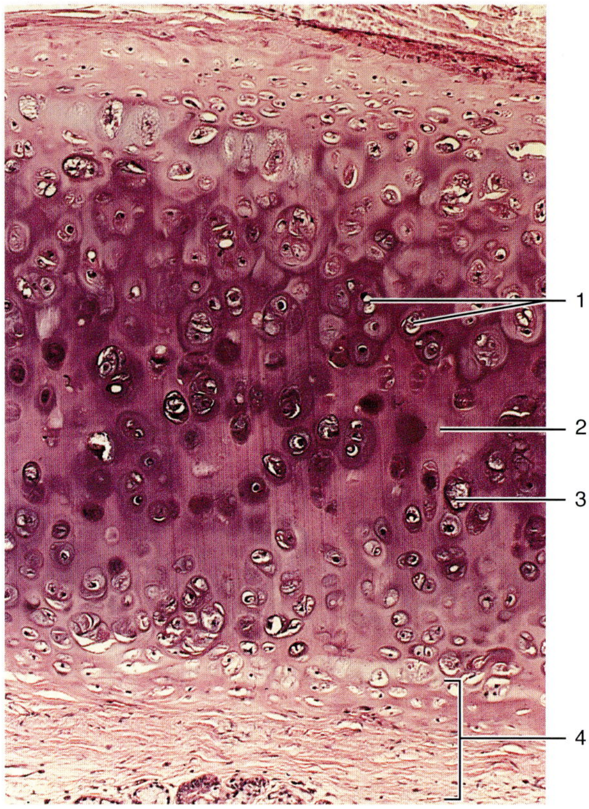

그림 4-3 **초자(유리) 연골의 교차된 부분의 광학현미경 사진** (100X)

동일기질(homogenous matrix)에 있는 연골세포 소강을 보면 연골막이 현미경을 통해 보인다.

1. 소강
2. Matrix of the cartilage
3. Chondrocytes in lacuna
   소강에 안의 연골세포
4. 연골막

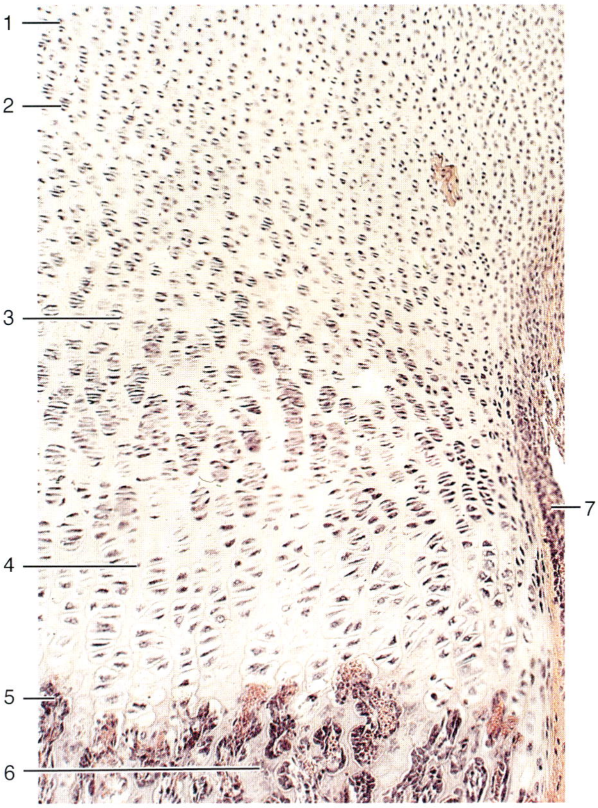

그림 4-4 **발생중인 장골의 골단과 골간 결합 부위에 동화되고 있는 연골의 사진**(100X)

1. Zone of reserve cartilage 연골예비 부분
2. Zone of roliferating cartilage 증식되고 있는 연골부분
3. Zone of hypertrophying cartilage cells
   비대되고 있는 부분
4. Zone of calcifying cartilage 골화되고 있는 연골 부분
5. Bone trabecula
6. 골수 | 뼈속질
7. Periosteum 골비막 | (뼈바깥막)

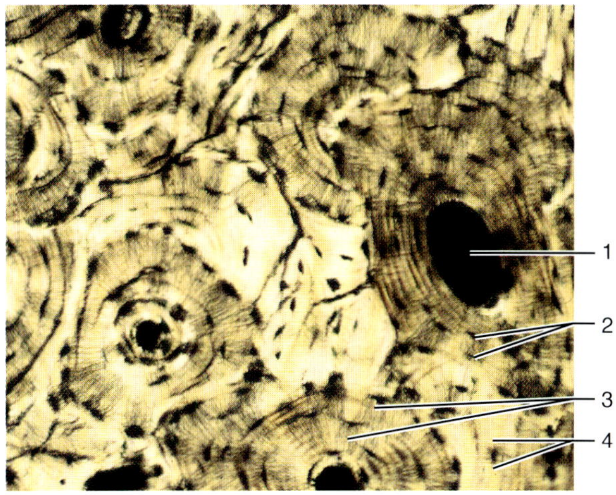

그림 4-5 **광학현미경 사진. 교차되는 부분에 보여지는** ground bone(100X)

Haversion계 또는 골원은 뼈구조의 밀도를 만든다.

1.
   하버스관 | 중심관
2. Lacunae with osteocytes
   골세포와 소강
3. Canaliculi
4. 골기질

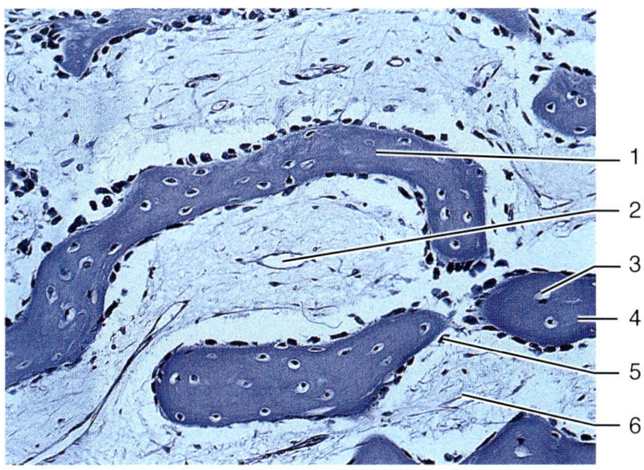

그림 4-6 **뼈 잔기둥에 줄지어 있는 것은 뼈에 침착되고 있는 골모세포들이다**(200X)

1. 잔기둥
2. Blood vessel
3. 소강안에 있는 골세포
4. Matrix of developing bone 자라고 있는 뼈의 기질
5. 골모세포
6. Surrounding connective tissue 감싸고 있는 결합조직

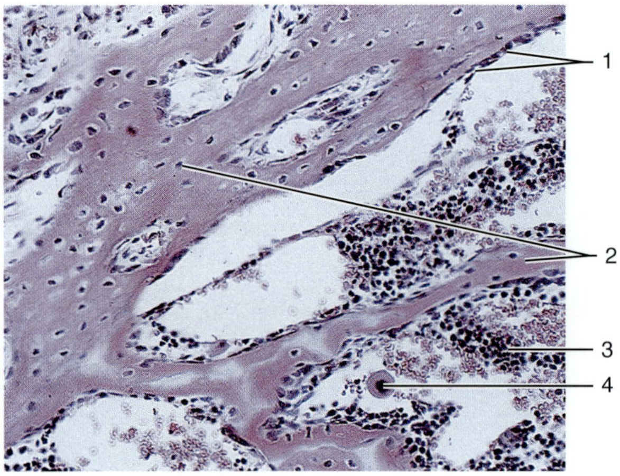

그림 4-7 **해면골의 광학현미경 사진**(200X)

잔기둥 사이에 차있는 골수를 주목하라.

1. Osteoblasts
2. 잔기둥
3. Bone marrow
4. Developing leukocyte
발생중에 있는 백혈구

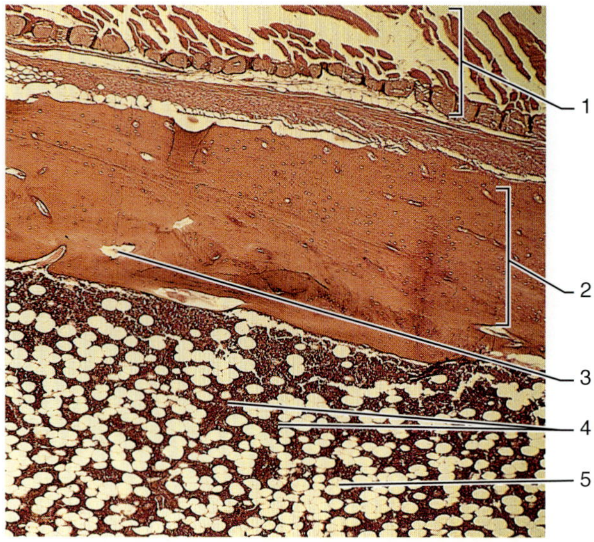

그림 4-8 **탈회된 뼈의 광학현미경 사진**(100X)

사진의 위쪽 골막과 아래쪽의 골수를 살펴보면 골수 사이에 지방조직이 있다.

1. Periosteum
2. Decalcified bone
탈회된 뼈
3.
골세포와 소강
4. 골수
5. Adipose tissue

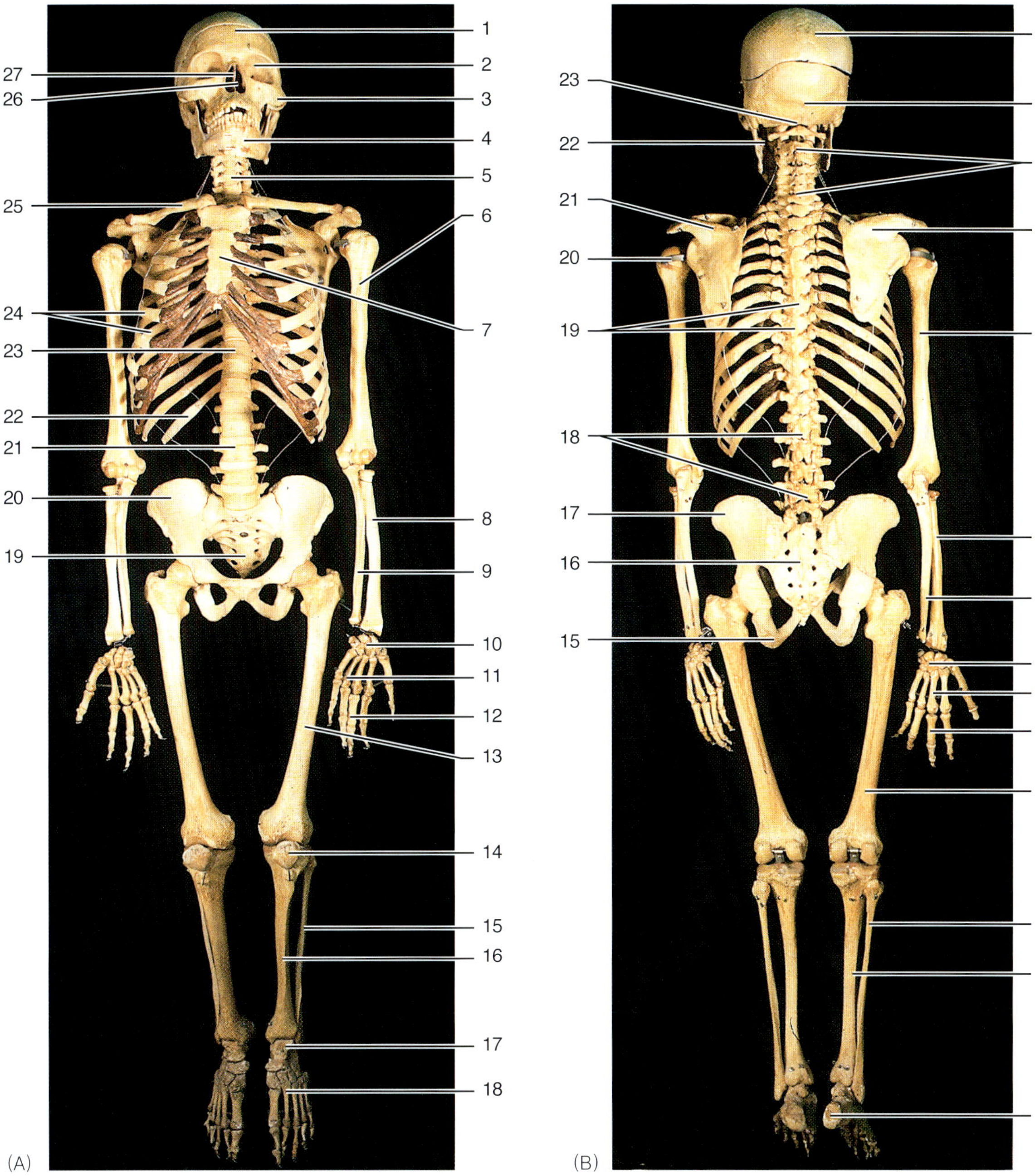

그림 4-9 **성인 골격. (a) : 전면 (b) : 후면**

1. Frontal bone 전두골 | ____
2. Orbit 안와 | 눈확
3. ____ 관골 | 광대뼈
4. Mandible 하악골 | ____
5. ____ 경추 | 목뼈
6. Humerus 상완골 | 위팔뼈
7. ____ 흉골 | ____
8. Radius 요골 | 노뼈
9. Ulna 척골 | ____
10. ____ 수근골 | 손목뼈
11. Matacarpal 중수골 | ____
12. Phalanges ____ | 손가락뼈
13. ____ 대퇴골 | 넙다리뼈
14. Patella 슬개골 | ____
15. ____ 비골 | 종아리뼈
16. ____ 경골 | 정강뼈
17. Tarsal bones 족근골 | ____
18. Metatarsal bones 중족골 | ____
19. ____ 천골 | 엉치뼈
20. Ilium 장골 | ____
21. Lumbar vertebra 요추 | ____
22. ____ 부유늑골 | 뜬늑골
23. Thoracic vertebra ____ | 등뼈
24. ____ 늑골 | 갈비뼈
25. Clavicle 쇄골 | ____
26. ____ 비강 | 코안
27. Nasal septum ____ | 코중격

1. Parietal bone 두정골 | ____
2. ____ 후두골 | 뒤통수뼈
3. Cervical vertebra ____ | 목뼈
4. ____ 견갑골 | 어깨뼈
5. Humerus 상완골 | ____
6. ____ 요골 | 노뼈
7. ____ 척골 | 자뼈
8. Carpal bone 수근골 | ____
9. ____ 중수골 | 손허리뼈
10. Phalanges ____ | 손가락뼈
11. ____ 대퇴골 | 넙다리뼈
12. ____ 비골 | 종아리뼈
13. ____ 경골 | 정강뼈
14. Calcaneus 종골 | ____
15. ____ 좌골 | 궁둥뼈
16. Sacrum 천골 | ____
17. ____ 장골 | 엉덩뼈
18. Lumbar vertebra 요추 | ____
19. ____ 흉추 | 등뼈
20. Head of humerus ____ | 위팔뼈머리
21. ____ 견갑극 | 어깨뼈가시
22. Mandible 하악골 | ____
23. ____ 환추 | 고리뼈

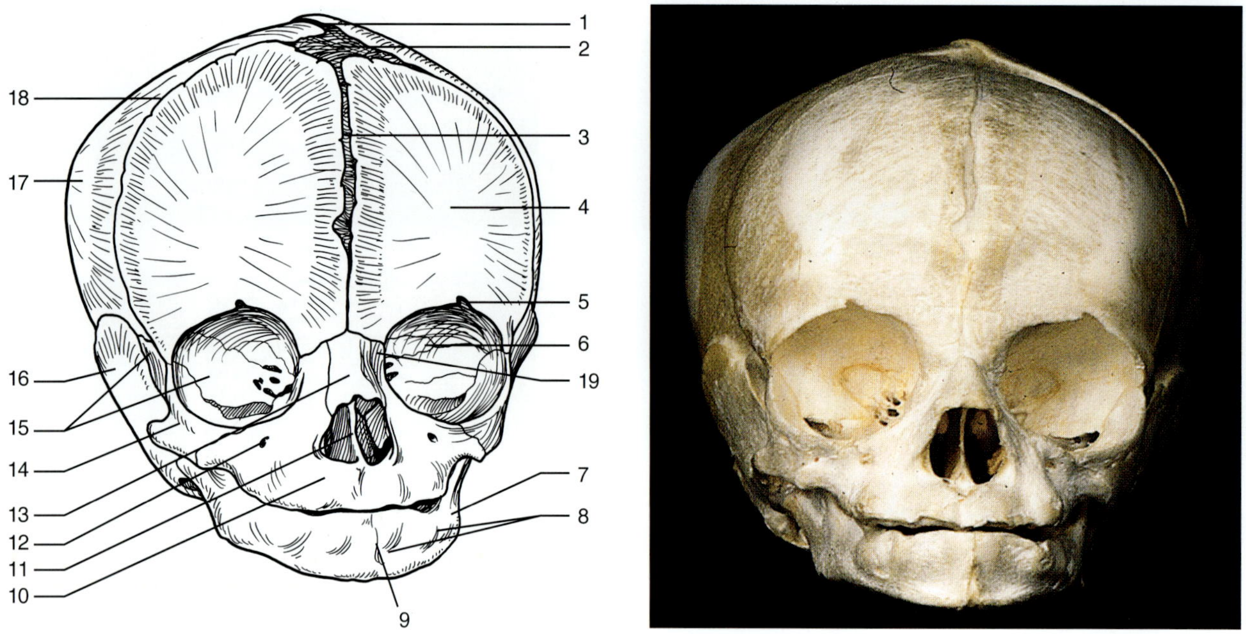

그림 4-10 태아 두개골

1. ________ 시상봉합
2. Anterior fontanelle ________ | 앞숫구멍
3. ________ 전두봉합 | 이마봉합
4. Frontal bone 전두골 | ________
5. ________ 눈확상공 | 눈확위구멍
6. Lesser wing of sphenoid bone 접형골(나비뼈)의 소익 | ________
7. ________ 하악골 | 아래턱뼈
8. Elevations of deciduous teeth ________
9. Symphysis of mandible 하악결합 | 턱뼈결합
10. ________ 상악골 | ________
11. ________ 비중격 | 코중격
12. Infraorbital foramen 안와하공 | ________
13. ________ 비골 | ________
14. ________ 관골 | 광대뼈
15. Greater wing of sphenoid bone ________ | 나비뼈의 큰날개
16. ________ 측두골 | 관자뼈
17. Parietal bone 두정골 | ________
18. ________ 관상봉합
19. Frontal process of maxilla 상악골(위턱뼈)의 전두돌기 | ________

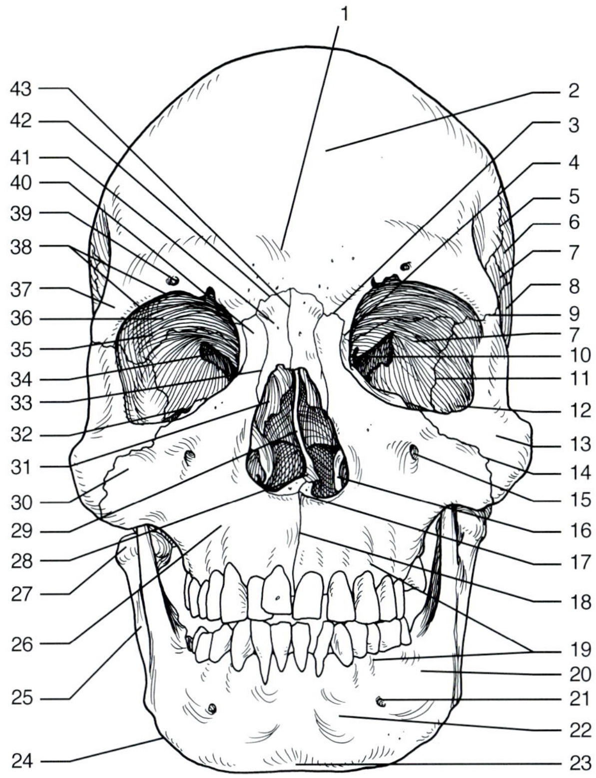

(A)

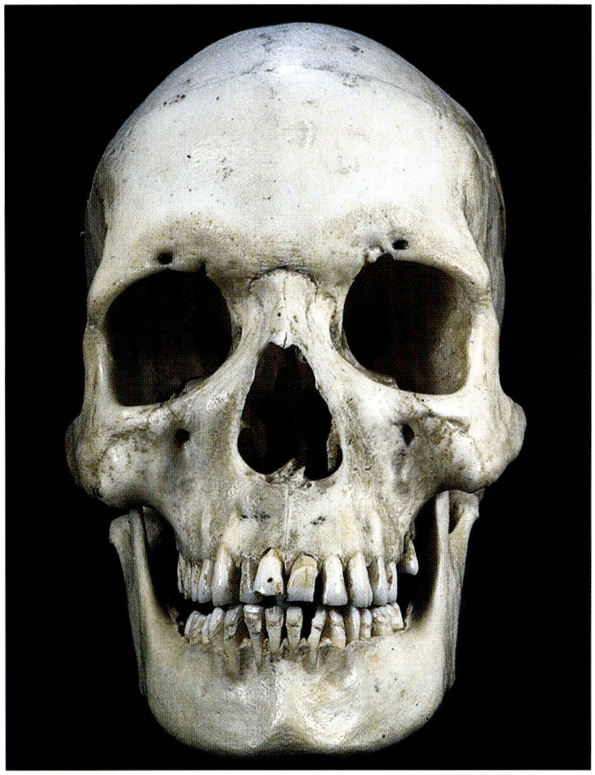

(B)

그림 4-11 두개골 : 전면

1. 미간
2. Frontal bone ǀ이마뼈
3. Frontomaxillary suture 전두상악봉합ǀ
4. 전두누골봉합ǀ이마눈물봉합
5. Coronal suture
6. 두정골ǀ마루뼈
7. Greater wing of Sphenoid bone ǀ나비뼈의 큰날개
8. Temporal bone 측두골ǀ
9. Frontozygomatic suture ǀ이마광대봉합
10. 누골ǀ
11. Sphenozygomatic suture 접형관골봉합ǀ
12. 안와하연ǀ눈확아래모서리
13. Zygomatic bone 관골ǀ
14. 관골상악봉합ǀ광대위턱봉합
15. Infraorbital foramenb 안와하공ǀ
16. Inferior nasal concha ǀ아래코선반뼈
17. Anterior nasal spine 전비극ǀ
18. 상악간봉합ǀ위턱사이봉합
19. Alveolar process 치조돌기ǀ
20. Body of mandible ǀ턱뼈몸통
21. 이공ǀ턱끝구멍
22. Mental tubercle 이결절ǀ
23. 이융기ǀ턱끝융기
24. Inferior border of mandible 아래쪽 하악 경계
25. Ramus of mandible 하악지ǀ
26. 상악골ǀ
27. Mandibular condyle
28. 서골ǀ보습뼈
29. Perpendicular plate 수직판(사골)ǀ
30. Zygomatic process of maxilla 상악골의 관골돌기ǀ위턱뼈의 광대돌기
31. 중비갑개ǀ중간코선반뼈
32. Inferior orbital fissure 하안와열ǀ
33. Nasomaxillary suture 비(골)상악봉합
34. 상안와열ǀ위눈확틈새
35. Sphenofrontal suture ǀ나비이마봉합
36. Orbital surface of frontal bone ǀ이마뼈의 눈확면
37. Zygomatic process of frontal bone 전두골의 관골돌기ǀ
38. Supraorbital margin 안와상연ǀ눈확위모서리
39. 안와상공ǀ눈확위구멍
40. Frontal process of maxilla 상악 전두돌기ǀ
41. Nasal bone ǀ코뼈
42. 전두비골봉합ǀ이마코봉합
43. Internasal suture 비골사이봉합ǀ

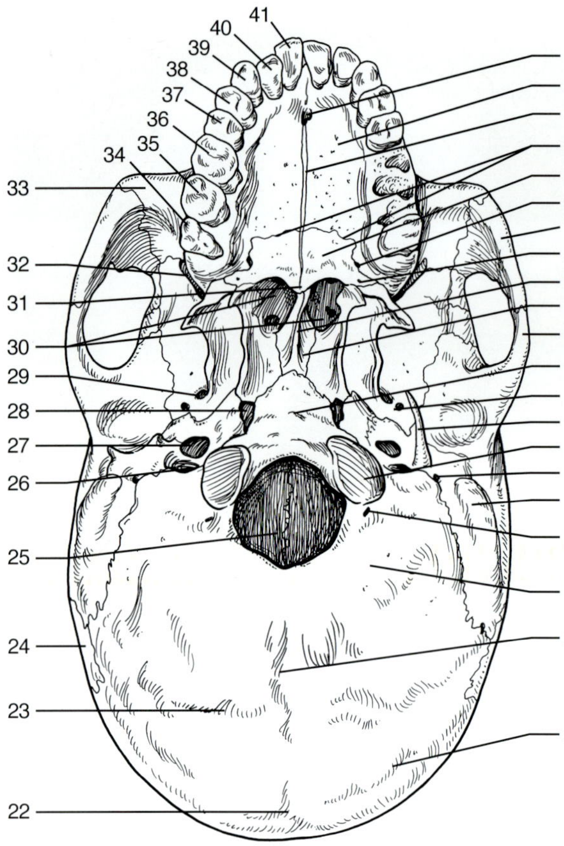

(A)

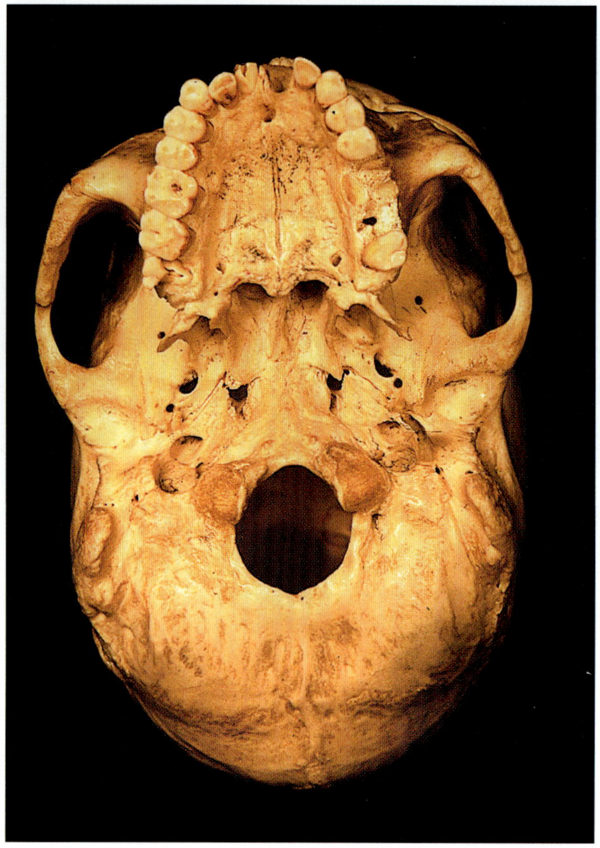

(B)

그림 4-12 두개골 : 하면

1. 절치와 |
2. Maxillarypalatine process 상악골의구개돌기 |
3. 구개봉합 | 입천장봉합
4. Transverse palatine suture | 가로입천장봉합
5. Horizontal plate of alatine bone 구개골의 수평판 |
6. 대구개공 |
7. Zygomatic bone 관골 |
8. Pyramidal process of palatine bone | 입천장뼈의 날개패임돌기
9. Vomer 서골 |
10. 계관 |
11. Zygomatic process of temporal bone 측두골 관골돌기 |
12. 인두결절
13. Foramen spinosum of sphenoid bone | 접형골의 뇌악동맥구멍
14. Styloid process 경상돌기 |
15. 후두관절융기(후두과) |
16. Stylomastoid foramen 경상유돌구멍(경유돌공) |
17. Mastoid process | 꼭지돌기
18. 관절와
19. Occipital bone 후두골 |
20. 외후두능 |
21. Superior nuchal line | 위목덜미선
22. Externaloccipital protuberance | 바깥뒤통수뼈융기
23. 하항선 | 아래목덜미선
24. Parietal bone 두정골 |
25. 대공 | 큰구멍
26. Jugular foramen 경정맥공 |
27. 경동맥관 |
28. Foramen lacerum 파열공 |
29. Foramen ovale of sphenoid bone | 나비뼈의 타원구멍
30. Choanae (posterior nasal aperture) 후비공 | 뒤콧구멍
31. 후비극 |
32. Inferior orbital fissure 하안와열 |
33. Zygomatic process of maxilla | 위턱뼈의 광대돌기
34. 제3대구치 | 제3큰어금니
35. Second malar | 제2큰어금니
36. First molar 제1대구치 |
37. 제2소구치 | 제2작은어금니
38. First premolar | 제1작은어금니
39. 견치 | 송곳니
40. Lateral incisor
41. 중절치

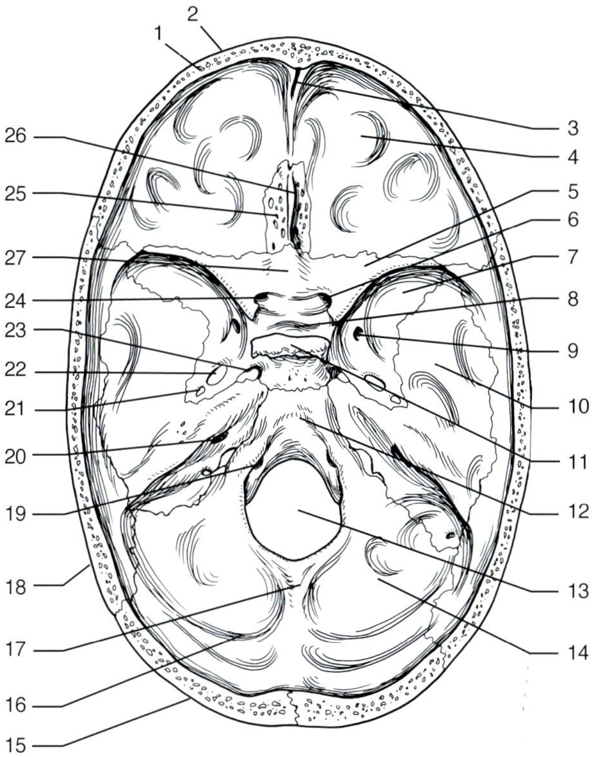

(A)

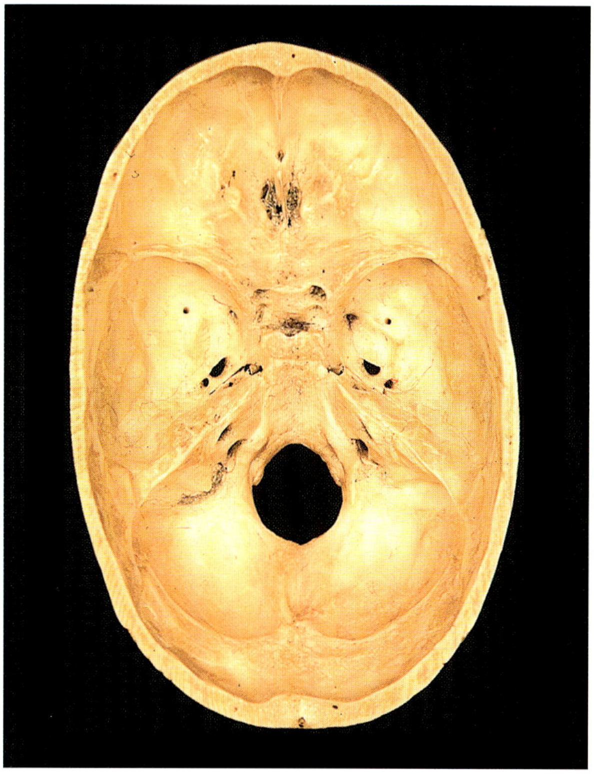

(B)

그림 4-13 두개관 : 위에서 보기

1. Diploë 판간층 |
2. 전두골 | 이마뼈
3. Frontal crest 전두능(선) |
4. 전두개와 | 앞머리뼈우묵
5. Lesser wing of sphenoid bone | 나비뼈의 작은 날개
6. Chiasmatic groove of sphenoid bone 접형골의 교차구 |
7. 접형골의 대익 | 나비뼈의 큰날개
8. Hypophyseal fossa of sella turcica | 안장의 뇌하수체오목
9. 정원공 |
10. Middle cranial fossa 중간 두개와 |
11. Dorsum sellae of sella turcica 터어키안의 안배 |
12. (경)사대 |
13. 대공 | 큰구멍
14. Posterior cranial fossa | 뒤머리뼈우묵
15. 후두골 | 뒤통수뼈
16. Internal occipital protuberance 내후두융기 |
17. Internal occipital crest | 속뒤통수뼈능선
18. 두정골 | 마루뼈
19. Hypoglossal canal | 혀밑신경관
20. 경정맥공 | 목정맥구멍
21. Foramen spinosum 극공 |
22. 난원공 | 타원구멍
23. Foramen lacerum 파열공 |
24. 경동맥구 | 목동맥고랑
25. Cribriform plate of ethmoid bone | 벌집뼈의 체판
26. 사골 계관 | 벌집뼈의 볏돌기
27. Jugum of sphenoid bone 접형골의 융기 |

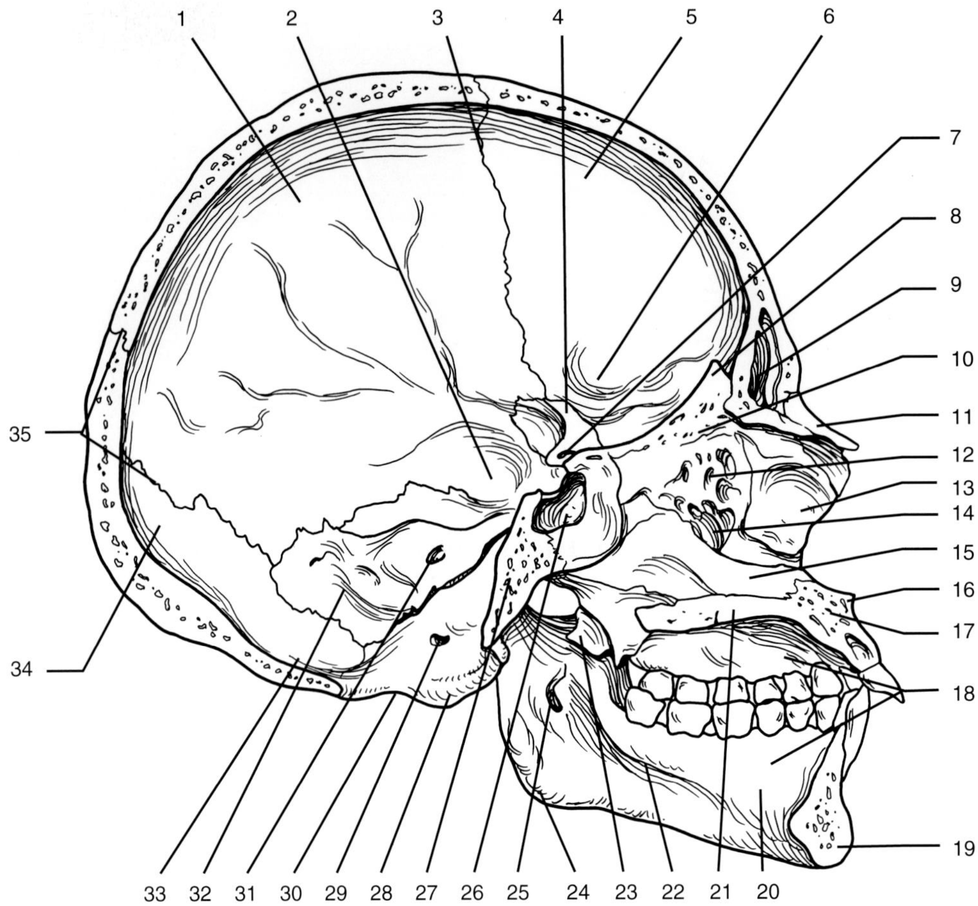

(A)

그림 4-14 좌측두개골 : 정중 시상 단면

1. ______ 두정골 | 마루뼈
2. Middle cranial fossa 중간 두개와 | ______
3. ______ 관상봉합
4. ______ 접형골의 소익 | 나비뼈의 작은 날개
5. Frontal bone 전두골 | ______
6. ______ 전두개와 | 앞머리뼈우묵
7. Optic canal of sphenoid 접형골의 시신경관 | ______
8. Crista galli of ethmoid 사골의 계관 | 벌집뼈의 볏돌기
9. ______ 전두동 | 이마굴
10. Cribriform plate of ethmoid ______ | 벌집뼈의 체판
11. ______ 비골 | ______
12. ______ 사골 | 벌집뼈
13. Perpendicularplateof ethmoid 사골의 비중격 | 벌집뼈의 코중격
14. Maxillary sinus 상악동 | ______
15. ______ 서골 | ______
16. Nasal spine of maxilla bone 상악의 비극 | ______
17. Incisive canal of maxilla bone 상악의 절치관 | ______
18. ______ 치조연 | 이틀모서리
19. Mental protuberance of ______ 하악의 이융기 | 아래턱뼈의 턱끝융기
20. Body of mandible ______ | 턱뼈몸통
21. ______ process of maxilla bone 상악의 구개돌기 | 위턱뼈의 입천장돌기
22. Mylohyoid groove of ______ 하악의 악설골근신경구 | 턱목뿔근신경고랑
23. Pterygoid process of ______ ______ | 나비뼈의 날개돌기
24. ______ 하악각 | 턱뼈각
25. Mandibular foramen ______ | 턱뼈구멍
26. ______ 접형(골)동 | 나비굴
27. Basilar part of occipital bone 후두골의 두개저부 | ______
28. ______ 후두과 | 뒤통수뼈관절융기
29. Hypoglossal canal 설하신경관 | ______
30. Margin of foramen magnum ______ | 큰구멍의 모서리
31. ______ 내이도 | 속귀길
32. Temporal bone ______ | 관자뼈
33. ______ 후두개와 | 뒤머리뼈우묵
34. Occipital bone 후두골 | ______
35. ______ 람다봉합 | 시옷봉합

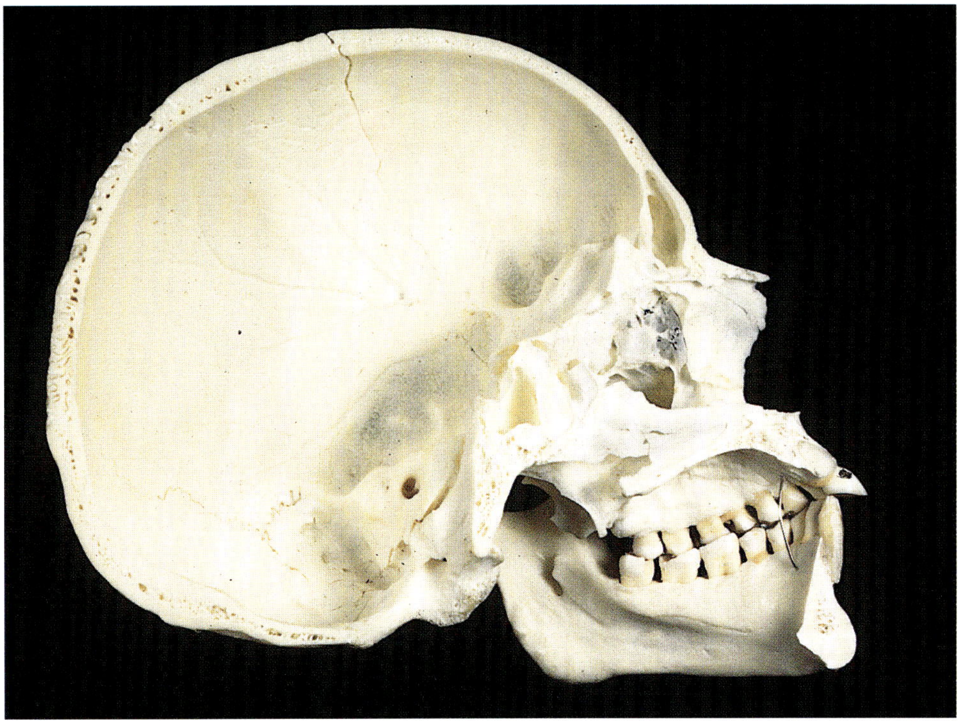

(B)

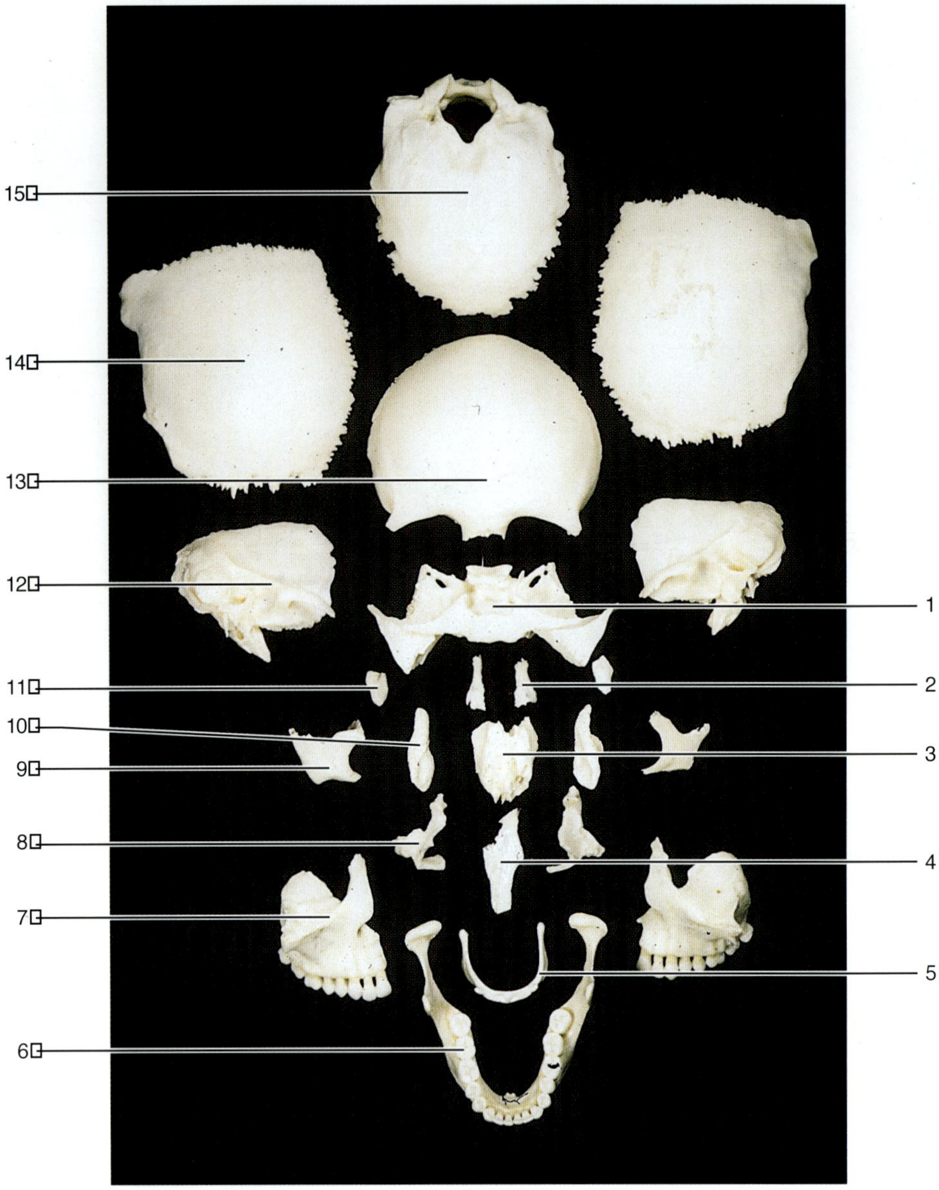

그림 4-15 절단된 두개

1. ______ 접형골 | ______
2. Nasal bone 비골 | 코뼈
3. Ethmoid bone 사골 | ______
4. Vomer ______ | 보습뼈
5. ______ 설골 | 목뿔뼈
6. Mandible 하악골 | ______
7. ______ 상악골 | 위턱뼈
8. Palatine bone 구개골 | ______
9. Zygomatic bone 관골 | ______
10. ______ 비갑개 | 코선반뼈
11. Lacrimal bone ______ | 눈물뼈
12. ______ 측두골 | 관자뼈
13. Frontal bone 전두골 | ______
14. ______ 두정골 | 마루뼈
15. Occipital bone 후두골 | ______

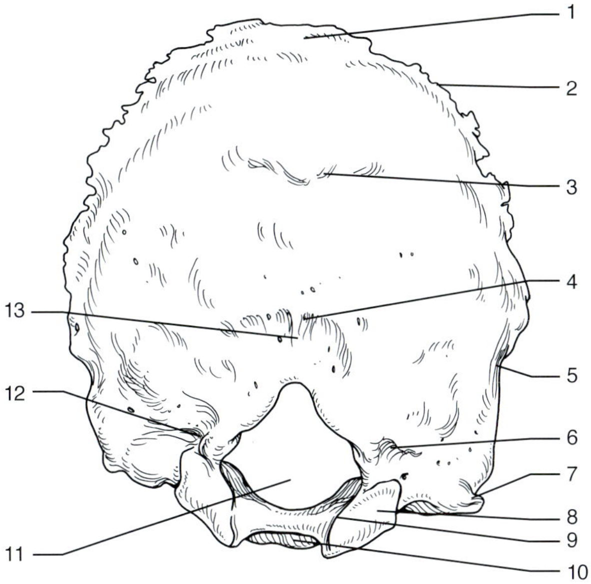

(A)

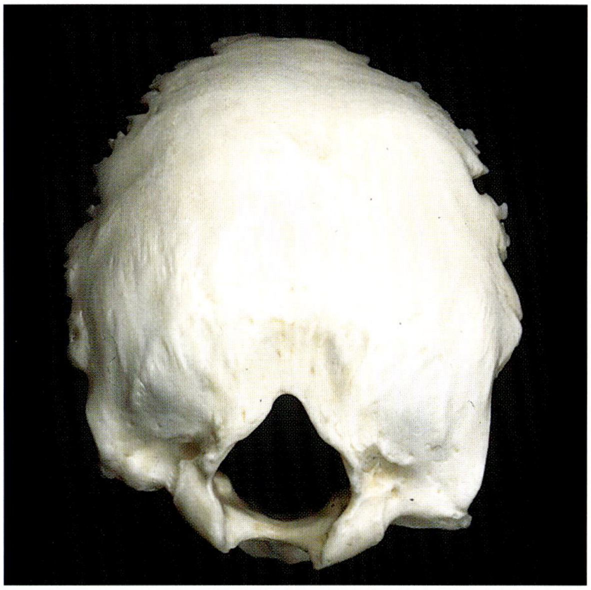

(B)

그림 4-16 후두골 외측면

1. Squamous part of occipital bone
후두골의 편평한 부분 |
2. 인자(람다)봉합 | 시옷봉합
3. External occipital protuberance
외후두융기 |
4. Inferior nuchal line 하항선 | 아래목덜미선
5. 후두유양봉합 | 뒤통수꼭지봉합
6. Condylar fossa 과와 | 관절융기오목
7. 경정맥돌기 | 목정맥돌기
8. Occipital condyle | 뒤통수뼈관절융기
9. 설하신경관 | 혀밑신경관
10. Basilar part of squama 두개저부 |
11. 대공 | 큰구멍
12. 과관 | 관절융기관
13. External occipital crest | 바깥뒤통수뼈능선

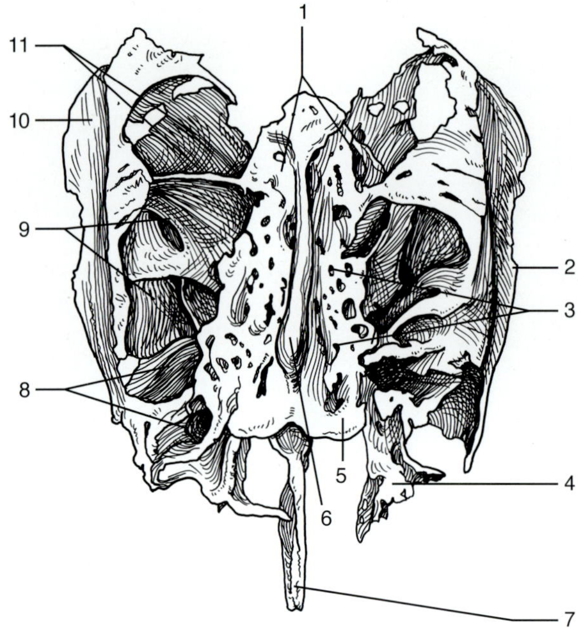

(A)

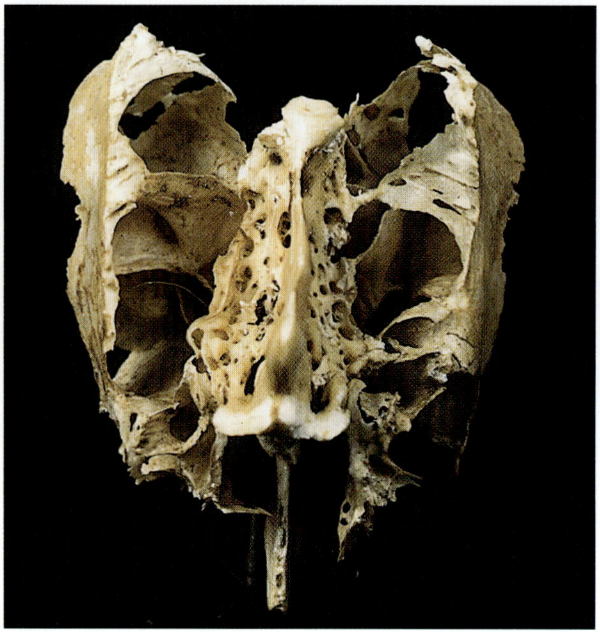

(B)

그림 4-17 사골 윗면

1. Cribriform(horizontal) plate 사(골)판 |
2. 사골미로 | 벌집뼈미로
3. Olfactory 후신경공 |
4. Middle nasal concha(turbinate) | 중간코선반뼈
5. (ala) 계관익 | 볏돌기날개
6. 계관 |
7. Perpendicular plate 수직판 | 정중판
8. Anterior ethmoidal air cells(sinus) | 앞벌집뼈벌집
9. 중사골봉소 | 중간벌집뼈벌집
10. Orbital plate(lamina papyracea) | 눈확판
11. Posterior ethmoidal air cells(Sinus) 후사골봉소 |

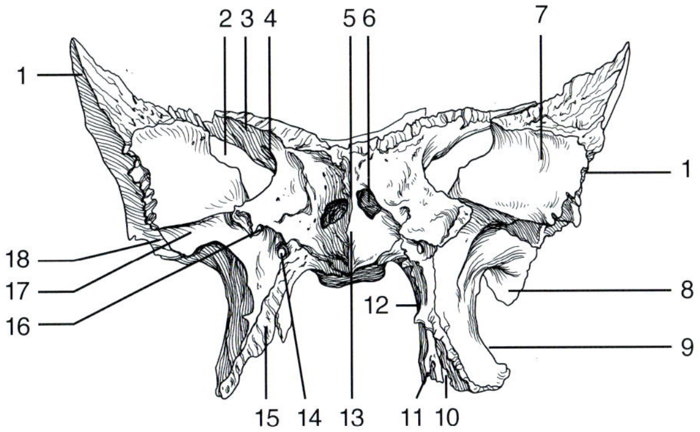

(A)

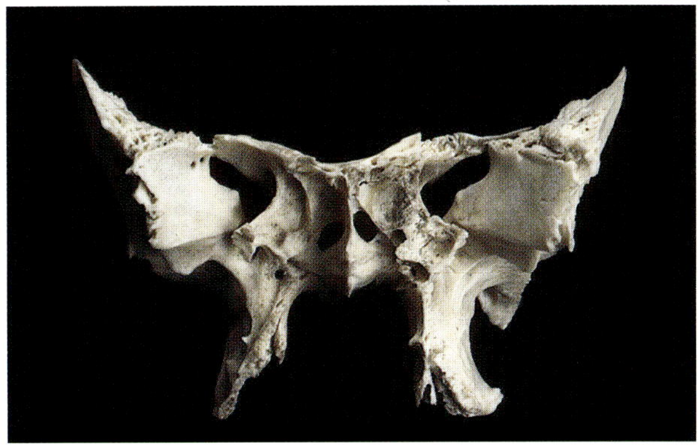

(B)

그림 4-18 접형골. (a), (b) : 앞면 ; (c), (d) : 뒤면

1. Temporal surface of greater wing
   | 큰날개의 관자면
2. Superior orbital fissure | 위눈확틈새
3. 소익 | 작은날개
4. Optic canal 시신경관 |
5. 접형골능 | 나비뼈능선
6. Sphenoid sinus 접형동 |
7. 대익 안와면 | 큰날개의 눈확면
8. Sphenoidal spine 접형골극 | 나비뼈가시
9. 익상돌기외측판 |
10. 익돌절흔 | 날개패임
11. Pterygoid hamulus | 날개갈고리
12. 익상돌기 내측판 | 날개돌기안쪽판
13. Sphenoid rostrum | 나비뼈부리
14. 익돌관 | 날개관
15. Pterygopalatine sulcus 익구개구 |
16. 정원공 | 원형구멍
17. Pterygopalatine surface | 날개입천장면
18. 측두하면 | 관자아래면

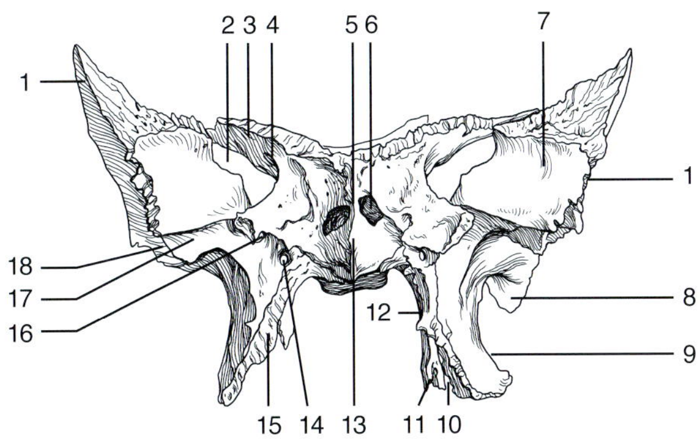

(C)

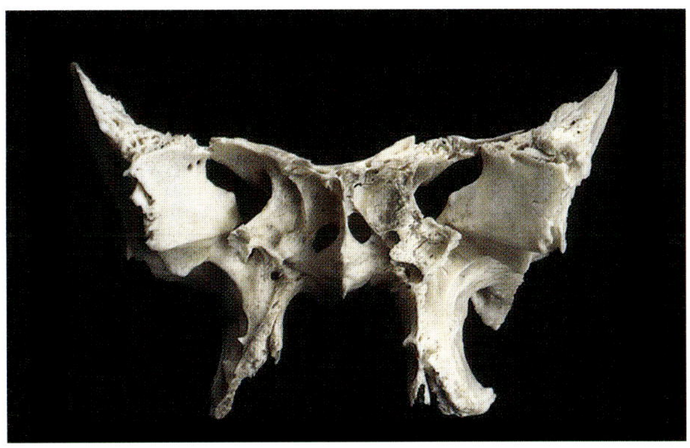

(D)

1. Lesser wing 소익 |
2. Superior orbital fissure | 위눈확틈새
3. 시신경관 | 시각신경관
4. Posterior clinoid process 후상돌기 |
5. 터어키안결절 |
6. 사대 | 비스듬틀
7. Cerebral surface of greater wing
   | 큰날개의 대뇌면
8. Middle cranial fossa | 중간머리뼈우묵
9. 난원공 | 타원구멍
10. Sphenoidal spine 접형골극 |
11. Pterygoid notch 익돌절흔 |
12. 익돌구 | 날개갈고리
13. Body of sphenoid bone 접형골체 |
14. 경동맥구 | 목동맥고랑
15. Pterygoid canal 익돌관 |
16. 익돌와 | 날개오목
17. Medial pterygoid plate 익상내측판 |
18. 익상외측판 | 날개돌기가쪽판
19. Foramen rotundum 정원공 |
20. 대익 | 큰날개
21. 인연 |

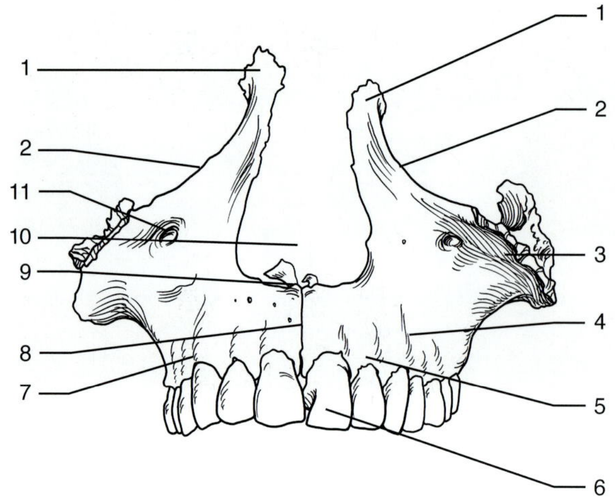

(A)

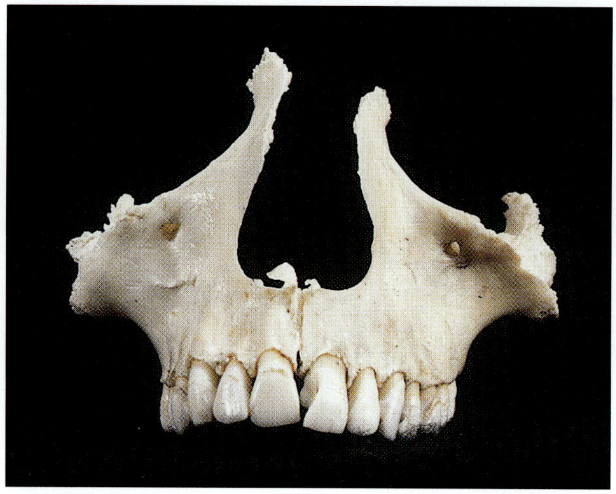

(B)

그림 4-19 상악골과 이 : 앞쪽

1. Frontal process 전두돌기 |
2. Infraorbital margin | 눈확아래모서리
3. 관골돌기 | 광대돌기
4. Canine fossa 견치와 |
5. 치조돌기 | 이틀돌기
6. Teeth 이( )
7. 치조융기 | 이틀융기
8. Intermaxillary suture | 위턱사이봉합
9. 전비극 | 앞코가시
10. Anterior nasal aperture 전비구 |
11. 안와하공 | 눈확아래구멍

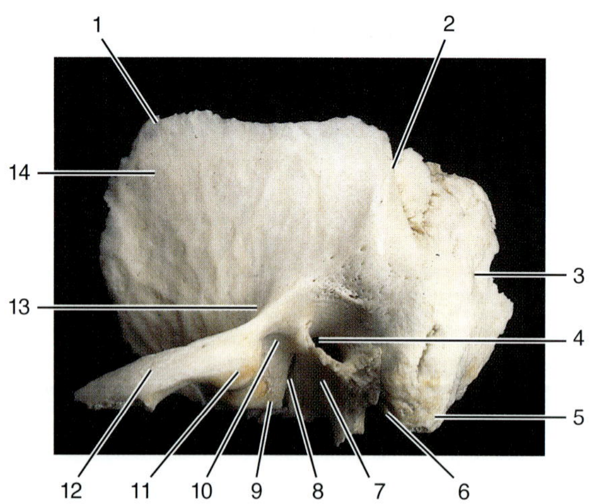

그림 4-20 측두골 : 외측면

1. Parietal margin 두정연 |
2. 두정절흔 | 마루패임
3. Occipital margin | 뒤통수모서리
4. 외이도 | 바깥귀길
5. Mastoid process | 꼭지돌기
6. 경상돌기 |
7. Tympanic part of temporal bone 측두골의 고실부분 | 관자뼈의 고실부분
8. 추체고실열 | 바위고막틀틈새
9. Apex of petrous part 암양부첨 | 바위부분의 꼭지
10. 하악와 | 턱관절오목
11. Articular tubercle
12. 관골돌기 | 광대돌기
13. Groove for middle temporal artery 중측두동맥구 |
14. 측두골 인부 | 관자뼈의 비늘부분

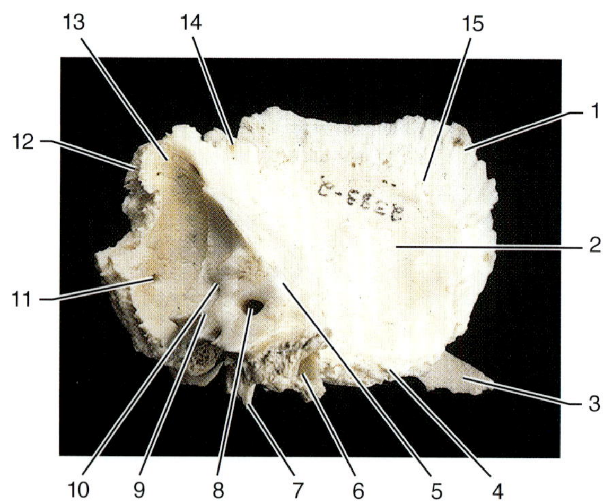

그림 4-21 측두골 : 내측면

1. Parietal margin 두정연 |
2. Groove for meningeal vessel | 뇌막혈관고랑
3. 관골돌기 | 광대돌기
4. Sphenoid margin 접형골연 |
5. Trigeminal impression | 삼차신경절자국
6. 암양부첨 | 바위부분의 꼭지
7. 경상돌기 | 붓돌기
8. Internal acoustic meatus 내이도 |
9. 와우소관 | 달팽이소관
10. Aqueduct of the vestibule | 안뜰수도관
11. 유돌공 | 꼭지구멍
12. 후두연 | 뒤통수모서리
13. Groove for sigmoid sinus S상동구 |
14. 두정절흔 | 마루패임
15. Squamous part of temporal bone 측두골의 인부 |

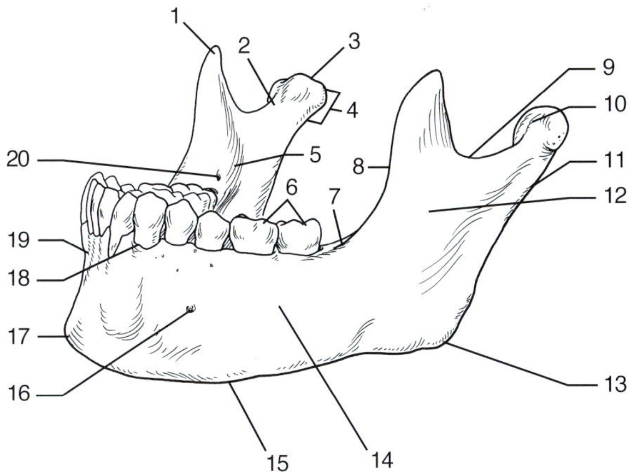

(A)

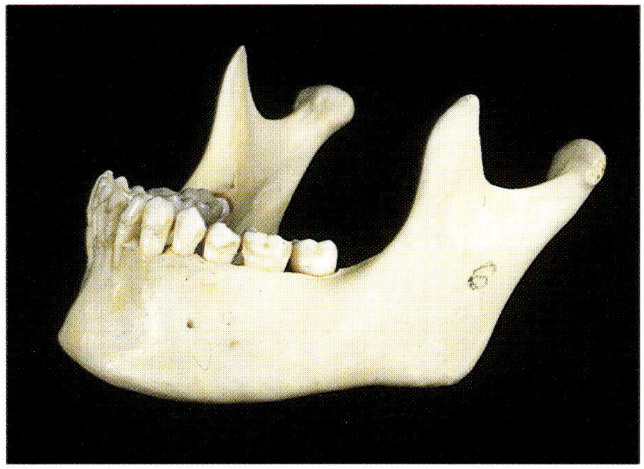

(B)

그림 4-22 **하악골 : 외측면**

1. 근돌기 |
2. Neck |턱뼈목
3. Head 하악두 |
4. Mandibular condyle 하악관절 |
5. 악설골근신경구 | 턱목뿔근신경고랑
6. Teeth(molars) 대구치 |
7. 사선 | 빗선
8. Anterior border of ramus | 가지(하악지)의 앞모서리(턱뼈가지의 앞모서리)
9. 하악절흔 | 턱뼈패임
10. Pterygoid fossa 익돌와 |
11. Posterior border of ramus 지의 후연 | 하악지의 뒤모서리(턱뼈가지의 뒤모서리)
12. 하악지 | 턱뼈가지
13. Mandibular angle 하악각 |
14. Body of mandible | 턱뼈몸체(몸통)
15. 하악하연 | 턱뼈아래모서리
16. Mental foramen 이공 |
17. 이융기 | 턱끝융기
18. Alveolar process | 이틀돌기
19. 치조능 | 이틀능선
20. Mandibular foramen 하악공 |

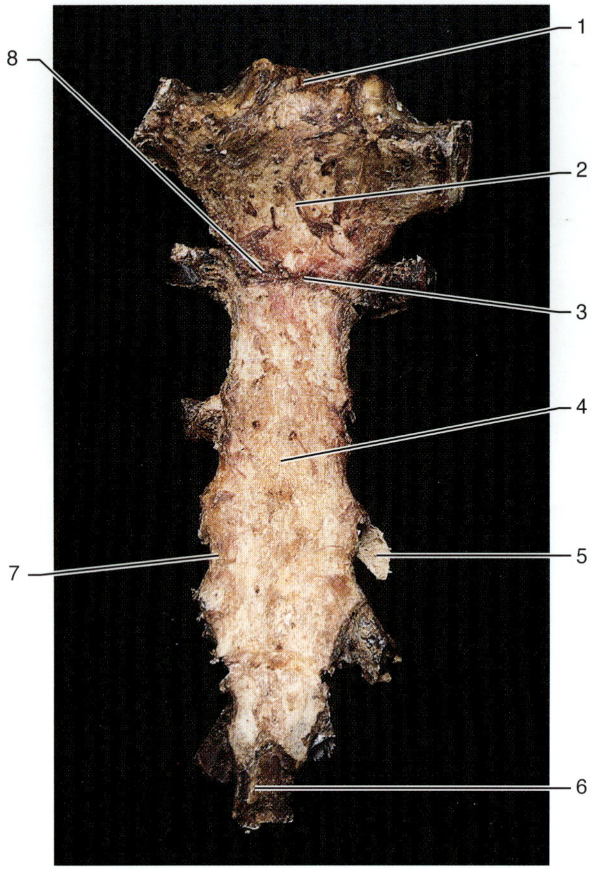

그림 4-23 흉 골

1. Jugular notch
   경절흔 |
2.
   흉골병 | 복장뼈자루
3. Manubriosternal joint
   흉골병 관절 |
4. Body 흉골체 | 복장뼈몸통
5.
   늑연골 |
6.
   검상돌기 | 칼돌기
7. Notch for costal cartilage
   | 갈비연골패임
8.
   흉골각 | 복장뼈각

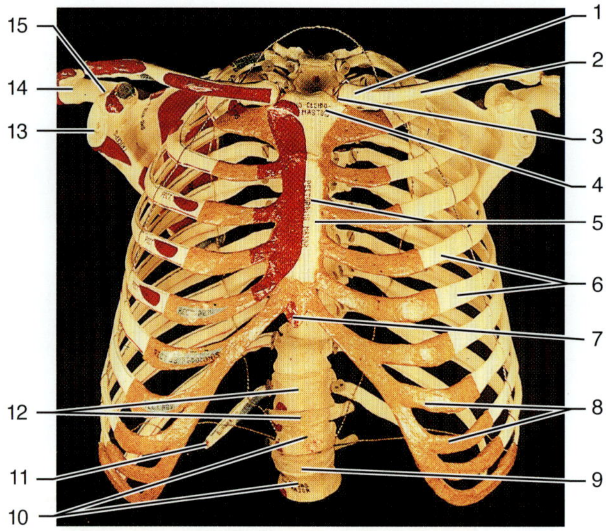

그림 4-24 어깨대와 흉곽 : 전면

1. Sternal end of clavicle
   쇄골의 흉골단 |
2. 쇄골 | 빗장뼈
3. Sternoclavicular joint
   | 복장빗장관절
4. Manubrum of sternum
   흉골병 |
5.
   흉골체 | 흉골몸통
6. Ribs 늑골 |
7.
   검상돌기 | 칼돌기
8. Costal cartilage
   늑연골 |
9.
   (intervertebral disc)
   추간원판 |
10. Lumbar vertebrae
    요추 |
11.
    부유늑골 | 뜬갈비뼈
12. Thoracic vertebrae
    | 등뼈
13.
    관절와 | 접시오목
14. Acromion
    | 봉우리
15.
    견갑골 | 어깨뼈

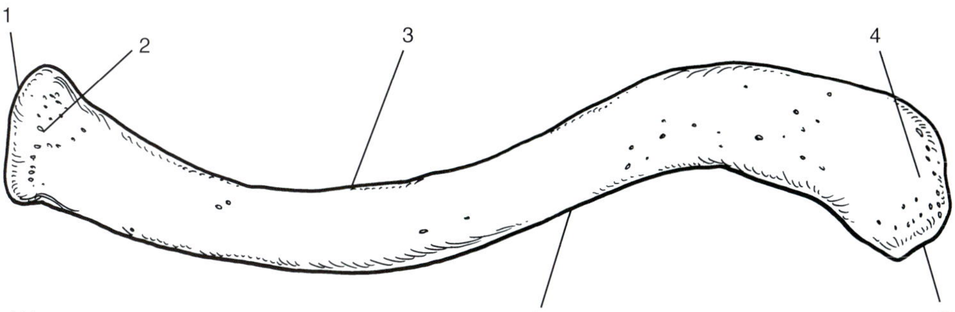

(A)

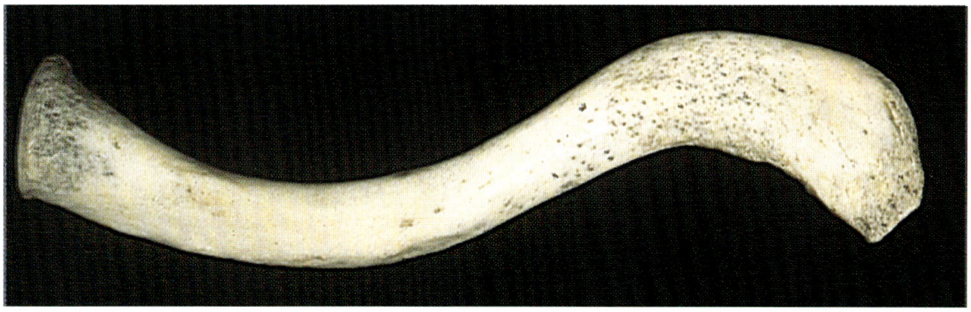

(B)

그림 4-25 쇄골 : 상면, 왼쪽쇄골

1. Articular facet for sternum ｜복장관절면
2. 흉골단｜복장끝
3. Dorsal border 배연｜
4. 견봉단｜봉우리끝
5. Articular facet for acromion ｜빗장관절면
6. 복연｜배쪽모서리

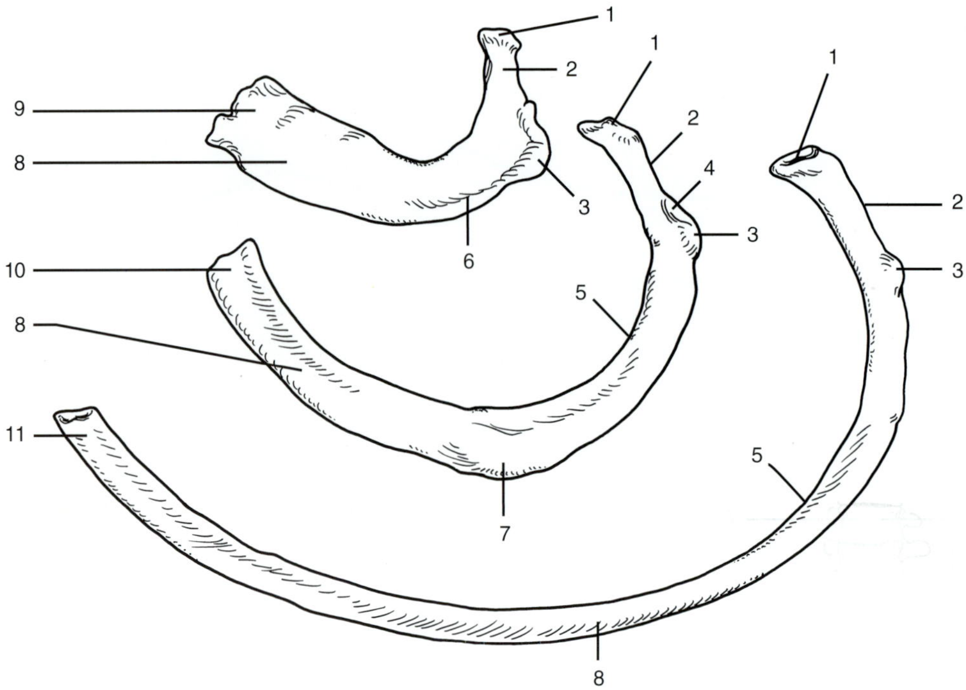

(A)

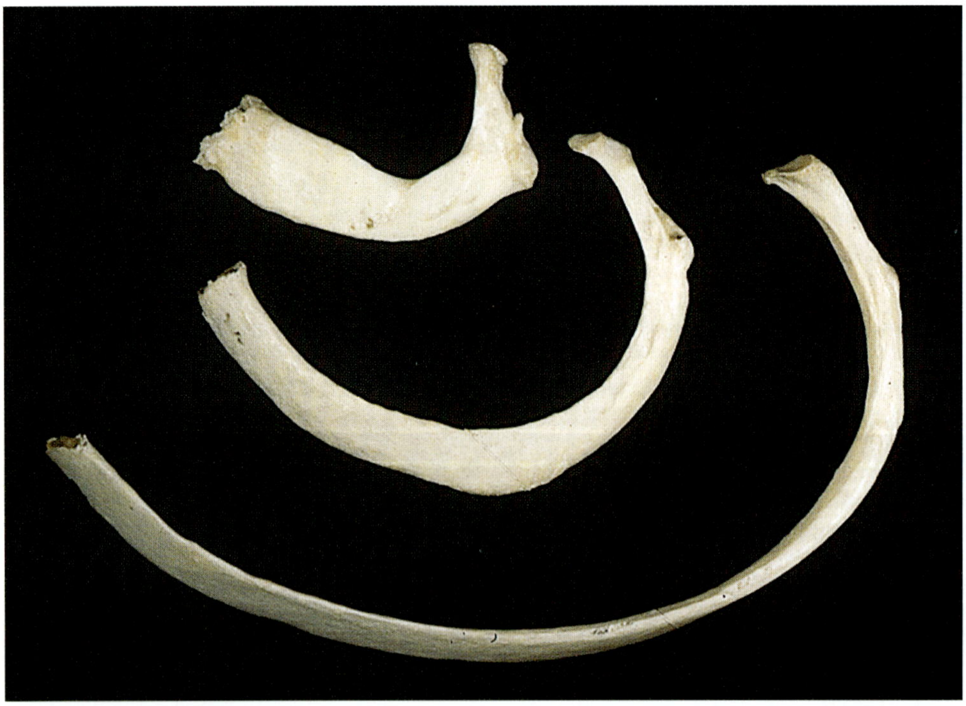

(B)

그림 4-26 제 1, 2 늑골 그리고 전형적인 늑골

1. Head of rib ____ | 갈비뼈머리
2. Neck of rib 늑골경 | ____
3. ____ 늑골결절 | 갈비뼈결절
4. Articular facet of tubercle ____ | 갈비뼈결절관절면
5. ____ 늑골각 | 갈비뼈각
6. Tuberosity of scalenus medial muscle 중사각근조면 | ____
7. Tuberosity of serratus anterior muscle ____ | 앞톱니근거친면
8. Body of rib 늑골체 | ____
9. ____ 제1늑골 | 제1갈비뼈
10. Second rib ____ | 제2갈비뼈
11. ____ 전형적인 늑골

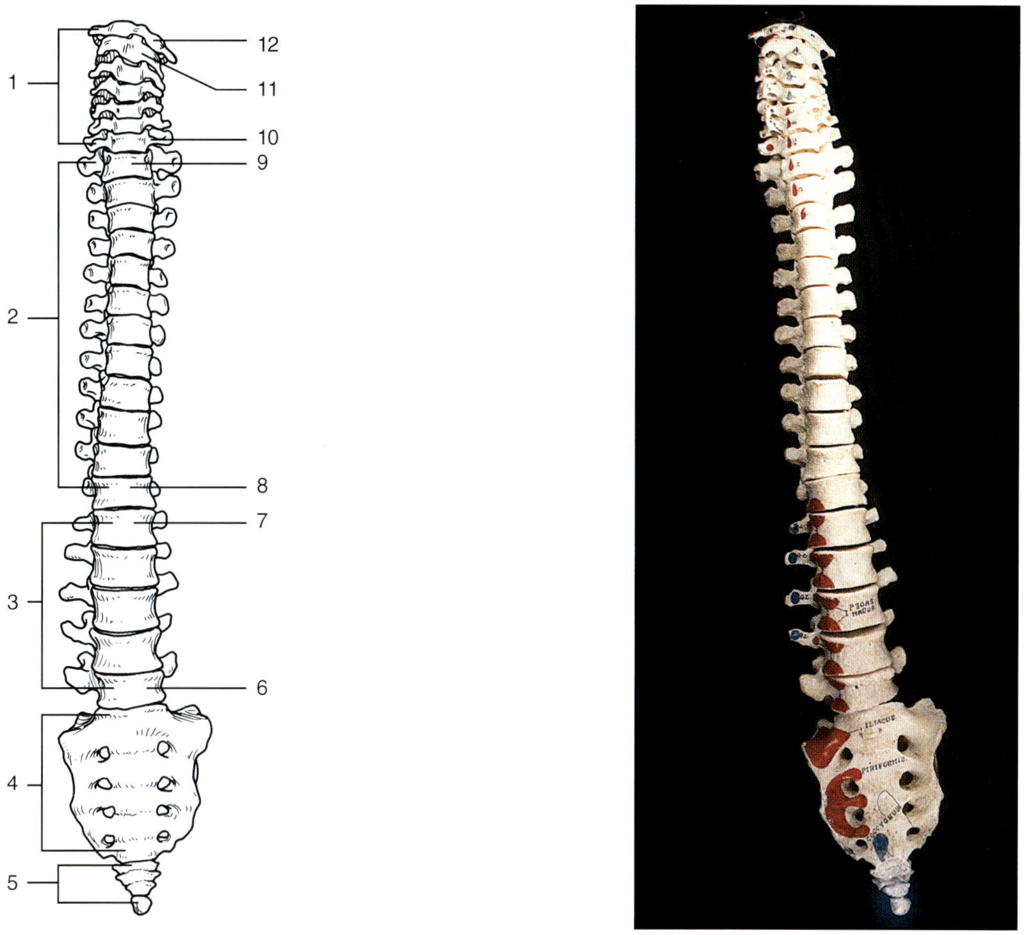

(A) (B)

그림 4-27 척주 : 전면

1. Cervical vertebrae 경추 |
2. 흉추 | 등뼈
3. Lumbar vertebrae | 허리뼈
4. 천골(S1~S5) | 엉치뼈
5. 미골 | 꼬리뼈
6. L5 vertebra 요추5번 |
7. L1 vertebra 요추1번 | 제1허리뼈
8. 흉추12번 | 제12등뼈
9. T1 vertebra 흉추1번 |
10. 경추7번 | 제7목뼈
11. Axis C2 vertebra 축추 경추2번 |
12. 환추 경추1번 | 고리뼈(제1목뼈)

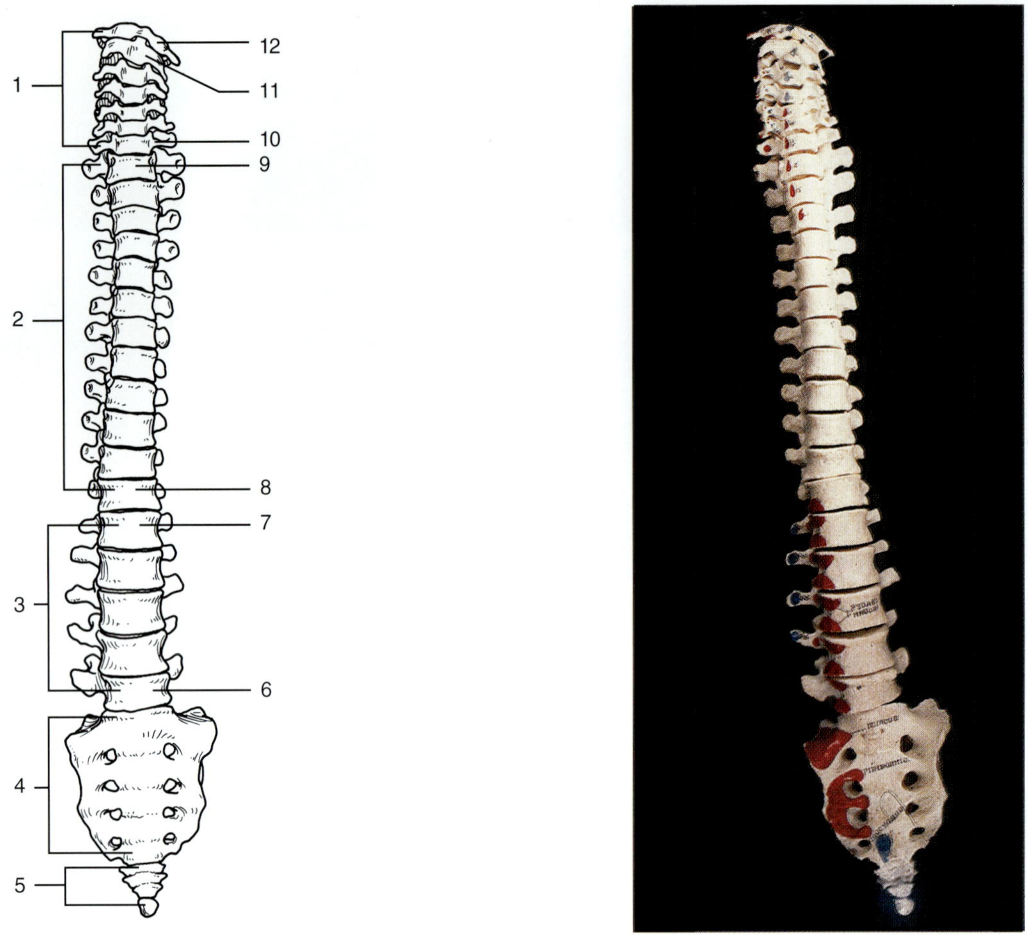

(A) (B)

그림 4-28 척추 : 후면

1. Cervical vertebrae 경추 |
2. 흉추 | 등뼈
3. Lumbar vertebrae 요추 |
4. Sacrum(S1～S5) 천골(S1~S5) | 엉치뼈
5. 미골 |
6. L5 vertebra 요추5번 |
7. L1 vertebra 요추1번 |
8. 흉추12번 | 제12등뼈
9. T1 vertebra | 제1등뼈
10. C7 vertebra 경추7번 | 제7목뼈
11. 축추 경추2번 | 중쇠뼈(제2목뼈)
12. Atlas C1 vertebra | 고리뼈(제1목뼈)

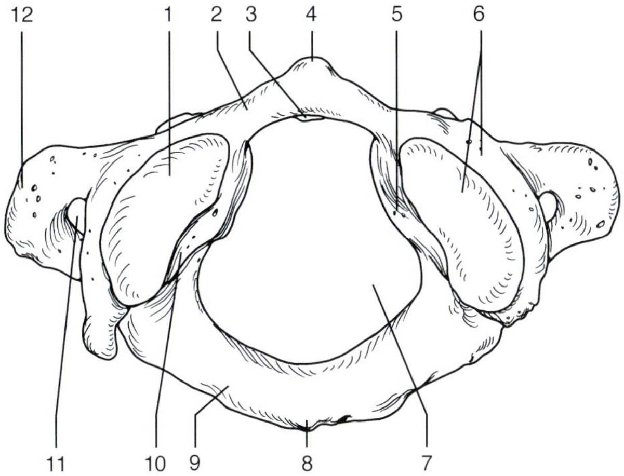

(A)

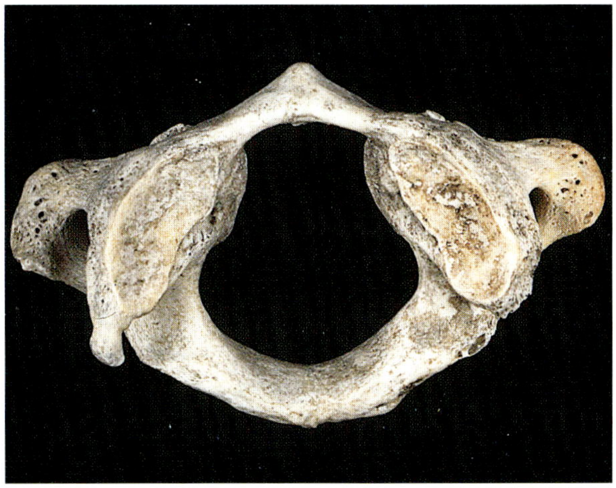

(B)

그림 4-29 환추 : 제 1 경추-상면

1. Superior articular facet | 위관절면
2. Anterior arch 전궁 |
3. 치돌기와 | 치아돌기오목
4. Anterior tubercle | 앞결절
5. 횡인대결절 | 가로인대결절
6. Lateral mass 외측괴 |
7. Vertebral foramen | 척추뼈구멍
8. 후결절 | 뒤결절
9. Posterior arch 후궁 |
10. 추골동맥구 | 척추뼈고랑
11. Transverse foramen 횡돌기공 |
12. 횡돌기 | 가로돌기

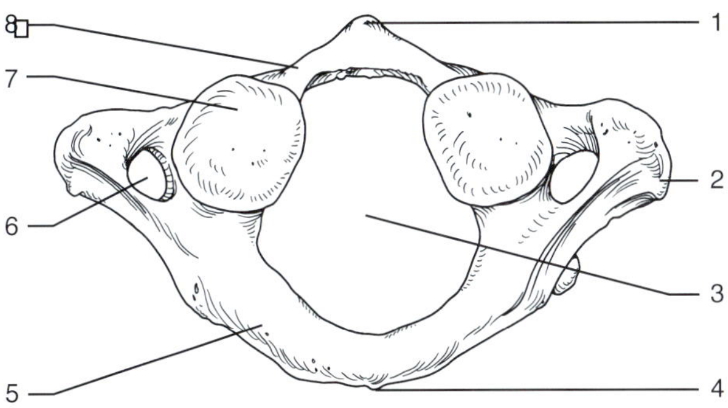

(A)

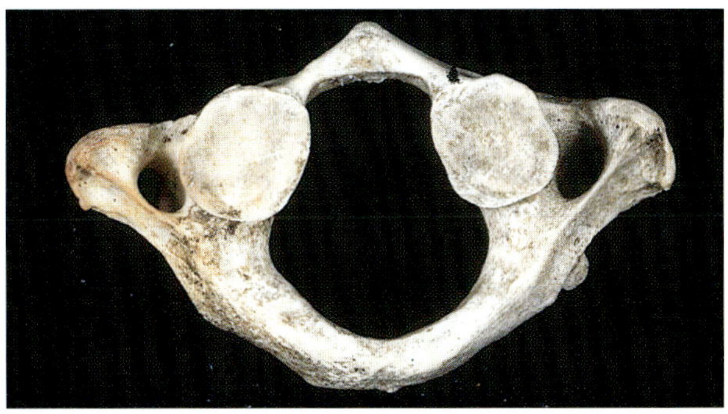

(B)

그림 4-30 환추 : 제 1 경추-하면

1. Anterior tubercle | 앞결절
2. Transverse process 횡돌기 |
3. 추공 | 척추뼈구멍
4. Posterior tubercle 후결절 |
5. Posterior arch 후궁 |
6. 횡돌기공 | 가로돌기구멍
7. Inferior facet for axis | 중쇠뼈의 아래관절면
8. Anterior arch 전궁 |

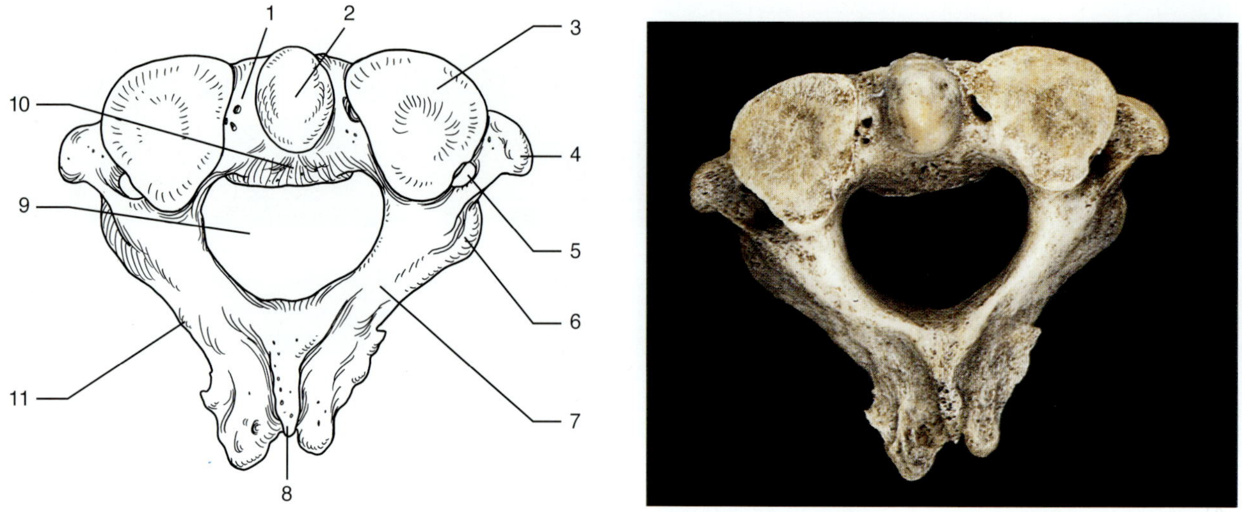

(A) (B)

그림 4-31 축추 : 제 2 경추-상면

1. ____ 추근 | 고리뿌리
2. Dens(odontoid process) ____ | 치아돌기
3. Superiorarticular process(C1) ____ | 위관절돌기
4. ____ 횡돌기 | 가로돌기
5. Transversarium foramen 횡돌기공 | ____
6. Inferiorarticular process(C3) 하관절돌기(C3) | ____
7. Lamina 추궁판 | ____
8. ____ 극돌기 | 가시돌기
9. Vertebral foramen 추공 | 척추뼈구멍
10. ____ 추체 | ____
11. Arch of Axis 추궁 | 척추뼈고리

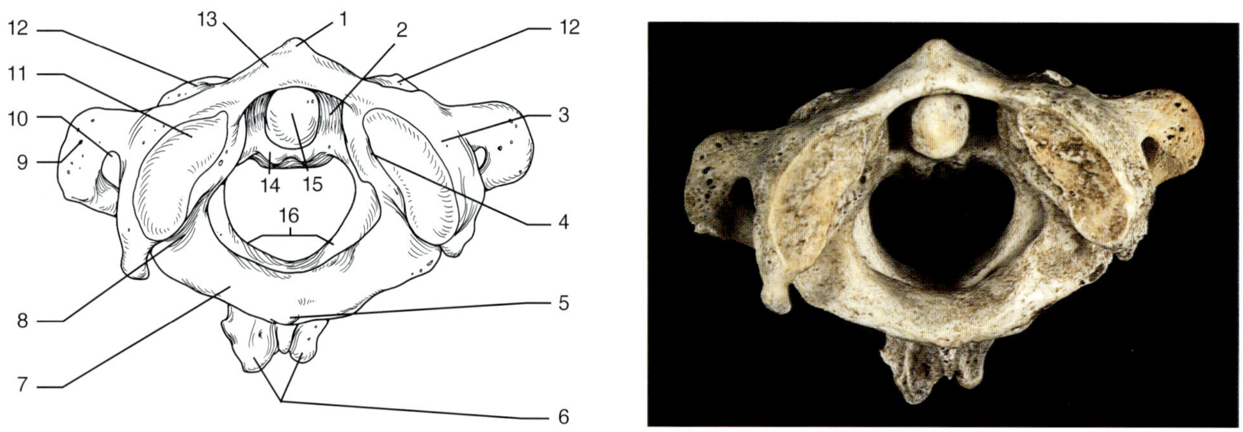

(A) (B)

그림 4-32 환축관절 : 제 1, 2 경추-상면

1. Anterior tubercle of atlas 환추의 전결절 | ____
2. ____ 축추의 추근 | 중쇠뼈의 고리뿌리
3. Lateral mass of atlas 환추의 외측괴 | ____
4. Tubercle for transverse ligament of atlas 환추의 횡인대결절 | ____
5. Poesterior tubercle of atlas 환추의 후결절 | ____
6. Spinous process(bifid) of axis 축추의 극돌기 | ____
7. Posterior arch of atlas ____ | 고리뼈의 뒤고리
8. Groove for vertebral arter of atlas 환추의 추골동맥구 | 고리뼈의 ____
9. ____ 환추의 횡돌기 | 고리뼈의 가로돌기
10. Transverse foramen of atlas ____ | 고리뼈의 가로돌기구멍
11. Superior articular facet of atlas ____ | 고리뼈의 위관절면
12. ____ 축추의 상관절돌기 | ____
13. Anterior arch of atlas 환추의 전궁 | 고리뼈의 앞고리
14. ____ 축추의 추체 | ____
15. Dens(odontoid process) of axis 축추의 치돌기 | ____
16. ____ 축추의 추골궁 | 중쇠뼈의 척추뼈고리

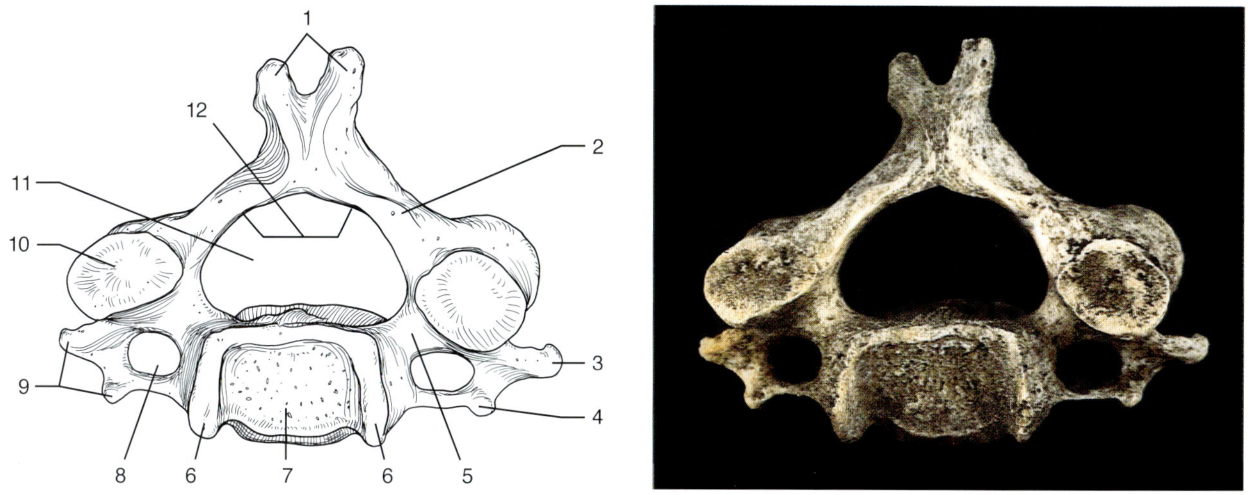

(A) (B)

그림 4-33 전형적인 경추 : 상면

1. Bifid spinous process 2분된 극돌기 | 갈라진가시돌기
2. 추궁판 | 고리판
3. Posterior tubercle 후결절 |
4. Anterior tubercle | 앞결절
5. 추근 | 고리뿌리
6. Uncus of vertebral body 구의 추체 |
7. Body of vertebra(centrum) 추체 |
8. 횡돌기공 | 가로돌기구멍
9. Transverse process | 가로돌기
10. Superior articular facet 상관절와 |
11. 추공 | 척추뼈구멍
12. Vertebral arch 추골궁 |

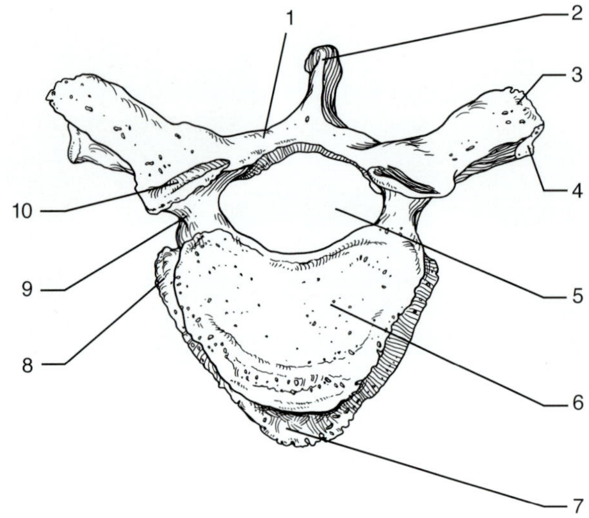

(A)

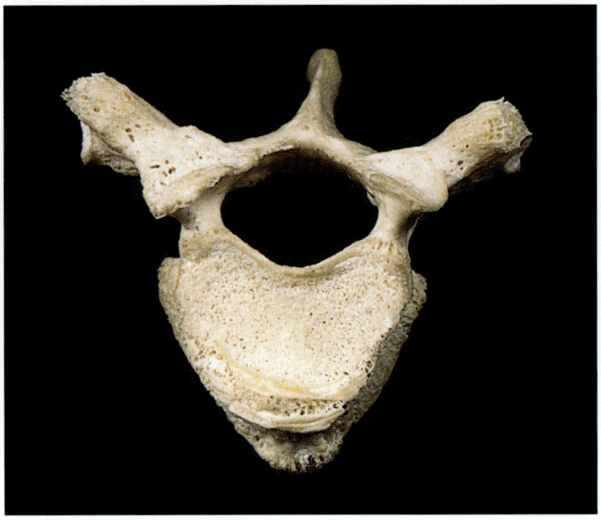

(B)

그림 4-34 전형적인 흉추. (a), (b) : **상면** ; (c), (d) : **외측면**

1. Lamina 추궁판 I
2. Spinous process I 가시돌기
3. 횡돌기 I 가로돌기
4. Transverse costal facet 횡돌늑골와 I 가로갈비오목
5. Vertebral foramen 추공 I
6. Body 추체 I
7. 윤상돌기 I 둘레돌기
8. Superior costal facet I 위갈비오목
9. 추근 I 고리뿌리
10. Superior articular process I 위관절돌기

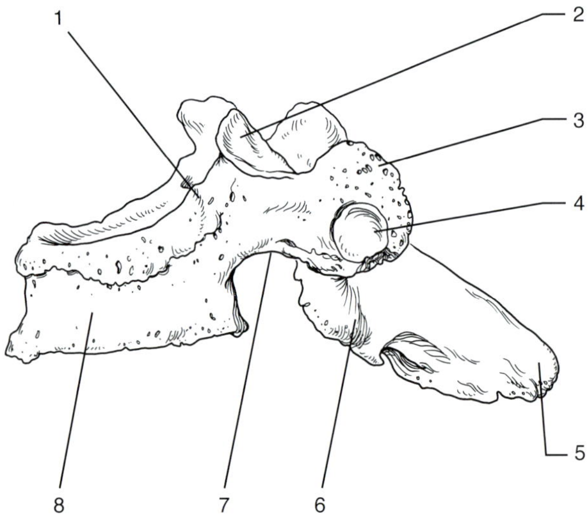

(C)

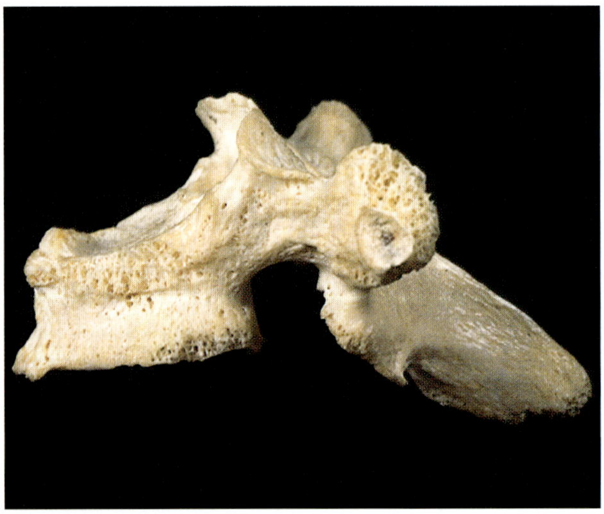

(D)

1. Superior costal facet I 위갈비오목
2. Superior articular process 상관절돌기 I
3. 횡돌기 I 가로돌기
4. Transverse costal facet 횡돌늑골와 I
5. Spinous process 극돌기 I
6. Inferior articular process 하관절돌기 I
7. 하추절흔 I 아래척추뼈패임
8. Body 추체 I 척추뼈몸통

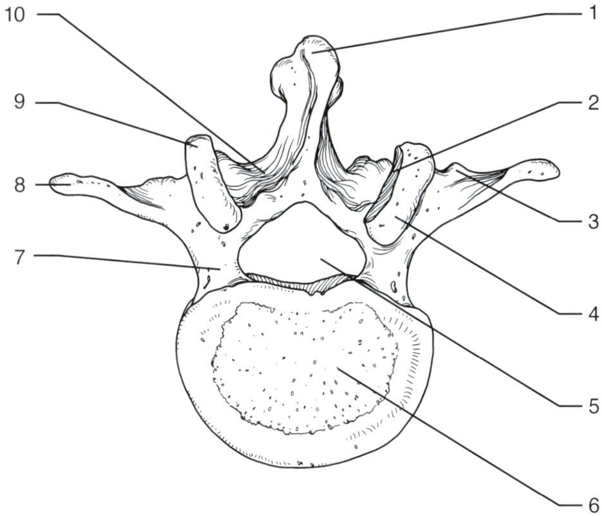

(A)

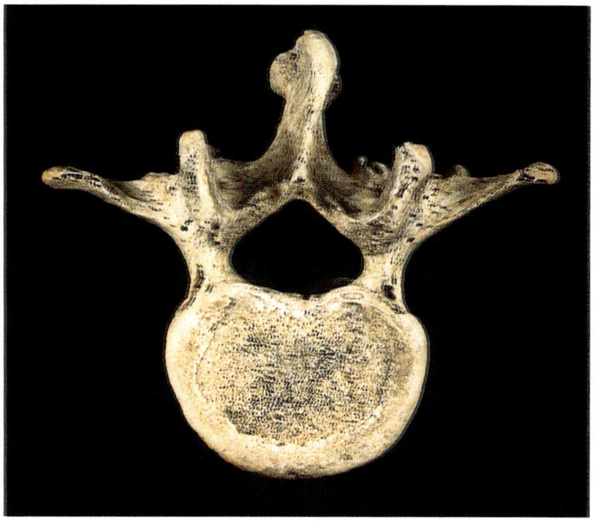

(B)

그림 4-35 **요추 : 상면**

1. 극돌기 | 가시돌기
2. Superior articular facet 상관절와 |
3. 부돌기 | 덧돌기
4. Superior articular process | 위관절돌기
5. 추공 | 척추뼈구멍
6. Body of vertebra 추체 |
7. 추근 | 고리뿌리
8. Transverse process 횡돌기 |
9. 유두돌기 | 꼭지돌기
10. Lamina(Vertebral arch) | 고리판

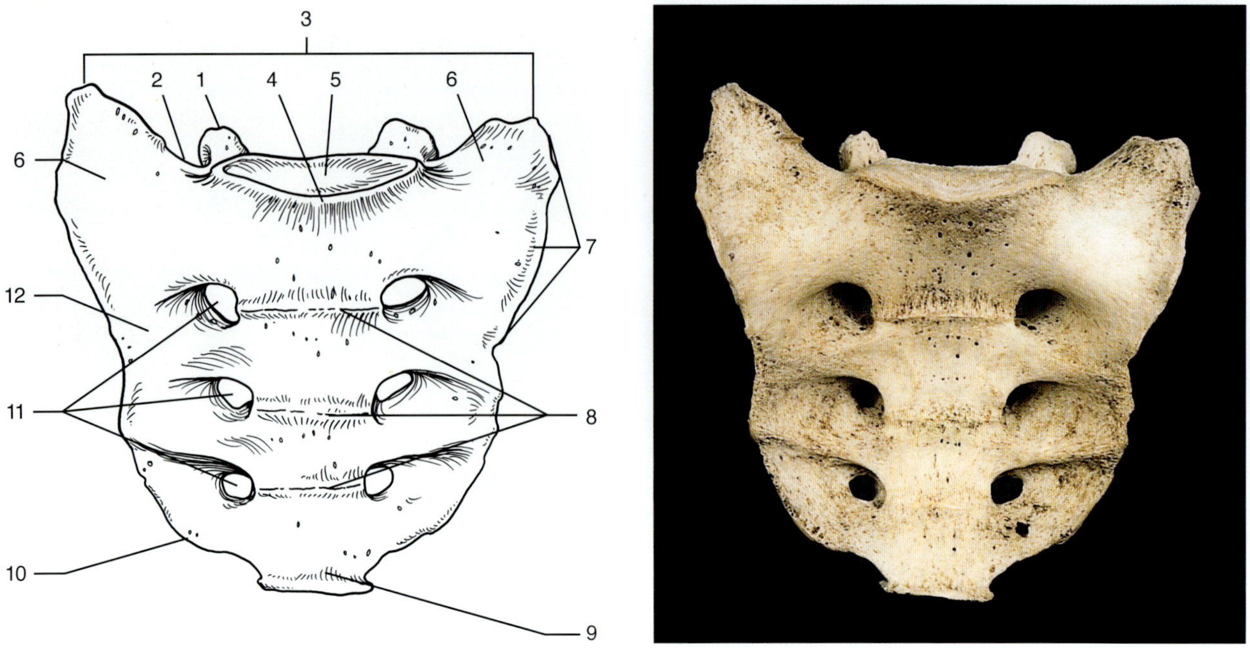

(A) (B)

그림 4-36 **천골 : 전면**

1. Superior atricular process 상관절돌기 |
2. 상천절흔 | 위엉치뼈패임
3. Base of sacrum 천골저 |
4. Sacral promontory 갑각(천골곶) | 엉치뼈곶
5. 천요관절면 | 엉치허리뼈관절면
6. Sacral wings(ala) 천골익 |
7. Lateral part 외측부 |
8. 횡선 | 가로선
9. Apex of sacrum 천골첨 |
10. Inferolateral angle | 아래가쪽각
11. 전천골공 | 앞엉치뼈구멍
12. Lateral mass 외측괴 |

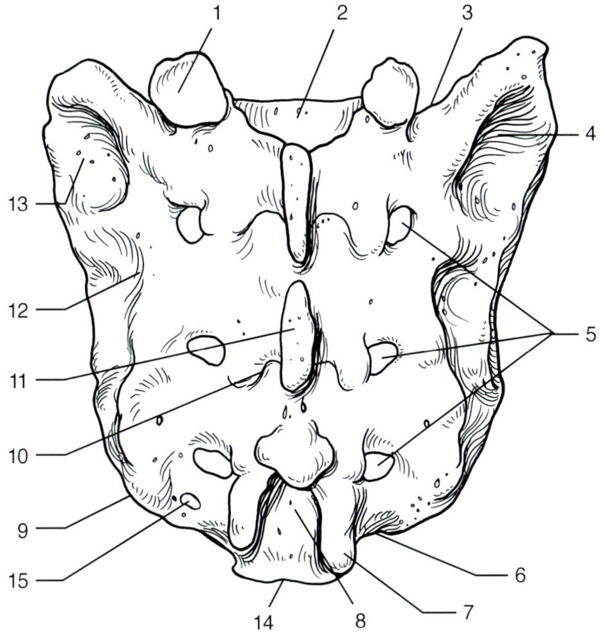

(A)

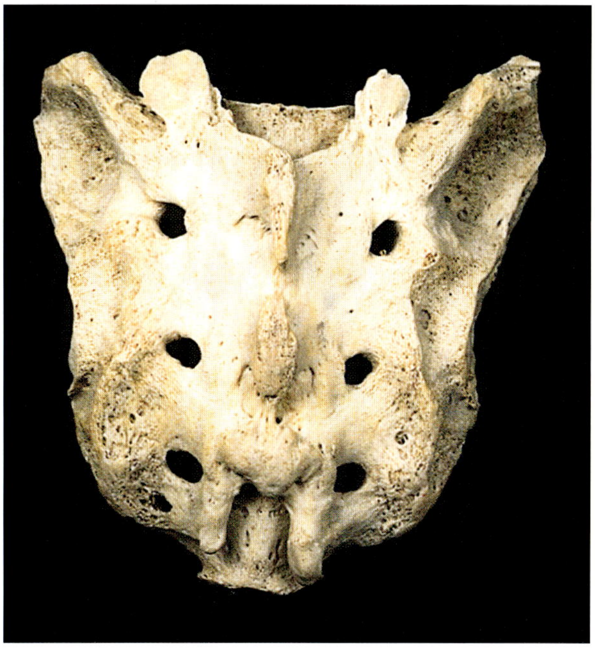

(B)

그림 4-37 천골 : 후면

1. Superior atricular process 상관절돌기 |
2. 천골관 | 엉치뼈관
3. Superior sacral notch 상천절흔 |
4. 천골조면 | 엉치뼈거친면
5. Posterior(dorsal) sacral foramina 후천골공 |
6. 천미절흔 | 엉치꼬리패임
7. Sacral horn 천골각(뿔) |
8. 천골열공 | 엉치뼈틈새
9. Inferolateral angle | 아래가쪽각
10. Intermediate sacral crest 중간천골능 |
11. 정중천골능 | 정중엉치뼈능선
12. Lateral sacral crest | 가쪽엉치뼈능선
13. Auricular surface 이상면 |
14. 천골첨 | 엉치뼈끝
15. Underdeveloped foramen

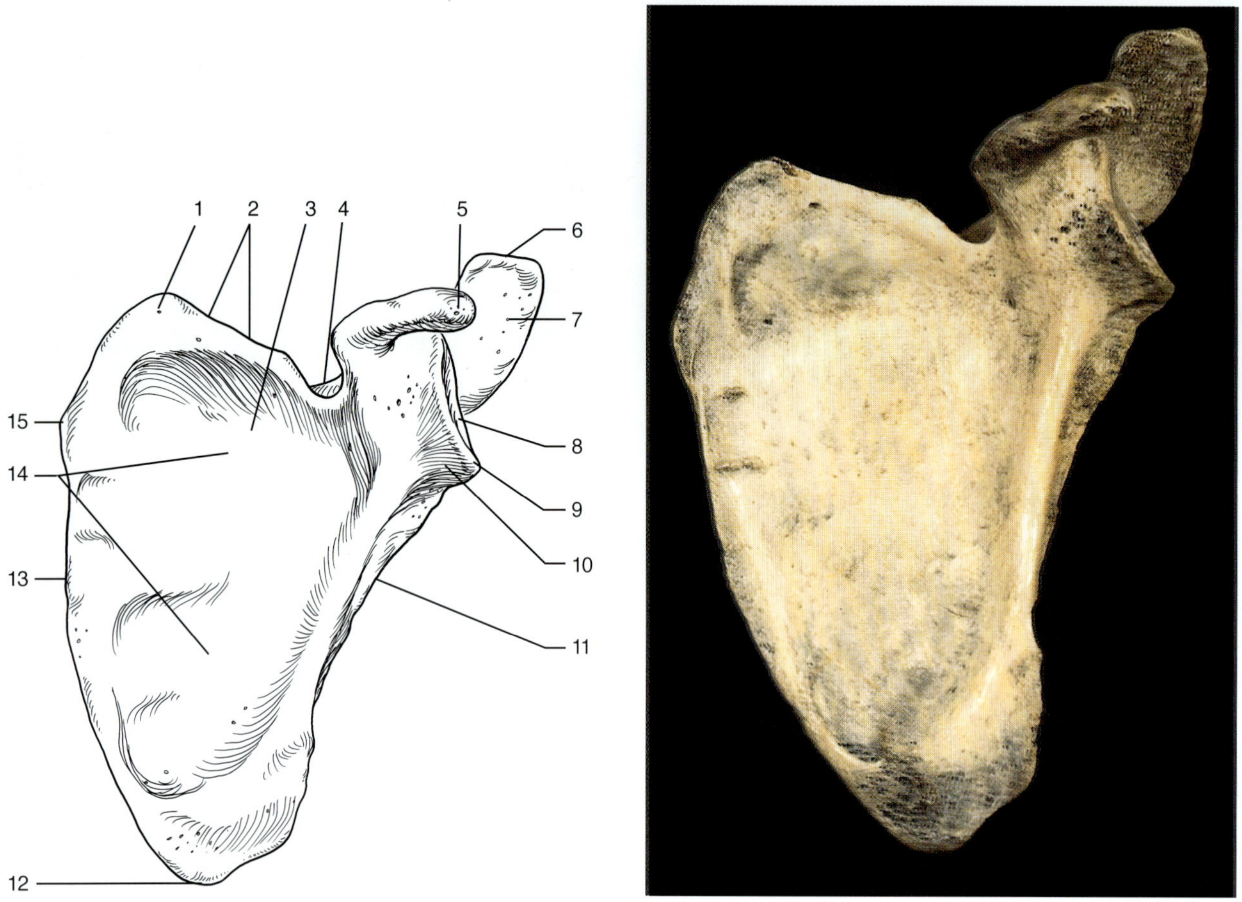

(A) (B)

그림 4-38 **좌 견갑골.** (a), (b) : 전면 ; (c), (d) : 후면

1. 상각 | 위각
2. Superior border 상면 |
3. Subscapular fossa | 어깨뼈밑오목
4. 견갑절흔 | 어깨뼈패임
5. Coracoid process 오훼돌기 |
6. Acromial articular surface 견봉관절면 |
7. 견봉 | 봉우리
8. 관절강 |
9. Infra glenoid tubercle 관절하결절 |
10. 견갑경 | 어깨뼈목
11. Lateral border 외측연 |
12. Inferior angle | 아래각
13. 내측연 | 안쪽모서리
14. Costal surface 늑골면 |
15. 중각 | 중간각

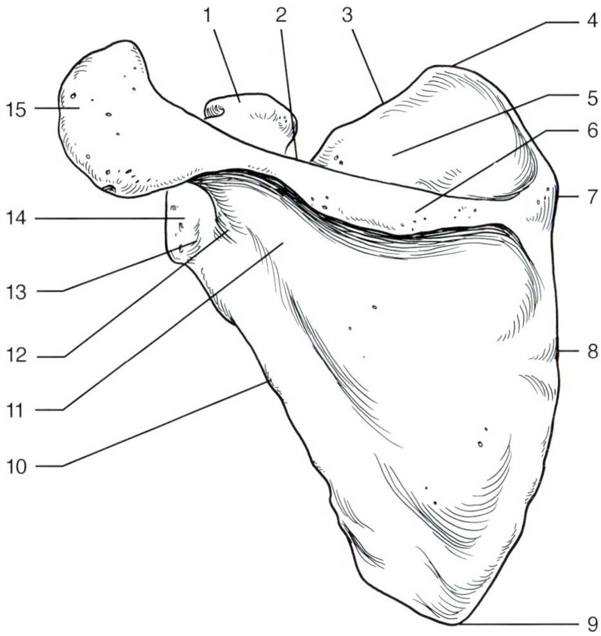

(C)

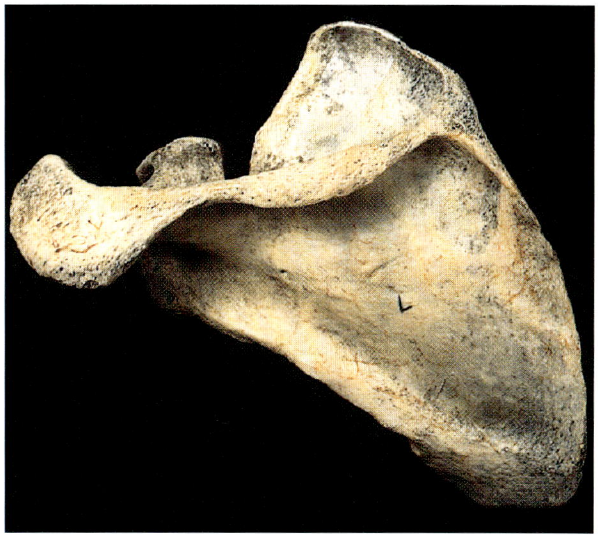

(D)

1. Coracoid process 오훼돌기 |
2. Scapular notch 견갑절흔 | 어깨뼈패임
3. 상연 | 위모서리
4. Superior angle | 위각
5. Supraspinatus fossa | 가시위오목
6. 견갑극 | 어깨뼈가시
7. Medial angle | 중간각
8. Medial border 중연 |
9. 하각 | 아래각
10. Lateral border | 가쪽모서리
11. Infraspinatus fossa 극하와 |
12. 견갑경 | 어깨뼈목
13. Infraglenoid tubercle | 오목아래결절
14. 관절강 | 접시오목
15. Acromion 견봉 |

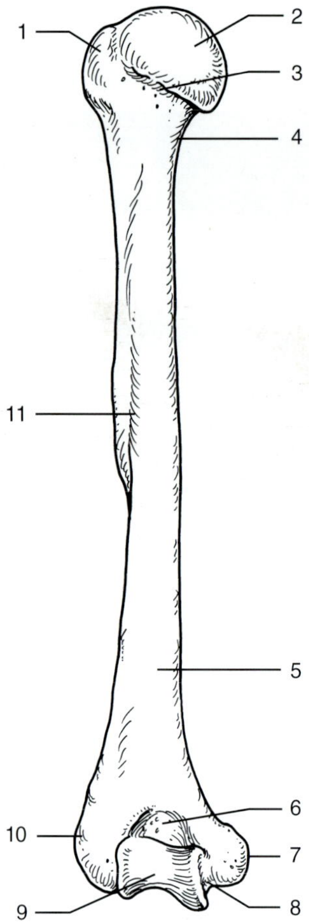

(A)

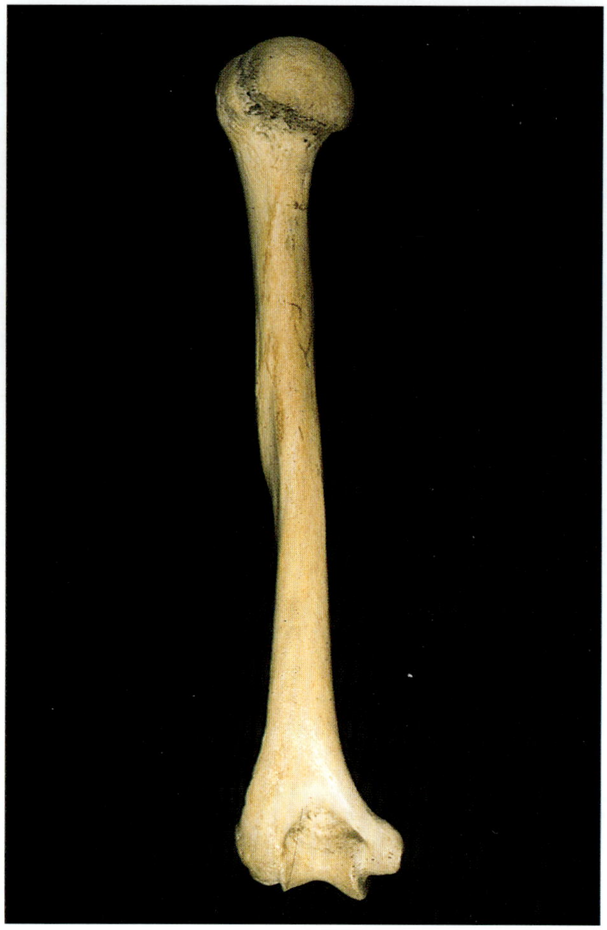

(B)

그림 4-39 **좌 상완골.** (a), (b) : **후면** ; (c), (d) : **전면**

1. ________ 대결절 | 큰결절
2. Head of humerus 상완골두 | ________
3. Anatomical neck ________ | 해부목
4. ________ 외과경 | 외과목
5. Posterior surface 후면 | ________
6. ________ 주두와 | 팔꿈치오목
7. Medial epicondyle 내측상과 | ________
8. Sulcus for ulnar nerve ________ | 자신경고랑
9. ________ 활차 | 도르래
10. Lateral epicondyle ________ | 가쪽위관절융기
11. Sulcus for radial nerve 요골신경구 | ________

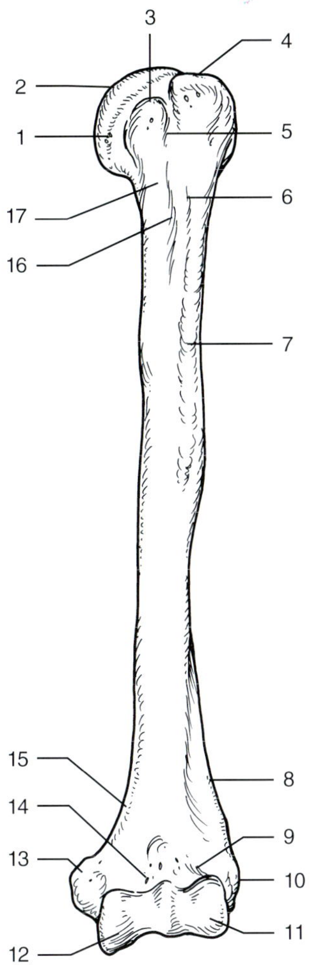

(C)

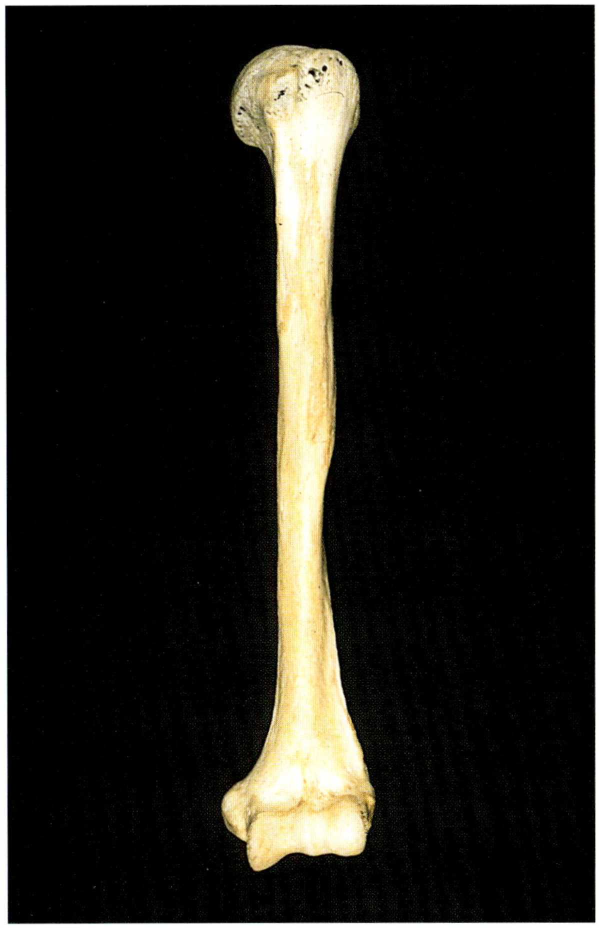

(D)

1. 해부경 | 해부목
2. Head of humerus | 위팔뼈머리
3. Lesser tubercle 소결절 |
4. 대결절 | 큰결절
5. Intertubercular sulcus | 결절사이고랑
6. Crest of greater tubercle 대결절능 |
7. 삼각근조면 | 세모근거친면
8. Lateral supracondylar ridge (외측상관절융기위능선) | 가쪽관절융기위능선
9. 요골와 | 노오목
10. Lateral epicondyle | 가쪽위관저융기
11. 상완골소두 | 위팔뼈작은머리
12. Trochlea 활차 |
13. Medial epicondyle 내측상과 |
14. 구상돌기와 | 갈고리오목
15. Medial supracondylar ridge | 안쪽관절융기위능선
16. Crest of lesser tubercle 소결절능 | 작은결절능선
17. 외과경 |

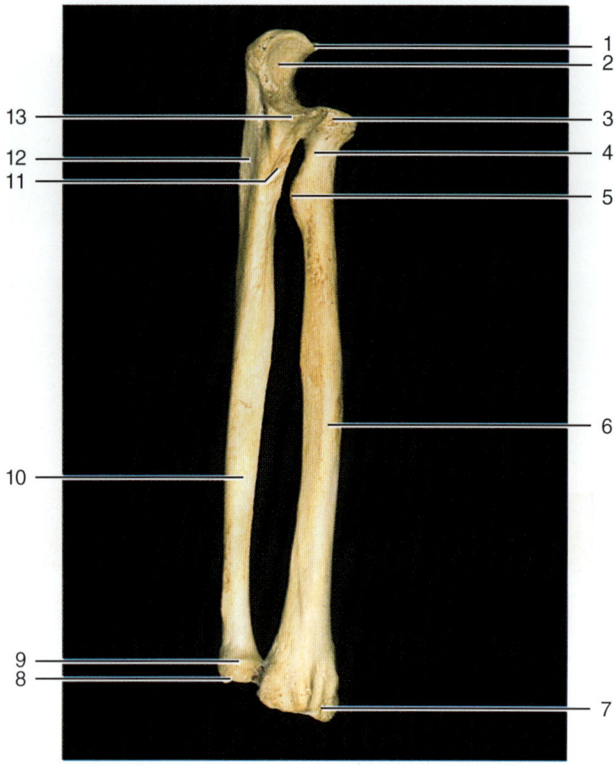

그림 4-40 전면의 좌측 요골, 척골

1. Olecranon process | 팔꿈치머리돌기
2. 활차절흔 |
3. Head of radius 요골두 | 노뼈머리
4. Neck of radius | 노뼈목
5. 요골조면 |
6. 전연 | 앞모서리
7. Styloid process of radius | 노뼈붓돌기
8. Styloid process of ulna 척골경상돌기 |
9. Articular circumference 관절환상면 | 둘레관절면
10. 척골전연 |
11. Ulnar tuberosity 척골조면 | 척골거친면
12. 회외능 |
13. Coronal process 구상돌기 |

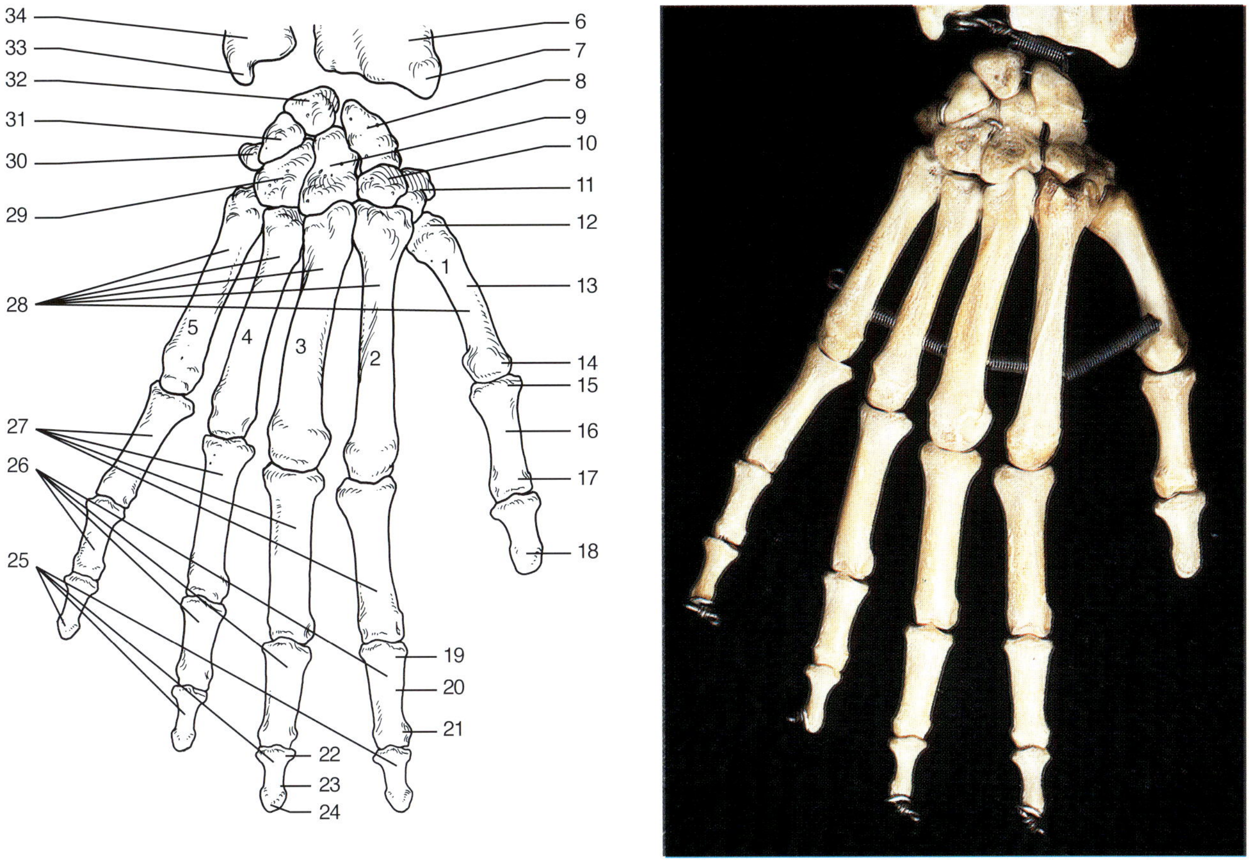

(A) (B)

그림 4-41 오른쪽 손. (a), (b) : 배면 ; (c), (d) : 손바닥면

1. First metacarpal 제1중수골 |
2. Second metacarpal 제2중수골 | 손허리뼈
3. 제3중수골 | 손허리뼈
4. Fourth metacarpal | 손허리뼈
5. 제5중수골 | 손허리뼈
6. Radius 요골 |
7. Styloid process of radius 요골 경상돌기 |
8. 주상골 | 손배뼈
9. Capitate (carpal) bone 유두골 |
10. Trapezoid (carpal) bone 소능형골 | 작은마름뼈
11. 대능형골 |
12. Base of metacarpal 중수골저(중수골바닥) | 손허리뼈바닥
13. Body of metacarpal | 손허리뼈몸통
14. Head of metacarpal 중수골두 | 손허리뼈머리
15. 기절골저 | 마디뼈바닥
16. Body of proximal phalanx 기절골체 |
17. Head of proximal phalanx 기절골두 | 마디뼈머리
18. 무지 | 엄지손가락
19. Base of middle phalanx 중절골저 | 중간마디뼈바닥
20. Body of middle 중절골체 | 중간마디뼈몸통
21. Head of middle phalanx | 중간마디뼈머리
22. Base of distal phalanx 말절골저 |
23. Tuberosity of distal phalanx 말절골조면 | 끝마디뼈거친면
24. 말절골두 | 끝마디뼈머리
25. Distal phalanges 말절골 |
26. Middle phalanges 중절골 | 중간마디뼈
27. 기절골 | 첫마디뼈
28. Metacarpal bones 중수골 |
29. Hamate (carpal) bone 유구골 | 갈고리골
30. 두상골 |
31. Triquetral (carpal) bone 삼각골 | 세모뼈
32. Lunate (carpal) bone | 반달뼈
33. Styloid process of ulna 척골 경상돌기 | 자뼈붓돌기
34. 척골 | 자뼈

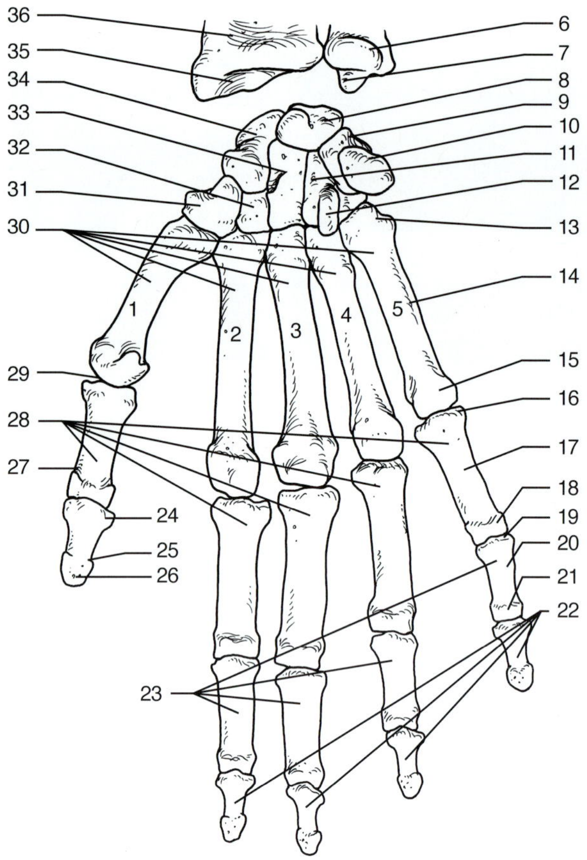

(C)

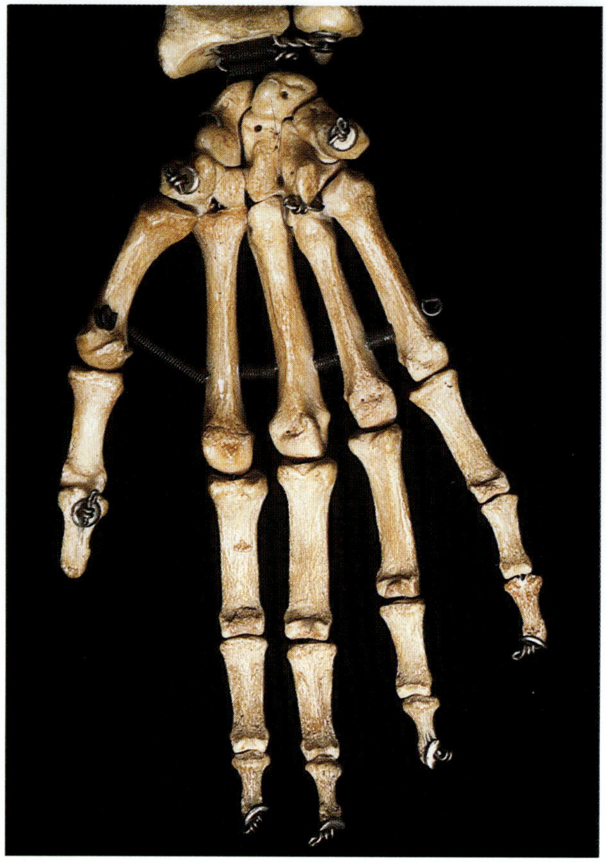

(D)

그림 4-41 (계속)

1. First metacarpal 제1중수골 | 손허리뼈
2. Second metacarpal 제2중수골 | 손허리뼈
3. 제3중수골 | 손허리뼈
4. Fourth metacarpal 제4중수골 | 손허리뼈
5. Firth metacarpal | 손허리뼈
6. 척골 | 자뼈
7. Styloid process of ulna 척골 경상돌기 | 자뼈붓돌기
8. 월상골 | 반달뼈
9. Triquetral (carpal) bone 삼각골 | 세모뼈
10. Pisiform (carpal) bone 두상골 |
11. Hamate (carpal) bone 유구골 | 갈고리뼈
12. Hamulus (hook) of hamate bone | 갈고리뼈갈고리
13. 중수골저 | 손허리뼈바닥
14. Body of metacarpal 중수골체 |
15. Head of metacarpal 중수골두 | 손허리뼈머리
16. Base of proximal phalanx | 마디뼈바닥
17. Body of proximal phalanx 기절골체 | 마디뼈몸통
18. Head of proximal phalanx 기절골두 |
19. Base of middle phalanx 중절골저 | 중간마디뼈바닥
20. Body of middle phalanx 중절골체 |
21. Head of middle phalanx 중절골두 | 중간마디뼈머리
22. 말절골 | 끝마디뼈
23. Middle phalanges 중절골 | 중간마디뼈
24. Base of distal phalanx | 끝마디뼈바닥
25. Tuberosity of distal phalanx 말절골조면 | 끝마디뼈거친면
26. Head of distal phanlanx 말절골두 | 끝마디뼈머리
27. 무지 | 엄지손가락
28. Proximal phalanges | 첫마디뼈
29. Interphangeal joint 지절간관절 |
30. Metacarpal bones 중수골 | 손허리뼈
31. 대능형골 | 큰마름뼈
32. Trapezoid (carpal) bone 소능형골 | 작은마름뼈
33. Capitate (carpal) bone 유두골 | 알머리뼈
34. 주상골 |
35. Styloid process of radius 요골 경상돌기 | 노뼈붓돌기
36. 요골 | 노뼈

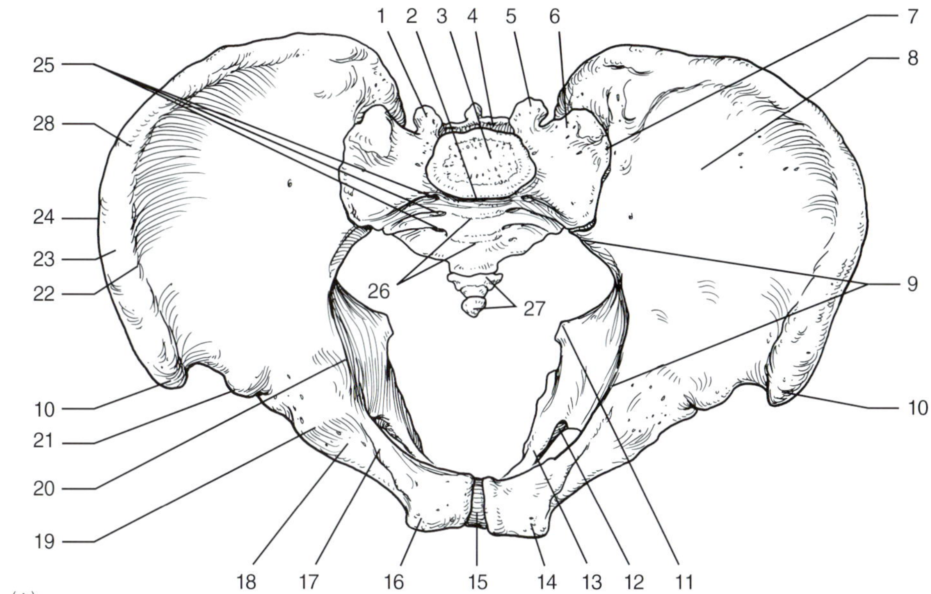

(A)

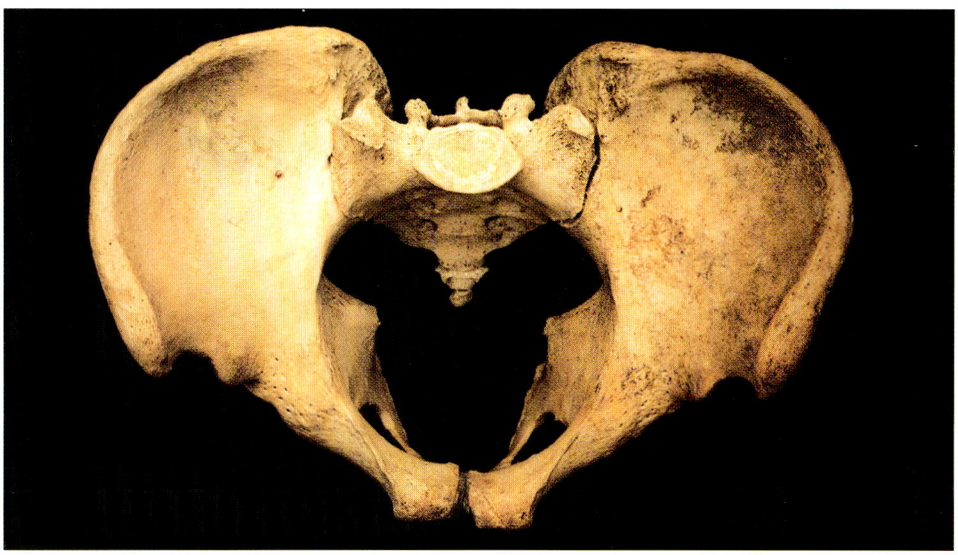

(B)

그림 4-42 하지대(Pelvic girdle)

1. Superior articular process of sacrum
   천골 상관절돌기 |
2. 갑각(천골곶) | 엉치뼈곶
3. Base of sacrum 천골저 |
4. Sacral canal | 엉치뼈관
5. Superior articular process of sacrum
   천골 상관절돌기 |
6. 천골익 | 엉치뼈날개
7. Sacroiliac joint | 엉치엉덩관절
8. Iliac fossa 장골와 |
9. 종선 | 분계선
10. Anterior superior iliac spine
    | 위앞엉덩뼈가시
11. Ischial spine 좌골극 |
12. 폐쇄공 | 폐쇄구멍
13. Ischial tuberosity 좌골결절 |
14. 치골능선(능) | 두덩뼈능선
15. Pubic symphysis 치골결합 |
16. 치골결절 | 두덩뼈결절
17. Pecten of pubis | 두덩뼈빗
18. 치골상지 | 두덩뼈위가지
19. Iliopubic eminence 장치융기 |
20. 궁상선 |
21. Anterior inferior iliac spine 하전장골극 | 아래앞엉덩뼈가시
22. Internal lip of iliac crest
    | 엉덩뼈능선의 속능선
23. Intermediate line of iliac crest
    장골능의 중간능선 |
24. 장골능의 외순 | 엉덩뼈능선의 바깥능선
25. Anterior sacral(pelvic) foramina
    전천골공 |
26. Transverse lines(ridges) of sacrum
    | 엉치뼈가로선
27. 미골 | 꼬리뼈
28. Iliac crest 장골능 |

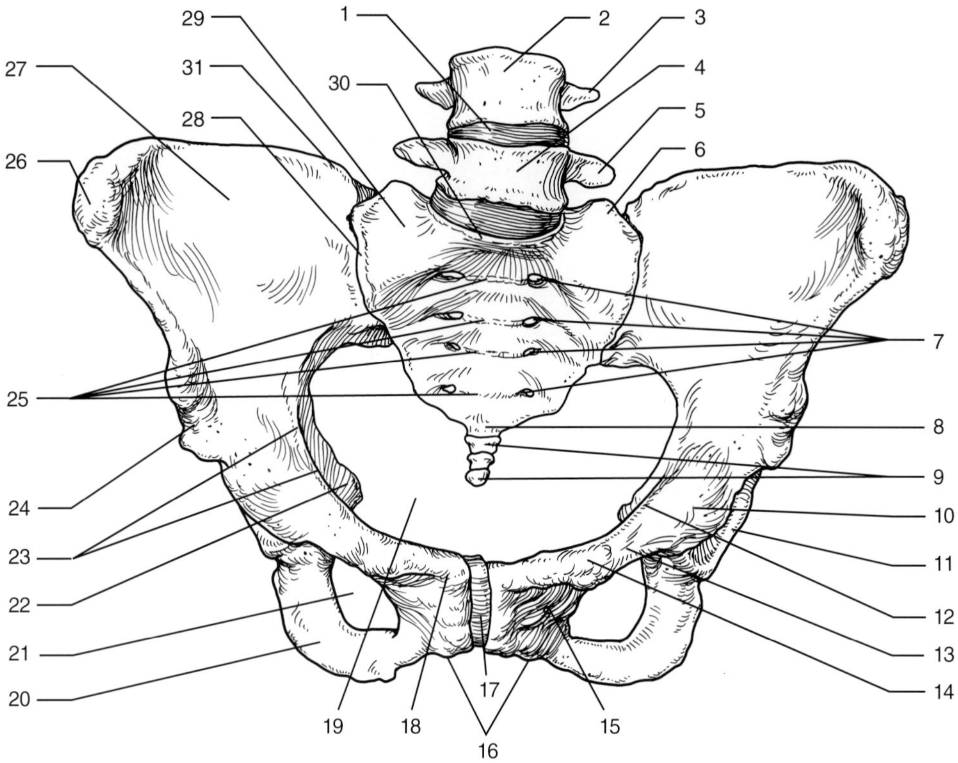

(A)

그림 4-43 여성 하지대(Pelvic girdle) : 전상면

1. 추간원판 |
2. Body of L4 vertebra L4 추체 | 4번 허리뼈몸통
3. Transverse process of L4 vertebra L4 횡돌기 |
4. Body of L5 vertebra L5 추체 | 5번허리뼈몸통
5. Transverse process of L5 vertebra L5 횡돌기 | 5번허리뼈가로돌기
6. 천골저 | 엉치뼈바닥
7. Anterior sacral(pelvic) foramina 전천골공 | 앞엉치뼈구멍
8. Apex of sacrum 천골첨 |
9. 미골 | 꼬리뼈
10. 장치융기 | 엉덩두덩융기
11. Actabular fossa 관골구와 |
12. Pecten of pubis | 두덩뼈빗
13. Superior pubic ramus 치골상지 |
14. 치골결절 | 두덩뼈결절
15. Inferior pubic ramus | 두덩뼈아래가지
16. 치골궁 | 두덩활
17. Pubic symphysis 치골결합 |
18. Pubic crest | 두덩뼈능선
19. 골반입구 |
20. Ischial tuberosity 좌골결절 | 궁둥뼈결절
21. 폐쇄공 | 폐쇄구멍
22. Ischial spine 좌골극 |
23. Linea terminalis 종선 |
24. Anterior superior iliac spine | 위앞엉덩뼈가시
25. Transverse lines (ridges) of sacrum | 엉치뼈가로선
26. 장골능 | 엉덩뼈능선
27. 장골와 |
28. Sacroiliac joint 천장관절 |
29. Sacral wings (ala) | 엉치뼈날개
30. 갑각(천골곶) | 엉치뼈곶
31. 장골결절 |

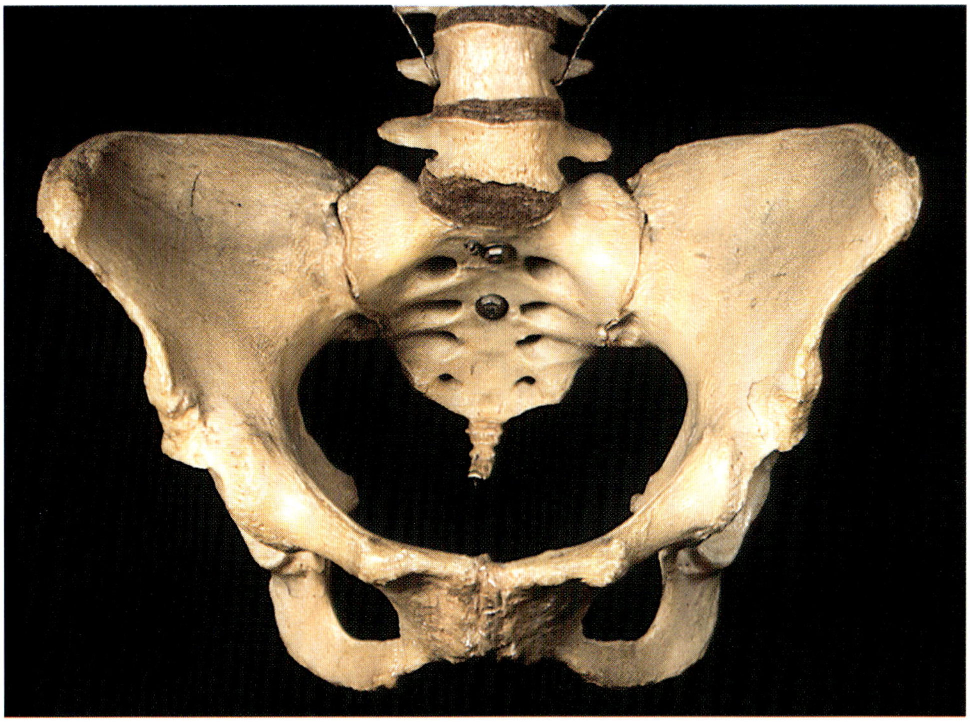

(B)

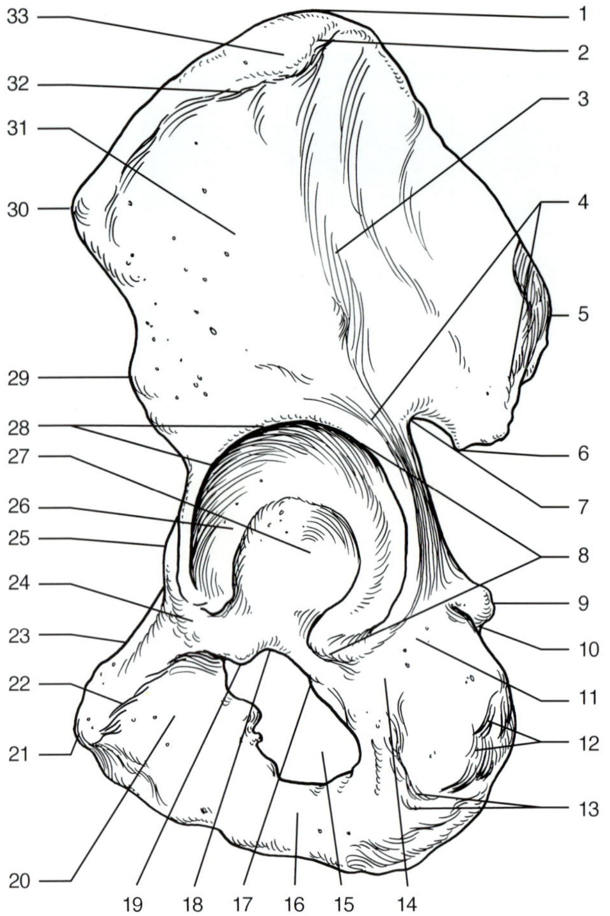

(A)

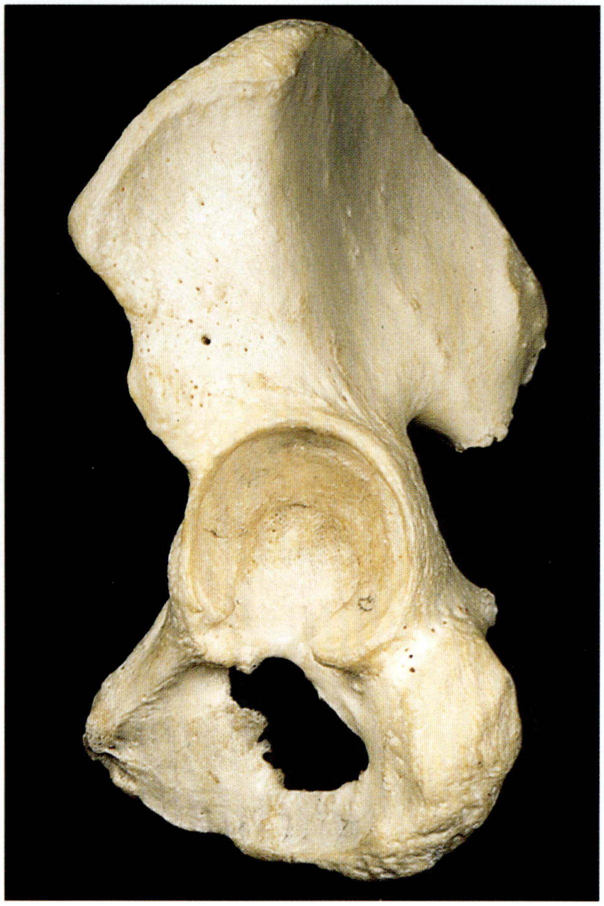

(B)

그림 4-44 **관골 : 측면**

1. 장골능 | 엉덩뼈능선
2. Intermediate line of iliac crest | 중간능선
3. Anterior gluteal line 전둔근선 |
4. Inferior gluteal line | 아래볼기근선
5. Posterosuperior iliac spine 상후장골극 | 위뒤엉덩뼈가시
6. Posteroinferior iliac spine 하후장골극 |
7. 대좌골절흔 | 큰궁둥패임
8. Acetabulum | 절구
9. 좌골극 | 궁둥뼈가시
10. Lesser sciatic notch 소좌골절흔 |
11. Body of ischium | 궁둥뼈몸통
12. 좌골결절 | 궁둥뼈결절
13. Ramus of ischium 좌골지 |
14. 치골 | 두덩뼈
15. Obturator foramen | 폐쇄구멍
16. Inferior ramus of pubis 치골하지 |
17. Posterior obturator tubercle 후폐쇄결절 |
18. 관골구 절흔 |
19. Anterior obturator tubercle 전폐쇄결절 | 앞폐쇄결절
20. 치골체 |
21. Pubic tubercle | 두덩뼈결절
22. Obturator crest 폐쇄능 |
23. 치골능 | 두덩뼈능선
24. Body of ischium | 궁둥뼈몸통
25. Iliopubic eminence 장치융기 |
26. Lunate surface of acetabulum 관골구의 월상면 |
27. Acetabular fossa 관골구와 |
28. 관골구연 | 절구모서리
29. Anterior inferior iliac spine 하전장골극 |
30. Anterior superior iliac spine 상전장골극 | 위앞엉덩뼈가시
31. 장골 | 엉덩뼈
32. External lip of iliac crest 장골능 외순 |
33. Tuberosity of ilium | 엉덩뼈거친면

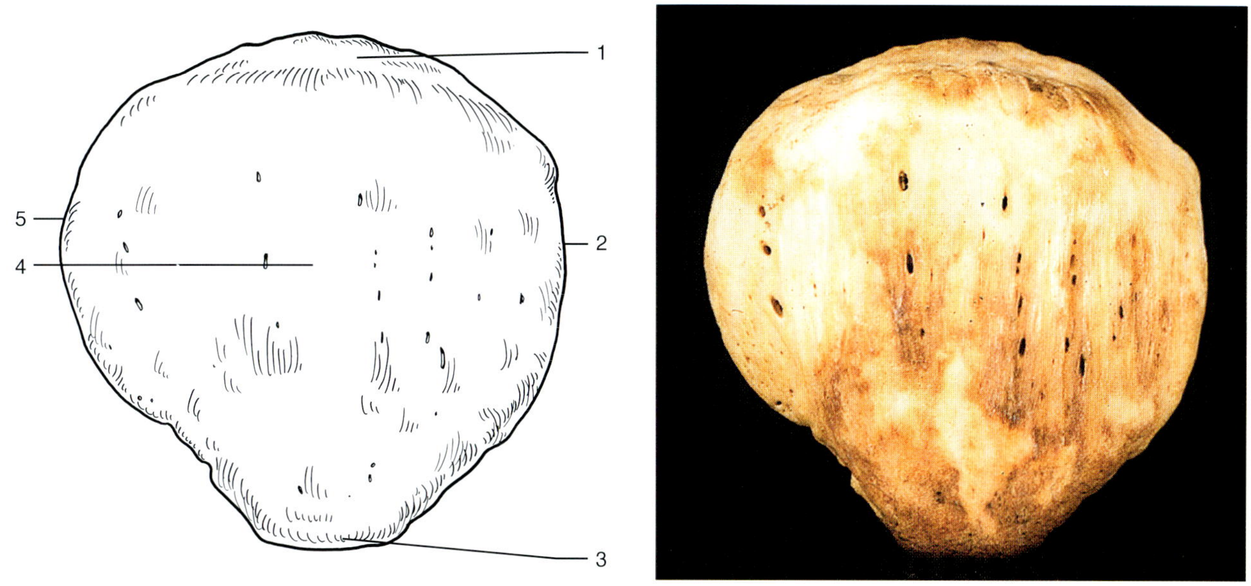

(A) (B)

그림 4-45 좌측 슬개골 : 전면

1. Base(superior border)
   슬개골 저(상연) |
2. Lateral border 측연 |
3. 슬개골 첨 | 무릎뼈끝
4. Anterior surface of patella | 무릎뼈 앞면
5. 중연 | 안쪽모서리

4

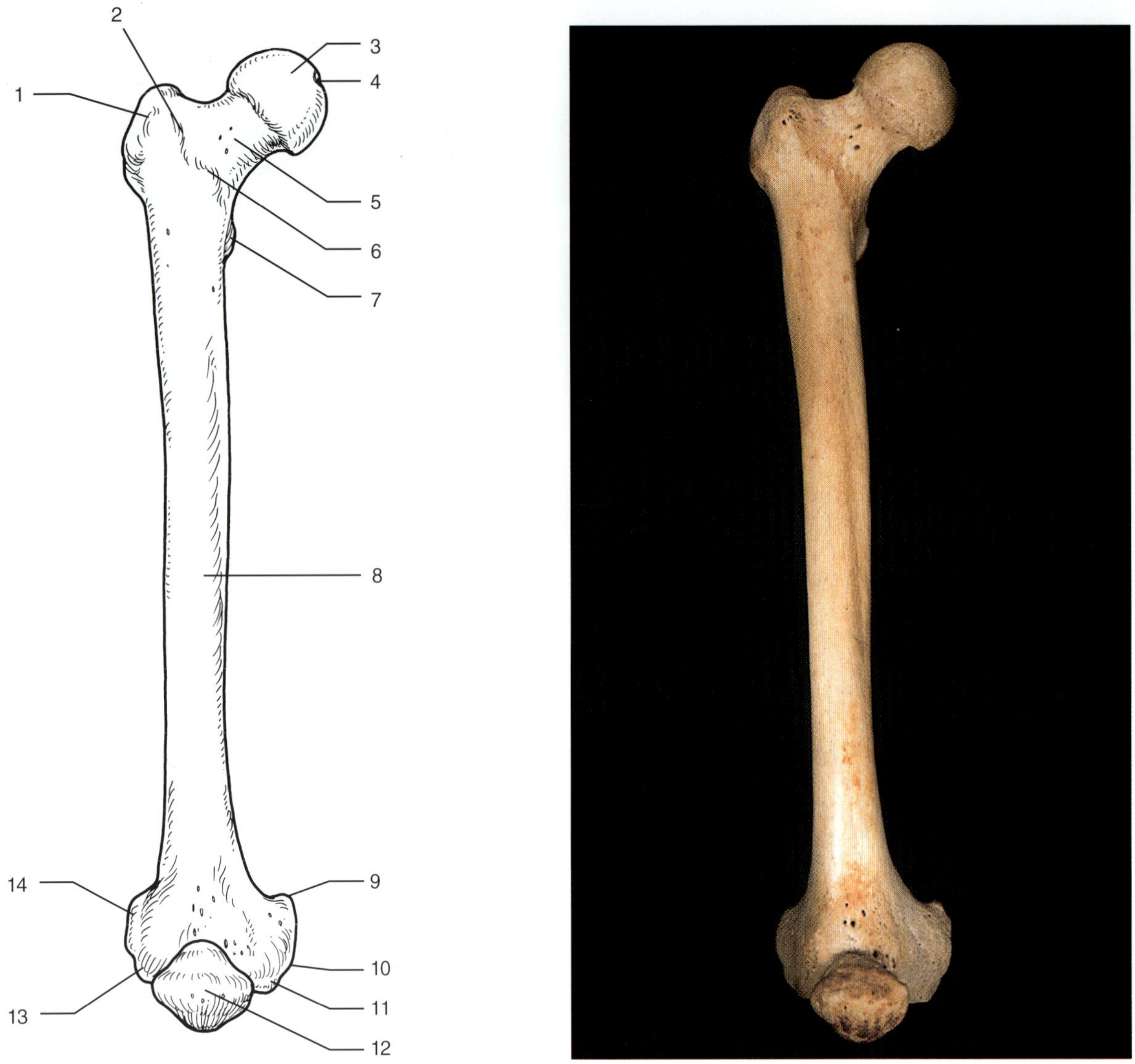

(A) (B)

그림 4-46 우측 대퇴골 : 전면

1. Greater trochanter 대전자 |
2. 방형골 결절 | 네모근결절
3. Head 대퇴골두 |
4. Fovea capitis femoris | 넙다리뼈머리오목
5. 골경 | 넙다리뼈목
6. Intertrochanteric line | 돌기사이선
7. 소전자 | 작은돌기
8. Shaft of femur 대퇴골체 |
9. 내전근결절 | 모음근결절
10. Medial epicondyle 내측상과 |
11. 내측과 |
12. Anterior surface of patella 슬개골 전면 | 무릎뼈의 앞면
13. Lateral condyle 외측과 |
14. 외측상과 |

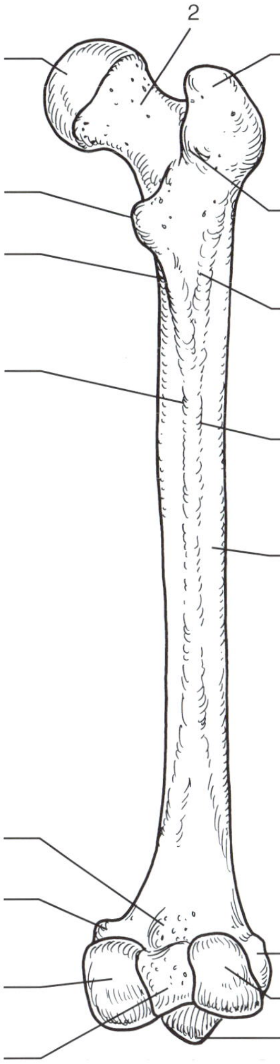

(A)

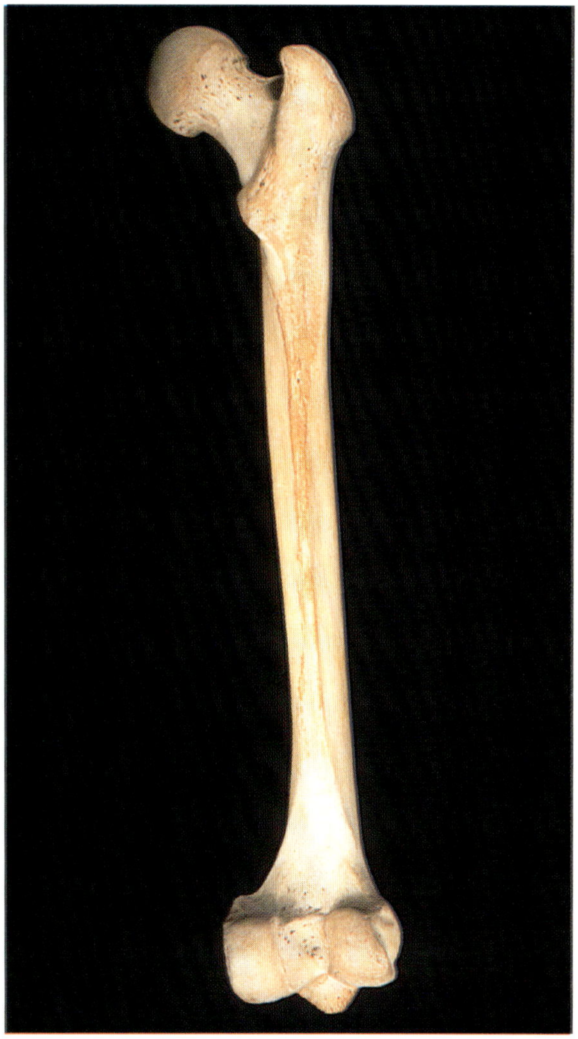

(B)

그림 4-47 우측 대퇴골 : 후면

1. Head 대퇴골두 |
2. Neck | 넙다리뼈목
3. 대전자 | 큰돌기
4. Intertrochanteric crest 전자간능 |
5. 둔근조면 | 볼기근거친면
6. Lateral lip of linea aspera 조선의 외순 |
7. Shaft(diaphysis) | 뼈몸통(넙다리뼈몸통)
8. 외측상과 | 가쪽관절융기
9. Lateral condyle | 가쪽관절융기
10. Apex of patella 슬개골첨 |
11. 과간와 | 융기사이오목
12. Medial condyle 내측과 |
13. Adductor tubercle | 모음근결절
14. 슬와면 | 오금면
15. Medial lip of linea aspera 조선의 중순 |
16. Pectineal line | 두덩근선
17. 소전자 | 작은돌기

4

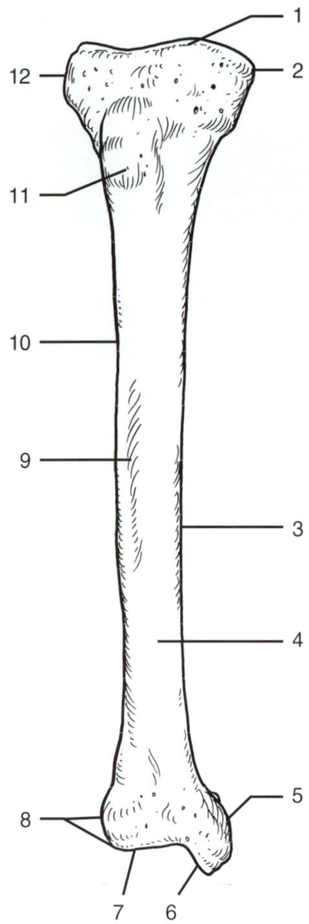

(A)

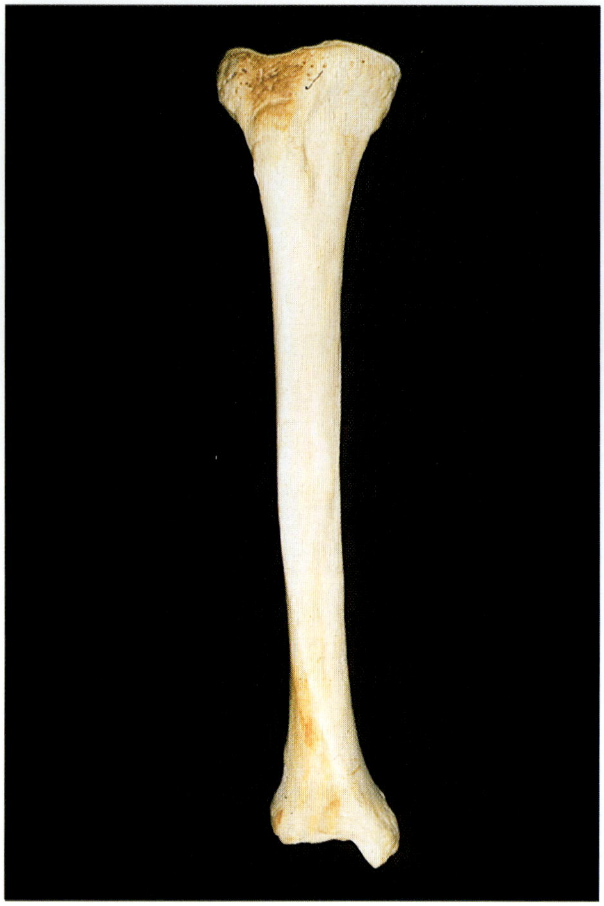

(B)

그림 4-48 우측 경골 : 전면

1. Anterior intercondylar area | 앞융기사이구역
2. Medial condyle 내측과 |
3. Medial border | 안쪽모서리
4. 경골의 골간 | 정강뼈몸통
5. Medial malleolus 내과 |
6. Malleolar articular surface 외과관절면 |
7. Inferior articular surface 하관절면 |
8. 비골절흔 | 종아리패임
9. Anterior border(crest) |
10. Interosseous border 골간연 | 뼈사이모서리
11. 경골조면 | 정강뼈거친면
12. Lateral condyle 외측과 |

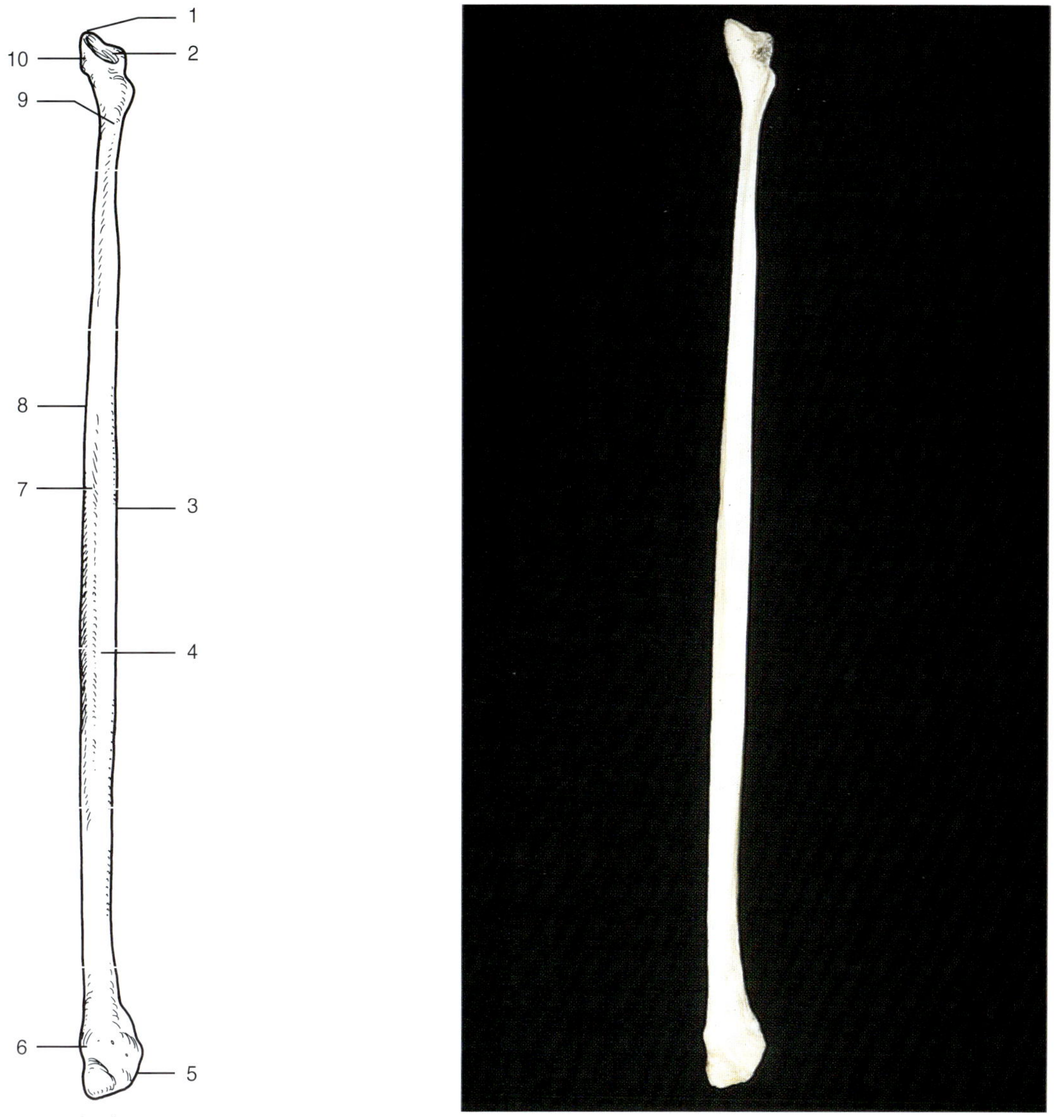

(A) (B)

그림 4-49 우측 비골 : 전면

1. 비골두첨 | 종아리뼈머리끝
2. Position of tibiofibular joint | 정강종아리관절
3. Interosseous border 골간연 |
4. 비골 | 종아리뼈
5. Malleolar articular surface | 가쪽복사관절면
6. Lateral malleolus 외과 |
7. 전연 | 앞모서리
8. Lateral border | 가쪽모서리
9. Neck of fibula 비골경 |
10. 비골두 | 종아리뼈머리

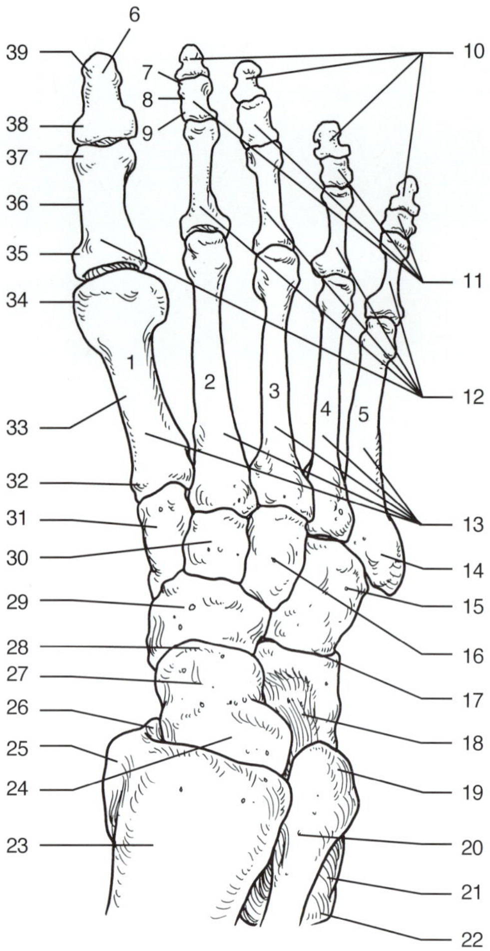

(A)

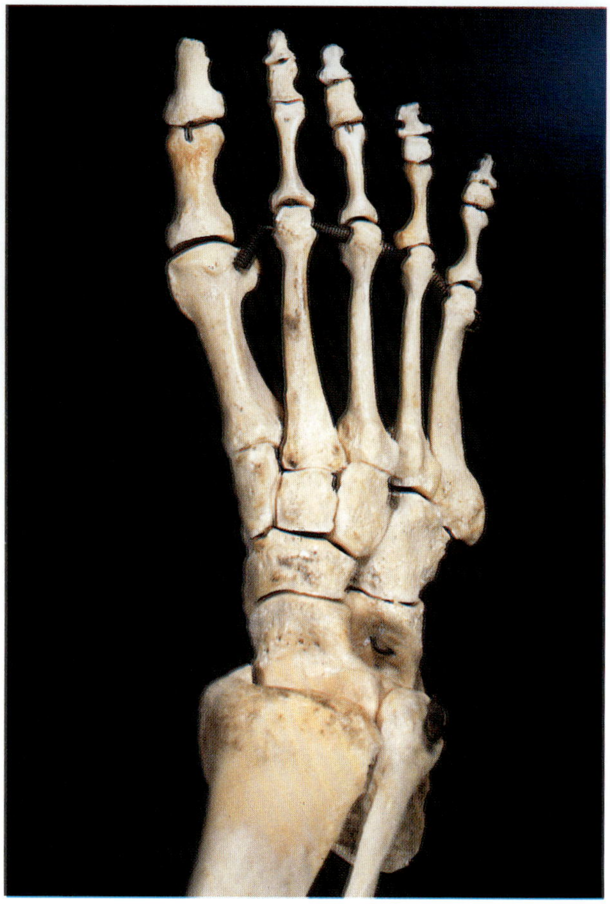

(B)

그림 4-50 우측 발발등과 경골, 비골의 끝부분

1. First metatarsal bone 제1중족골 |
2. Second metatarsal bone 제2중족골 | 발허리뼈
3. 제3중족골 | 발허리뼈
4. Fourth metatarsal bone 제4중족골 | 발허리뼈
5. Fifth metatarsal bone | 발허리뼈
6. 무지말절골(엄지발가락)
7. Head of middle phalanx 중절골두 |
8. Body of middle phalanx 중절골체 | 중간마디뼈몸통
9. Base of middle phalanx | 중간마디뼈바닥
10. 말절골 | 끝마디뼈
11. Middle phalanges | 중간마디뼈
12. Proximal phalanges 기절골 |
13. 중족골 | 발허리뼈
14. Tuberosity of fifth metatarsal bone | 다섯째발허리뼈거친면
15. | 입방뼈
16. Lateral cuneiform bone 외측설상골 |
17. Calcaneocuboidal joint | 발꿈치입방관절
18. 족근동 | 발목뼈굴
19. Lateral malleolus of fibula 비골 외과 |
20. 비골 | 종아리뼈
21. Calcaneous bone 종골 |
22. Calcaneal tuberosity 종골융기 |
23. 경골 | 정강뼈
24. Trochlea of talus | 목말뼈도르래
25. Medial condyle of tibia 경골 내측과 | 정강뼈의 안쪽관절융기
26. Medial malleolus of tibia | 정강뼈의 안쪽복사
27. Neck of talus | 목말뼈목
28. Head of talus 거골두 |
29. 주상골 | 발배뼈
30. Itermediate cuneiform bone 중간설상골 | 중간쐐기뼈
31. Medial cuneiform bone 내측설상골 | 안쪽쐐기뼈
32. Base of metatarsal bone 중족골저 |
33. Body of metatarsal bone 중족골체 | 발허리뼈몸통
34. Head of metatarsal bone 중족골두 | 발허리뼈머리
35. Base of proximal phalanx | 첫마디뼈바닥
36. Body of proximal phalanx 기절골체 | 첫마디뼈몸통
37. Head of proximal phalanx 기절골두 | 첫마디뼈머리
38. Base of distal 말절골저 | 끝마디뼈바닥
39. Tuberosity of distal phalanx 말절골조면 | 끝마디뼈거친면

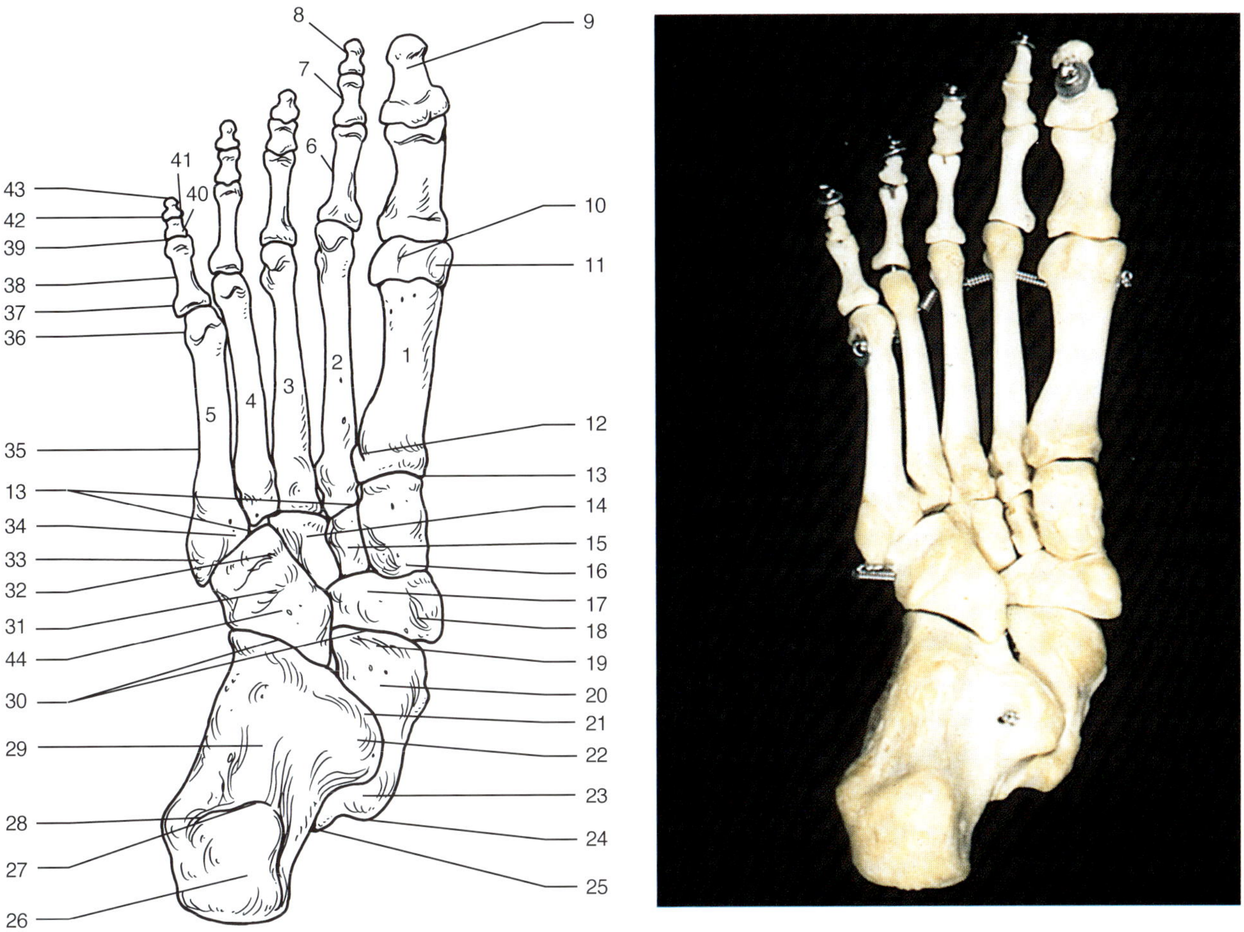

(A) (B)

그림 4-51 우측발 : 발바닥면

1. First metatarsal bone 제1중족골 | 발허리뼈
2. Second metatarsal bone 제2중족골 | 발허리뼈
3. Third metatarsal bone 제3중족골 | 발허리뼈
4. 제4중족골 | 발허리뼈
5. Fifth metatarsal bone 제5중족골 | 발허리뼈
6. 기절골 | 첫마디뼈
7. Middle phalanges 중절골 | 중간마디뼈
8. 말절골 | 끝마디뼈
9. 엄지
10. Lateral sesamoid bone 외종자(연)골 | 가쪽종자뼈
11. Medial sesamoid bone 중종자(연)골 |
12. Tuberosity of first metatarsal bone 제1중족골조면 | 첫째발허리뼈거친면
13. Tarsometatarsal joint | 발목발허리관절
14. Lateral cuneiform bone 외측설상골 | 가쪽쐐기뼈
15. Intermediate cuneiform bone | 중간쐐기뼈
16. Medial cuneiform bone 내측설상골 | 안쪽쐐기뼈
17. Navicular bone | 발배뼈
18. Tuberosity of navicular bone 주상골조면 |
19. Head of talus 거골두 |
20. 거골 | 목말뼈
21. Sustentaculum tali 제거돌기 | 목말받침돌기
22. Groove for flexor hallucis longus tendon 장무지굴근건구 | 긴엄지굽힘근힘줄고랑
23. Posterior process of talus 후거골돌기 |
24. Medial tubercle of talus 중거골돌기 | 목말뼈중간돌기
25. Lateral tubercle of talus | 목말뼈가쪽돌기
26. Tuberosity of calcaneus 종골융기 | 발꿈치뼈융기
27. Medial process of calcaneus 중종골돌기 |
28. Lateral process of calcaneus 외종골돌기 | 발꿈치뼈융기안쪽돌기
29. 종골 | 발꿈치뼈
30. Transverse tarsal joint 횡족근관절 | 가로발목뼈관절
31. Tuberosity of cuboid bone 입방골조면 |
32. Groove for peroneus longus tendon 장비골근건구 |
33. Tuberosity of fifth metatarsal 제5중족골조면 | 다섯째발허리거친면
34. Base of fifth metatarsal | 다섯째발허리뼈바닥
35. Body of fifth metatarsal 제5중족골체 | 다섯째발허리뼈몸통
36. Head of fifth metatarsal 제5중족골두 | 다섯째발허리뼈머리
37. Base of proximal phalanx 기절골저 | 첫마디뼈바닥
38. Body of proximal phalanx 기절골체 | 첫마디뼈몸통
39. Head of proximal phalanx 기절골두 | 첫마디뼈머리
40. Base of middle phalanx 중절골저 |
41. Body of middle phalanx 중절골체 | 중간마디뼈몸통
42. Head of distal phalanx 말절골두 | 중간마디뼈머리
43. Tuberosity of distal phalanx 말절골조면 | 끝마디뼈거친면
44. 입방골 | 입방뼈

관 절

•

Arthrology(Joints)

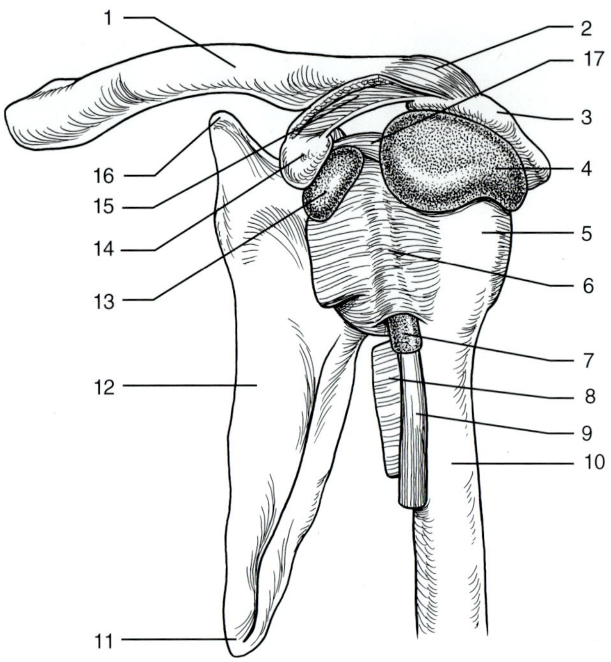

(A)

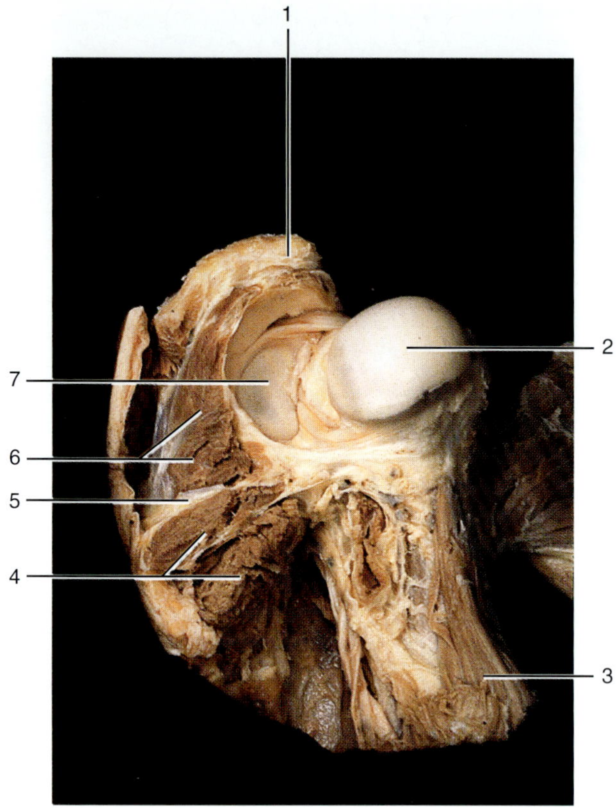

(B)

그림 4-52 (a)견관절 전면 (b)해부된 견관절과 외측 신전된 견갑골

1. ______ 쇄골 | 빗장뼈
2. Acromioclavicular joint ______ | 봉우리빗장관절
3. ______ 견봉 | 봉우리
4. ______ 견봉하 활액낭 | ______
5. Greater tubercle humerus 대상완돌기 | 위팔뼈큰결절
6. Transverse ligament of humerus 상완횡인대 | ______
7. Intertubercular synovial sheath 결절간활액초 | 결절사이윤활집
8. Teres major muscle ______ | 작은원근
9. Biceps brachii tendon(long head) 상완이두장두건 | 위팔긴두갈래근힘줄
10. ______ 상완골(골간) | 위팔뼈(몸통)
11. Inferior angle 하각 | 아래각
12. ______ 견갑골 | 어깨뼈
13. Subcoracoid bursa 오훼하활액낭 | ______
14. ______ 오훼돌기 | 부리돌기
15. Coracoacromial ligament ______ | 부리봉우리인대
16. Superior angle 상각 | 위각
17. ______ 극상근건 | 가시위근힘줄

1. Acromion process of scapula 견갑골의 견봉돌기 | ______
2. ______ 상완골두 | 위팔뼈머리
3. Latissimus dorsi muscle 광배근 | ______
4. Infra spinatus muscle ______ | 가시아래근
5. Spine of scapula 견갑극 | ______
6. ______ 극상근 | 가시위근
7. Glenoid fossa 관절와 | ______

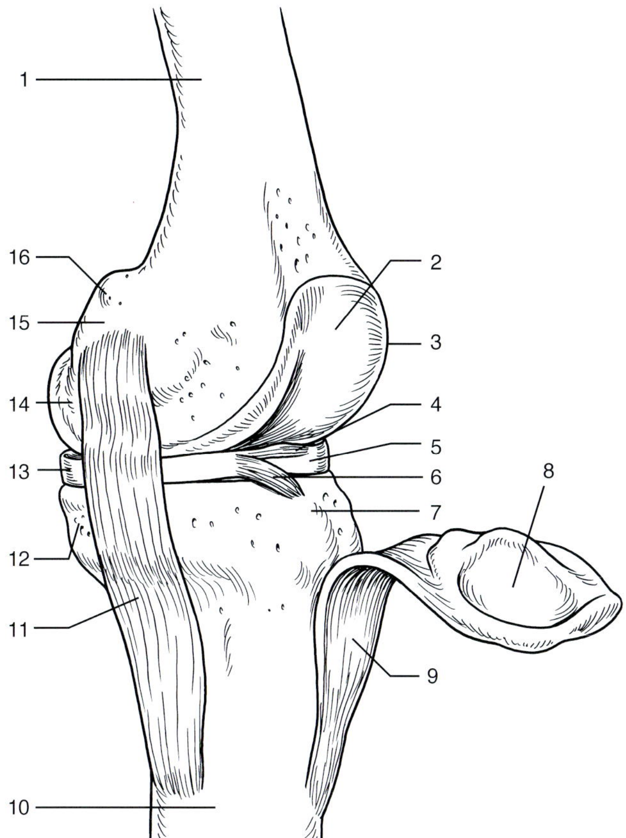

(A)

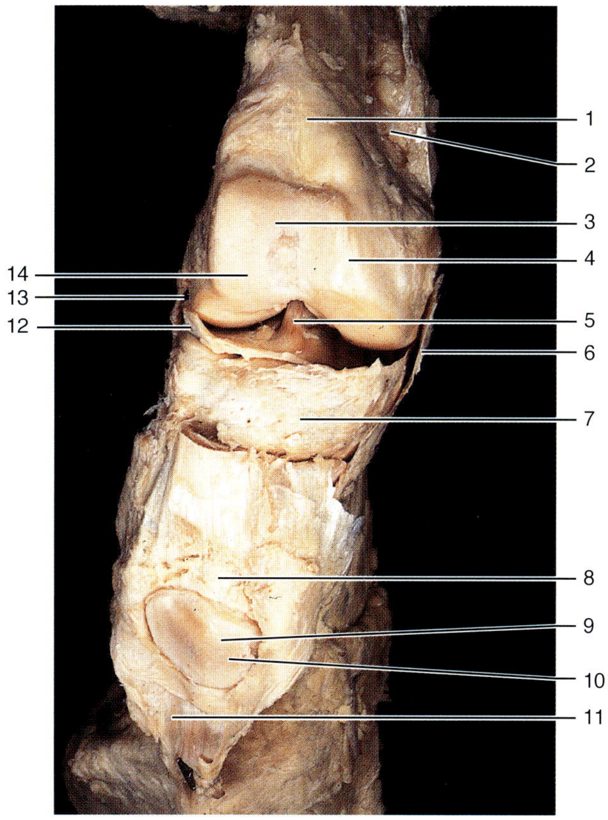

(B)

그림 4-53 (a)슬관절(무릎관절) 외측 전면 (b)슬관절의 전면

슬개골과 인대 밑부분을 보이려 인대를 신전하였다.

1. Femur 대퇴골 | 넙다리뼈
2. 슬개관절면 | 무릎관절면
3. Lateral femoral condyle 대퇴외측과 |
4. Transverse ligament of knee 슬횡인대 |
5. 외측반월 | 가쪽반달
6. Medial meniscus | 안쪽반달
7. Lateral condyle of tibia 경골외측과 |
8. Patella (articular surface) (관절면) | 무릎뼈
9. 슬개인대 | 무릎인대
10. Tibia 경골 | 정강뼈
11. 경골측부인대 | 정강뼈곁인대(안쪽곁인대)
12. Medial condyle of tibia 경골내측과 | 정강뼈안쪽관절융기
13. Medial meniscus | 안쪽반달
14. Articular surface of medial posterior femoral condyle 대퇴중후측과의 관절면 |
15. 대퇴골 내측상과 | 넙다리뼈의 안쪽위관절융기
16. Adductor tubercle 내전근결절 |

1. 슬개상낭 | 무릎위주머니
2. Capsule 피막
3. 슬개면 |
4. Medial condyle of femur 대퇴내측과 | 넙다리뼈안쪽관절융기
5. | 앞십자인대
6. Medial collateral ligament 내측측부인대 |
7. 슬개하지방패드(슬개하지방낭) | 무릎아래지방체
8. Ligamentum patellae 슬개인대 |
9. Patellar vertical ridge 슬개수직능 | 무릎수직능선
10. 슬개관절면 | 무릎관절면
11. Tendon of rectus femoris muscle 대퇴직근의 건 | 넙다리곧은근의 힘줄
12. Lateral meniscus 외측반월 |
13. Lateral collateral ligament 외측측부인대 | 가쪽곁인대
14. 관절연골

4

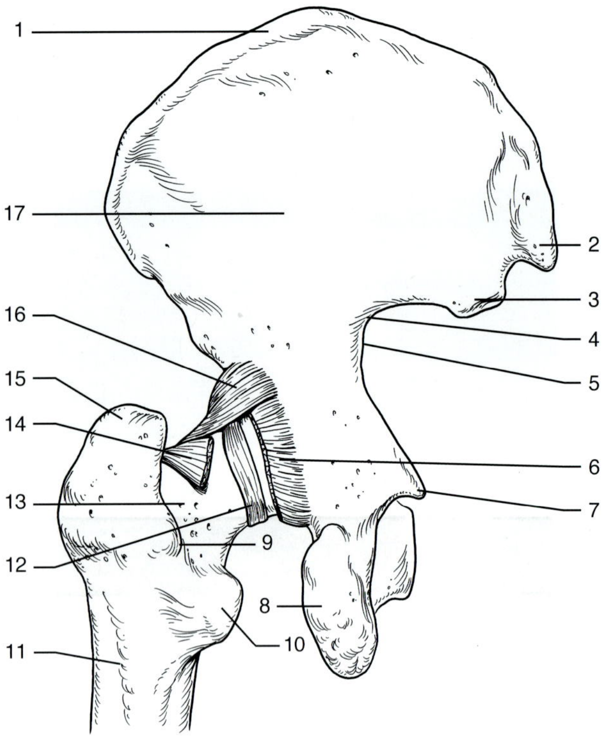

그림 4-54 좌측 골반과 고관절(엉덩관절) 후면

1. 장골능 |
2. Superior iliac spine 상장골극 |
3. 하장골극 | 아래엉덩뼈가시
4. Greater sciatic notch | 큰궁둥패임
5. | 골반가장자리
6. Iliofemoral ligament(cut)
   장골대퇴인대(절단) |
7. 좌골극 | 궁둥뼈가시
8. Ischial tuberosity | 궁둥뼈결절
9. Intertrochanteric crest 전자간능 |
10. Lesser trochanter 소전자 |
11. 대퇴골 |
12. 치골대퇴인대 | 두덩넙다리인대
13. Neck of femur 대퇴골경 |
14. (cut)
    좌골대퇴인대(절단) | 궁둥넙다리인대
15. Greater trochanter | 큰돌기
16. Iliofemoral ligament 장골대퇴인대 |
17. 장골와 |

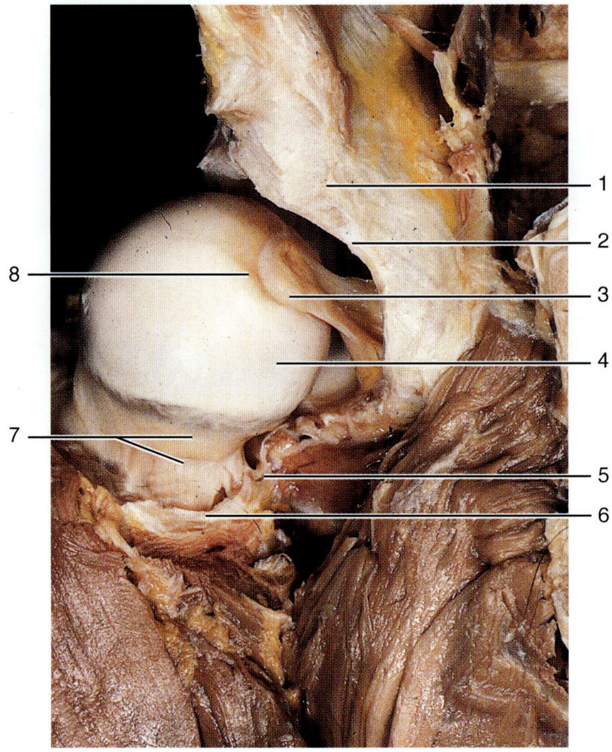

그림 4-55 우측 고관절과 신전된 대퇴골두

1. 장치융기 | 엉덩두덩융기
2. Acetabular labrum 관절순(관골와순) |
3. Ligamentum teres of femur 넙다리뼈의 원형인대
4. 대퇴골두 | 넙다리뼈머리
5. Obturator externus muscle | 바깥폐쇄근
6. Capsule reflected 드러난 캡슐
7. 지지대 섬유
8. Fovea covered by ligamentum capitis femoris
   대퇴골두인대에 둘러싸인 중심와 | 넙다리뼈머리인대에 둘러싸인 중심오목

방사선 사진

•

Radiographs

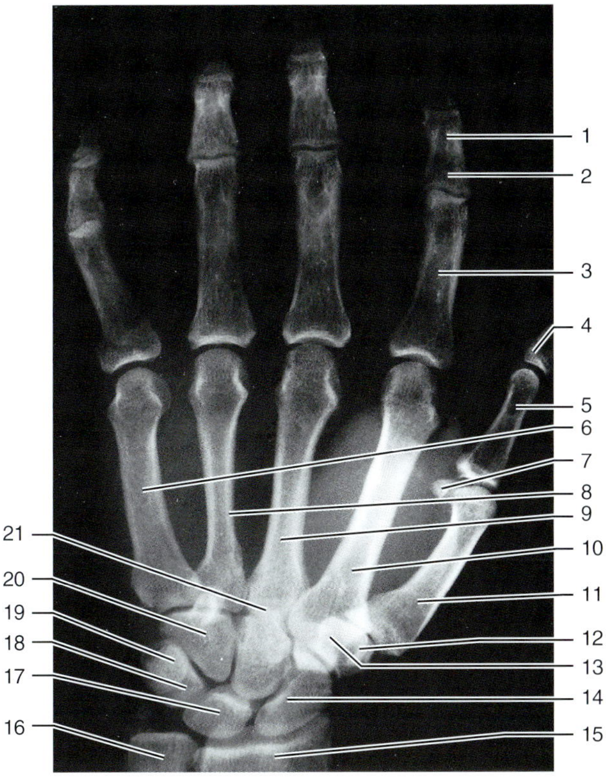

그림 4-56 성인 왼쪽 손 방사선 사진

1. Distal phalanx of index finger
   집게손가락의 말절골 |
2. Middle phalanx of index finger
   집게손가락의 중절골 | 둘째손가락의 중간마디뼈
3. 기절골 | 첫마디뼈
4. Distal phalanx 말절골 |
5. Proximal phalanx 기절골 | 첫마디뼈
6. Firth metacarpal 제5중수골 | 다섯번째손허리뼈
7. Sesamoid bone 종자골 |
8. Fourth metacarpal 제4중수골 | 네번째손허리뼈
9. Third metacarpal | 세번째손허리뼈
10. Second metacarpal 제2중수골 | 두번째손허리뼈
11. 제1중수골 | 첫번째손허리뼈
12. Trapezium | 큰마름뼈
13. 소능형골 | 작은마름뼈
14. Scaphoid 주상골 |
15. 요골 | 노뼈
16. Ulna | 자뼈
17. 월상골 | 반달뼈
18. Triquetral 삼각골 |
19. 두상골 | 콩알뼈
20. Hamate | 갈고리뼈
21. 유두골 | 알머리뼈

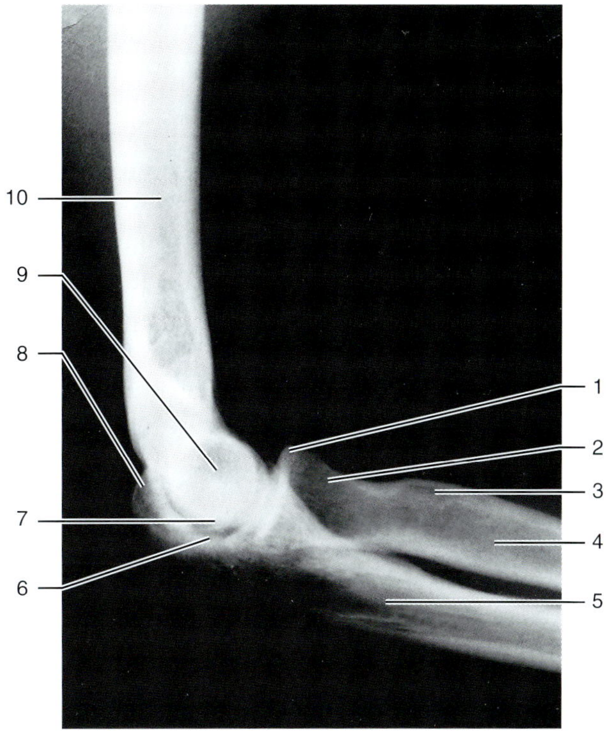

그림 4-57 우측 주관절의 굴곡된 상태의 방사선 사진

1. Head of radius 요골두 |
2. Neck of radius 요골경 | 노뼈목
3. 요골조면 | 노뼈거친면
4. Radius 요골 |
5. Ulna 척골 |
6. Trochlear notch of ulna | 자뼈의 도르래패임
7. Trochlea of humerus 상완골 활차 |
8. 주두돌기 | 팔꿈치머리돌기
9. Humeral condyle | 위팔뼈관절융기
10. 상완골 | 위팔뼈

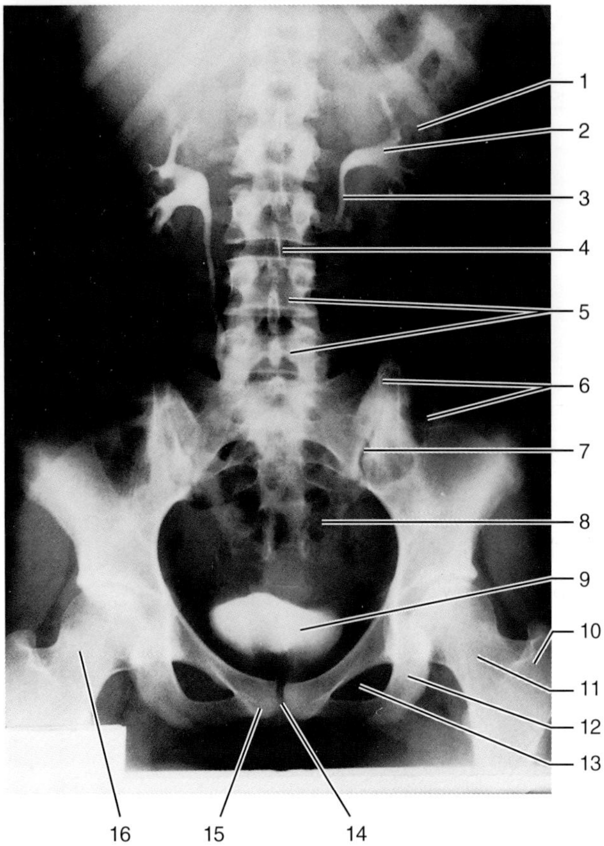

그림 4-58 전후 방향의 골반과 요추의 방사선 사진

1. 신장 | 콩팥
2. Pelvis of kidney 신우 |
3. 요관
4. Intervertebral disc | 척추사이원반
5. Lumbar vertebrae 요추 |
6. 장골 | 엉덩뼈
7. Sacroiliac joint | 엉치엉덩관절
8. 천골 | 엉치뼈
9. Urinary bladder
10. Greater trochanter of femur 대퇴골 대전자 | 넙다리뼈큰돌기
11. Neck of femur 대퇴골경 |
12. 좌골결절 | 궁둥뼈결절
13. Obturator foramen | 폐쇄구멍
14. Pubic symphysis 치골결합 | 두덩결합(두덩뼈결합)
15. 치골결절 | 두덩뼈결절
16. Head of femur 대퇴골두 |

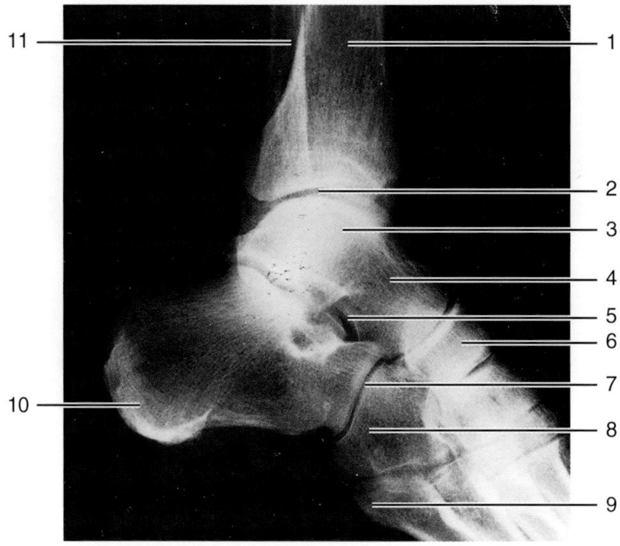

그림 4-59 발목 방사선 사진 외관

1. Tibia | 정강뼈
2. 거경골관절 | 목말정강뼈관절
3. Talus 거골 |
4. Neck of talus 거골경 | 목말뼈목
5. 족근동 | 발목뼈굴
6. Navicular 주상골 |
7. Calcaneocuboid joint 종입방관절 | 발꿈치입방관절
8. 입방골 |
9. Fifth metatarsal tuberosity
제5 중족골조면 | 다섯번째발허리뼈거친면
10. Calcaneus 종골 | 발꿈치뼈
11. 비골 |

그림 4-1 하지대(다리이음뼈) 치골유착의 섬유연골 현미경 사진

그림 4-2 탄력연골 광학현미경 사진

1. Perichondrium	연골막
2. Lacuna	소강
3. Chondrocytes in lacunae	소강안에 있는 연골세포
4. Adipose tissue	지방조직
5. Nuclei of adipocytes	지방세포의 핵
6. Fibroblast	섬유모세포

그림 4-3 초자(유리) 연골의 교차된 부분의 광학현미경 사진

1. Lacunae	소강
2. Matrix of the cartilage	연골의 기질
3. Chondrocytes in lacuna	소강에 안의 연골세포
4. Perichondrium	연골막

그림 4-4 발생중인 장골의 골단과 골간 결합 부위에 동화되고 있는 연골의 사진

1. Zone of reserve cartilage	연골예비 부분
2. Zone of roliferating cartilage	증식되고 있는 연골부분
3. Zone of hypertrophying cartilage cells	비대되고 있는 연골세포 부분
4. Zone of calcifying cartilage	골화되고 있는 연골 부분
5. Bone trabecula	뼈의 잔기둥
6. Bone marrow	골수 | 뼈속질
7. Periosteum	골비막 | 뼈막(뼈바깥막)

그림 4-5 광학현미경 사진. 교차되는 부분에 보여지는 ground bone

1. Haversian canal	하버스관 | 중심관
2. Lacunae with osteocytes	골세포와 소강
3. Canaliculi	소관
4. Bone matrix	골기질

그림 4-6 뼈 잔기둥에 줄지어 있는 것은 뼈에 침착되고 있는 골모세포들이다.

1. Trabecula	잔기둥
2. Blood vessel	혈관
3. Osteocyte in a lacuna	소강안에 있는 골세포
4. Matrix of developing bone	자라고 있는 뼈의 기질
5. Osteoblast cell	골모세포
6. Surrounding connective tissue	감싸고 있는 결합조직

그림 4-7 해면골의 광학현미경 사진

1. Osteoblasts	골모세포
2. Trabeculae	잔기둥
3. Bone marrow	골수
4. Developing leukocyte	발생중에 있는 백혈구

그림 4-8 탈회된 뼈의 광학현미경 사진

1. Periosteum	골막
2. Decalcified bone	탈회된 뼈
3. Lacuna with osteocyte	골세포와 소강
4. Bone marrow	골수
5. Adipose tissue	지방조직

그림 4-9 성인 골격. (a) : 전면 (b) : 후면

(A)

1. Frontal bone	전두골 | 이마뼈
2. Orbit	안와 | 눈확
3. Zygomatic bone	관골 | 광대뼈
4. Mandible	하악골 | 아래턱뼈
5. Cervical vertebra	경추 | 목뼈
6. Humerus	상완골 | 위팔뼈
7. Sternum	흉골 | 복장뼈
8. Radius	요골 | 노뼈
9. Ulna	척골 | 자뼈
10. Carpal bones	수근골 | 손목뼈
11. Matacarpal	중수골 | 손허리뼈
12. Phalanges	수지골 | 손가락뼈
13. Femur	대퇴골 | 넙다리뼈
14. Patella	슬개골 | 무릎뼈

15. Fibula	비골 | 종아리뼈
16. Tibia	경골 | 정강뼈
17. Tarsal bones	족근골 | 발목뼈
18. Metatarsal bones	중족골 | 발허리뼈
19. Sacrum	천골 | 엉치뼈
20. Ilium	장골 | 엉덩뼈
21. Lumbar vertebra	요추 | 허리뼈
22. Floating rib	부유늑골 | 뜬늑골
23. Thoracic vertebra	흉추 | 등뼈
24. Ribs	늑골 | 갈비뼈
25. Clavicle	쇄골 | 빗장뼈
26. Nasal cavity	비강 | 코안
27. Nasal septum	비중격 | 코중격

(B)

1. Parietal bone	두정골 | 마루뼈
2. Occipital	후두골 | 뒤통수뼈
3. Cervical vertebra	경추 | 목뼈
4. Scapula	견갑골 | 어깨뼈
5. Humerus	상완골 | 위팔뼈
6. Radius	요골 | 노뼈
7. Ulna	척골 | 자뼈
8. Carpal bone	수근골 | 손목뼈
9. Metacarpal bones	중수골 | 손허리뼈
10. Phalanges	수지골 | 손가락뼈
11. Femur	대퇴골 | 넙다리뼈
12. Fibula	비골 | 종아리뼈
13. Tibia	경골 | 정강뼈
14. Calcaneus	종골 | 발꿈치뼈
15. Ischium	좌골 | 궁둥뼈
16. Sacrum	천골 | 엉치뼈
17. Ilium	장골 | 엉덩뼈
18. Lumbar vertebra	요추 | 허리뼈
19. Thoracic vertebra	흉추 | 등뼈
20. Head of humerus	상완골두 | 위팔뼈머리
21. Spine of scapula	견갑극 | 어깨뼈가시
22. Mandible	하악골 | 아래턱뼈
23. Atlas vertebra	환추 | 고리뼈

그림 4-10 태아 두개골

1. Sagittal suture	시상봉합
2. Anterior fontanelle	대천문 | 앞숫구멍
3. Frontal suture	전두봉합 | 이마봉합
4. Frontal bone	전두골 | 이마뼈
5. Supraorbital foramen	눈확상공 | 눈확위구멍
6. Lesser wing of sphenoid bone	접형골(나비뼈)의 소익 | 나비뼈작은날개
7. Mandible	하악골 | 아래턱뼈
8. Elevations of deciduous teeth	젖니의 융기
9. Symphysis of mandible	하악결합 | 턱뼈결합
10. Maxilla	상악골 | 위턱뼈
11. Nasal septum	비중격 | 코중격
12. Infraorbital foramen	안와하공 | 눈확아래구멍
13. Nasal bone	비골 | 코뼈
14. Zygomatic bone	관골 | 광대뼈
15. Greater wing of sphenoid bone	접형골(나비뼈)의 대익 | 나비뼈의 큰날개
16. Temporal bone	측두골 | 관자뼈
17. Parietal bone	두정골 | 마루뼈
18. Coronal suture	관상봉합
19. Frontal process of maxilla	상악골(위턱뼈)의 전두돌기 | 위턱뼈의 이마돌기

그림 4-11 두개골 : 전면

1. Glabella	미간
2. Frontal bone	전두골 | 이마뼈
3. Frontomaxillary suture	전두상악봉합 | 이마위턱봉합
4. Frontolacrimal sture	전두누골봉합 | 이마눈물봉합
5. Coronal suture	관상봉합
6. Parietal bone	두정골 | 마루뼈
7. Greater wing of Sphenoid bone	접형골의 대익 | 나비뼈의 큰날개
8. Temporal bone	측두골 | 관자뼈
9. Frontozygomatic suture	전두관골봉합 | 이마광대봉합
10. Lacrimal bone	누골 | 눈물뼈
11. Sphenozygomatic suture	접형관골봉합 | 나비광대봉합
12. Infraorbital margin	안와하연 | 눈확아래모서리
13. Zygomatic bone	관골 | 광대뼈
14. Zygomaticomaxillary suture	관골상악봉합 | 광대위턱봉합
15. Infraorbital foramenb	안와하공 | 눈확아래구멍
16. Inferior nasal concha	아래비갑개골 | 아래코선반뼈
17. Anterior nasal spine	전비극 | 앞코가시
18. Intermaxillary suture	상악간봉합 | 위턱사이봉합
19. Alveolar process	치조돌기 | 이틀돌기
20. Body of mandible	하악체 | 턱뼈몸통

21. Mental foramen 이공 | 턱끝구멍
22. Mental tubercle 이결절 | 턱끝결절
23. Mental protuberance 이융기 | 턱끝융기
24.Inferior border of mandible 아래쪽 하악 경계
25. Ramus of mandible 하악지 | 턱뼈가지
26. Maxilla 상악골 | 위턱뼈
27. Mandibular condyle 하악관절구
28. Vomer 서골 | 보습뼈
29. Perpendicular plate 수직판(사골) | 정중판
30. Zygomatic process of maxilla 상악골의 관골돌기 | 위턱뼈의 광대돌기
31. Middle nasal concha 중비갑개 | 중간코선반뼈
32. Inferior orbital fissure 하안와열 | 아래눈확틈새
33. Nasomaxillary suture 비(골)상악봉합
34. Superior orbital fissure 상안와열 | 위눈확틈새
35. Sphenofrontal suture 접형전두봉합 | 나비이마봉합
36. Orbital surface of frontal bone 전두골의 안와면 | 이마뼈의 눈확면
37. Zygomatic process of frontal bone 전두골의 관골돌기 | 이마뼈의 광대돌기
38. Supraorbital margin 안와상연 | 눈확위모서리
39. Supraorbital foramen 안와상공 | 눈확위구멍
40. Frontal process of maxilla 상악 전두돌기 | 위턱뼈의 이마돌기
41. Nasal bone 비골 | 코뼈
42. Frontonasal suture 전두비골봉합 | 이마코봉합
43. Internasal suture 비골사이봉합 | 코사이봉합

그림 4-12 두개골 : 하면

1. Incisive fossa 절치와 | 앞니오목
2. Maxillarypalatine process 상악골의구개돌기 | 위턱뼈의 입천장돌기
3. Median palatine suture 구개봉합 | 입천장봉합
4. Transverse palatine suture 횡구개봉합 | 가로입천장봉합
5. Horizontal plate of alatine bone 구개골의 수평판 | 입천장뼈의 수평판
6. Greater palatine foramen 대구개공 | 큰입천장구멍
7. Zygomatic bone 관골 | 광대뼈
8. Pyramidal process of palatine bone 구개골의 추체돌기 | 입천장뼈의 날개패임돌기
9. Vomer 서골 | 보습뼈
10. Ala 계관 | 볏돌기
11. Zygomatic process of temporal bone 측두골 관골돌기 | 관자뼈의 광대돌기
12. Pharyngeal tubercle 인두결절
13. Foramen spinosum of sphenoid bone 접형골의 극공 | 접형골의 뇌악동맥구멍
14. Styloid process 경상돌기 | 붓돌기
15. Occipital condyle 후두관절융기(후두과) | 뒤통수뼈관절융기
16. Stylomastoid foramen 경상유돌구멍(경유돌공) | 붓꼭지구멍
17. Mastoid process 유양돌기 | 꼭지돌기
18. Condyloid fossa 관절와
19. Occipital bone 후두골 | 뒤통수뼈
20. External occipital crest 외후두능 | 바깥뒤통수뼈능선
21. Superior nuchal line 상항선 | 위목덜미선
22. Externaloccipital protuberance 외후두융기 | 바깥뒤통수뼈융기
23. Inferior nuchal line 하항선 | 아래목덜미선
24. Parietal bone 두정골 | 마루뼈
25. Foramen magnum 대공 | 큰구멍
26. Jugular foramen 경정맥공 | 목정맥구멍
27. Carotid canal 경동맥관 | 목동맥관
28. Foramen lacerum 파열공 | 파열구멍
29. Foramen ovale of sphenoid bone 접형골의 난원공 | 나비뼈의 타원구멍
30. Choanae (posterior nasal aperture) 후비공 | 뒤콧구멍
31. Posterior nasal spine 후비극 | 뒤코가시
32. Inferior orbital fissure 하안와열 | 아래눈확틈새
33. Zygomatic process of maxilla 상악골 관골돌기 | 위턱뼈의 광대돌기
34. Third molar 제3대구치 | 제3큰어금니
35. Second malar 제2대구치 | 제2큰어금니
36. First molar 제1대구치 | 제1큰어금니
37. Second premolar 제2소구치 | 제2작은어금니
38. First premolar 제1소구치 | 제1작은어금니
39. Canine 견치 | 송곳니
40. Lateral incisor 측절치
41. Central incisor 중절치

그림 4-13 두개관 : 위에서 보기

1. Diploë 판간층 | 판사이층
2. Frontal bone 전두골 | 이마뼈

3. Frontal crest 전두능(선) | 아마뼈능선
4. Anterior cranial fossa 전두개와 | 앞머리뼈우묵
5. Lesser wing of sphenoid bone 접형골의 소익 | 나비뼈의 작은 날개
6. Chiasmatic groove of sphenoid bone 접형골의 교차구 | 나비뼈의 교차고랑
7. Greater wing of sphenoid bone 접형골의 대익 | 나비뼈의 큰날개
8. Hypophyseal fossa of sella turcica 터어키안 뇌하수체와 | 안장의 뇌하수체오목
9. Foramen rotundum 정원공 | 원형구멍
10. Middle cranial fossa 중간 두개와 | 중간머리뼈우묵
11. Dorsum sellae of sella turcica 터어키안의 안배 | 안장의 안장등
12. Clivus (경)사대 | 비스듬틀
13. Foramen magnum 대공 | 큰구멍
14. Posterior cranial fossa 후 두개와 | 뒤머리뼈우묵
15. Occipital bone 후두골 | 뒤통수뼈
16. Internal occipital protuberance 내후두융기 | 속뒤통수뼈융기
17. Internal occipital crest 내후두능 | 속뒤통수뼈능선
18. Parietal bone 두정골 | 마루뼈
19. Hypoglossal canal 설하신경관 | 혀밑신경관
20. Juglar foramen 경정맥공 | 목정맥구멍
21. Foramen spinosum 극공 | 뇌막동맥구멍
22. Foramen ovale 난원공 | 타원구멍
23. Foramen lacerum 파열공 | 파열구멍
24. Carotid groove 경동맥구 | 목동맥고랑
25. Cribriform plate of ethmoid bone 사골판 | 벌집뼈의 체판
26. Crista galli of ethmoid bone 사골 계관 | 벌집뼈의 볏돌기
27. Jugum of sphenoid bone 접형골의 융기 | 나비뼈접합부분

그림 4-14 좌측두개골 : 정중 시상 단면

1. Parietal bone 두정골 | 마루뼈
2. Middle cranial fossa 중간 두개와 | 중간머리뼈우묵
3. Coronal suture 관상봉합
4. Lesser wing of sphenoid 접형골의 소익 | 나비뼈의 작은 날개
5. Frontal bone 전두골 | 이마뼈
6. Anterior cranial fossa 전두개와 | 앞머리뼈우묵
7. Optic canal of sphenoid 접형골의 시신경관 | 나비뼈의 시각신경관
8. Crista galli of ethmoid 사골의 계관 | 벌집뼈의 볏돌기
9. Frontal sinus 전두동 | 이마굴
10. Cribriform plate of ethmoid 사골의 사골판 | 벌집뼈의 체판
11. Nasal bone 비골 | 코뼈
12. Ethmoid bone 사골 | 벌집뼈
13. Perpendicularplateof ethmoid 사골의 비중격 | 벌집뼈의 코중격
14. Maxillary sinus 상악동 | 위턱굴
15. Vomer 서골 | 보습뼈
16. Nasal spine of maxilla bone 상악의 비극 | 위턱뼈의 코가시
17. Incisive canal of maxilla bone 상악의 절치관 | 위턱뼈의 앞니관
18. Alveolar margin 치조연 | 이틀모서리
19. Mental protuberance of mandible 하악의 이융기 | 아래턱뼈의 턱끝융기
20. Body of mandible 하악체 | 턱뼈몸통
21. Palatine process of maxilla bone 상악의 구개돌기 | 위턱뼈의 입천장돌기
22. Mylohyoid groove of mandible 하악의 악설골근신경구 | 턱목뿔근신경고랑
23. Pterygoid process of sphenoid 접형골의 익상돌기 | 나비뼈의 날개돌기
24. Angle of mandible 하악각 | 턱뼈각
25. Mandibular foramen 하악공 | 턱뼈구멍
26. Sphenoidal sinus 접형(골)동 | 나비굴
27. Basilar part of occipital bone 후두골의 두개저부 | 뒤통수뼈의 머리바닥
28. Occipital condyle 후두과 | 뒤통수뼈관절융기
29. Hypoglossal canal 설하신경관 | 혀밑신경관
30. Margin of foramen magnum 대공연 | 큰구멍의 모서리
31. Internal acoustic meatus 내이도 | 속귀길
32. Temporal bone 측두골 | 관자뼈
33. Posterior cranial fossa 후두개와 | 뒤머리뼈우묵
34. Occipital bone 후두골 | 뒤통수뼈
35. Lambdoid suture 람다봉합 | 시옷봉합

그림 4-15 절단된 두개

1. Sphenoid bone 접형골 | 나비뼈
2. Nasal bone 비골 | 코뼈

3. Ethmoid bone 사골 | 벌집뼈
4. Vomer 서골 | 보습뼈
5. Hyoid bone 설골 | 목뿔뼈
6. Mandible 하악골 | 아래턱뼈
7. Maxilla 상악골 | 위턱뼈
8. Palatine bone 구개골 | 입천장뼈
9. Zygomatic bone 관골 | 광대뼈
10. Nasal concha 비갑개 | 코선반뼈
11. Lacrimal bone 누골 | 눈물뼈
12. Temporal bone 측두골 | 관자뼈
13. Frontal bone 전두골 | 이마뼈
14. Parietal bone 두정골 | 마루뼈
15. Occipital bone 후두골 | 뒤통수뼈

그림 4-16 후두골 외측면

1. Squamous part of occipital bone 후두골의 편평한 부분 | 비늘부분
2. Lambdoid suture 인자(람다)봉합 | 시옷봉합
3. External occipital protuberance 외후두융기 | 바깥뒤통수뼈융기
4. Inferior nuchal line 하항선 | 아래목덜미선
5. Occipitomastoid suture 후두유양봉합 | 뒤통수꼭지봉합
6. Condylar fossa 과와 | 관절융기오목
7. Jugular process 경정맥돌기 | 목정맥돌기
8. Occipital condyle 후두과 | 뒤통수뼈관절융기
9. Hypoglossal canal 설하신경관 | 혀밑신경관
10. Basilar part of squama 두개저부 | 머리바닥
11. Foramen magnum 대공 | 큰구멍
12. Condylar canal 과관 | 관절융기관
13. External occipital crest 외후두능 | 바깥뒤통수뼈능선

그림 4-17 사골 윗면

1. Cribriform(horizontal) plate 사(골)판 | 체판
2. Ethmoidal labyrinth 사골미로 | 벌집뼈미로
3. Olfactory foramina 후신경공 | 후각신경구멍
4. Middle nasal concha(turbinate) 중비갑개 | 중간코선반뼈
5. Wings of crista galli(ala) 계관익 | 볏돌기날개
6. Crista galli 계관 | 볏돌기
7. Perpendicular plate 수직판 | 정중판
8. Anterior ethmoidal air cells(sinus) 전사골봉소 | 앞벌집뼈벌집
9. Middle ethmoidal air cells(sinus) 중사골봉소 | 중간벌집뼈벌집
10. Orbital plate(lamina papyracea) 안와판 | 눈확판
11. Posterior ethmoidal air cells(Sinus) 후사골봉소 | 뒤벌집뼈벌집

그림 4-18 접형골. (a), (b) : 앞면 ; (c), (d) : 뒤면

(A), (B)

1. Temporal surface of greater wing 대익의 측두면 | 큰날개의 관자면
2. Superior orbital fissure 상안와열 | 위눈확틈새
3. Lesser wing 소익 | 작은날개
4. Optic canal 시신경관 | 시각신경관
5. Sphenoidal crest 접형골능 | 나비뼈능선
6. Sphenoid sinus 접형동 | 나비굴
7. Orbital surface of greater wing 대익 안와면 | 큰날개의 눈확면
8. Sphenoidal spine 접형골극 | 나비뼈가시
9. Lateral plate of pterygoid process 익상돌기외측판 | 날개돌기가쪽판
10. Pterygoid notch 익돌절흔 | 날개패임
11. Pterygoid hamulus 익돌구 | 날개갈고리
12. Medial plate of pterygoid process 익상돌기 내측판 | 날개돌기안쪽판
13. Sphenoid rostrum 접형골문 | 나비뼈부리
14. Pterygoid canal 익돌관 | 날개관
15. Pterygopalatine sulcus 익구개구 | 날개입천장고랑
16. Foramen rotundum 정원공 | 원형구멍
17. Pterygopalatine surface 익구개면 | 날개입천장면
18. Infratemporal surface 측두하면 | 관자아래면

(C), (D)

1. Lesser wing 소익 | 작은날개
2. Superior orbital fissure 상안와열 | 위눈확틈새
3. Optic canal 시신경관 | 시각신경관
4. Posterior clinoid process 후상돌기 | 뒤창대돌기
5. Tuberculum sellae 터어키안결절 | 안장결절
6. Clivus 사대 | 비스듬틀
7. Cerebral surface of greater wing 대익의 대뇌면 | 큰날개의 대뇌면
8. Middle cranial fossa 중간두개와 | 중간머리뼈우묵

9. Foramen ovale 난원공 | 타원구멍
10. Sphenoidal spine 접형골극 | 나비뼈가시
11. Pterygoid notch 익돌절흔 | 날개패임
12. Pterygoid hamulus 익돌구 | 날개갈고리
13. Body of sphenoid bone 접형골체 | 나비뼈몸통
14. Carotid sulcus 경동맥구 | 목동맥고랑
15. Pterygoid canal 익돌관 | 날개관
16. Pterygoid fossa 익돌와 | 날개오목
17. Medial pterygoid plate 익상내측판 | 날개돌기안쪽판
18. Lateral pterygoid plate 익상외측판 | 날개돌기가쪽판
19. Foramen rotundum 정원공 | 원형구멍
20. Greater wing 대익 | 큰날개
21. Squamous margin 인연 | 비늘모서리

그림 4-19 상악골과 이 : 앞쪽

1. Frontal process 전두돌기 | 이마돌기
2. Infraorbital margin 안와하연 | 눈확아래모서리
3. Zygomatic process 관골돌기 | 광대돌기
4. Canine fossa 견치와 | 송곳니오목
5. Alveolar process 치조돌기 | 이틀돌기
6. Teeth 이(치아)
7. Juga alveolaria 치조융기 | 이틀융기
8. Intermaxillary suture 상악골사이봉합 | 위턱사이봉합
9. Anterior nasal spine 전비극 | 앞코가시
10. Anterior nasal aperture 전비구 | 앞코구멍
11. Infraorbital foramen 안와하공 | 눈확아래구멍

그림 4-20 측두골 : 외측면

1. Parietal margin 두정연 | 마루모서리
2. Parietal notch 두정절흔 | 마루패임
3. Occipital margin 후두연 | 뒤통수모서리
4. External acoustic meatus 외이도 | 바깥귀길
5. Mastoid process 유양돌기 | 꼭지돌기
6. Styloid process 경상돌기 | 붓돌기
7. Tympanic part of temporal bone 측두골의 고실부분 | 관자뼈의 고실부분
8. Petrotympanic 추체고실열 | 바위고막틈새
9. Apex of petrous part 암양부첨 | 바위부분의 꼭지
10. Mandibular fossa 하악와 | 턱관절오목
11. Articular tubercle 관절결절
12. Zygomatic process 관골돌기 | 광대돌기
13. Groove for middle temporal artery 중측두동맥구 | 중간관자동맥고랑
14. Squamous part of temporal bone 측두골 인부 | 관자뼈의 비늘부분

그림 4-21 측두골 : 내측면

1. Parietal margin 두정연 | 마루모서리
2. Groove for meningeal vessel 뇌막구 | 뇌막혈관고랑
3. Zygomatic process 관골돌기 | 광대돌기
4. Sphenoid margin 접형골연 | 나비뼈모서리
5. Trigeminal impression 삼차신경압흔 | 삼차신경절자국
6. Apex of petrous part 암양부첨 | 바위부분의 꼭지
7. Styloid process 경상돌기 | 붓돌기
8. Internal acoustic meatus 내이도 | 속귀길
9. Cochlear canaliculus 와우소관 | 달팽이소관
10. Aqueduct of the vestibule 전정수도관 | 안뜰수도관
11. Mastoid foramen 유돌공 | 꼭지구멍
12. Occipital margin 후두연 | 뒤통수모서리
13. Groove for sigmoid sinus S상동구 | 구불정맥굴고랑
14. Parietal notch 두정절흔 | 마루패임
15. Squamous part of temporal bone 측두골의 인부 | 관자뼈의 비늘부분

그림 4-22 하악골 : 외측면

1. Coronoid process 근돌기 | 근육돌기
2. Neck 하악경 | 턱뼈목
3. Head 하악두 | 턱뼈머리
4. Mandibular condyle 하악관절 | 턱뼈관절
5. Mylohyoid groove 악설골근신경구 | 턱목뿔근신경고랑
6. Teeth(molars) 대구치 | 큰어금니
7. Oblique line 사선 | 빗선
8. Anterior border of ramus 지의 전연 | 가지(하악지)의 앞모서리(턱뼈가지의 앞모서리)
9. Mandibular notch 하악절흔 | 턱뼈패임
10. Pterygoid fossa 익돌와 | 날개오목
11. Posterior border of ramus 지의 후연 | 하악지의 뒤모서리(턱뼈가지의 뒤모서리)
12. Ramus of mandible 하악지 | 턱뼈가지
13. Mandibular angle 하악각 | 턱뼈각

14. Body of mandible	하악체 | 턱뼈몸체(몸통)
15. Inferior border of mandible	하악하연 | 턱뼈아래모서리
16. Mental foramen	이공 | 턱끝구멍
17. Mental protuberance	이융기 | 턱끝융기
18. Alveolar process	치조돌기 | 이틀돌기
19. Alveolar crest	치조능 | 이틀능선
20. Mandibular foramen	하악공 | 턱뼈구멍

그림 4-23 흉 골

1. Jugular notch	경절흔 | 목아래패임
2. Manubrium	흉골병 | 복장뼈자루
3. Manubriosternal joint	흉골병 관절 | 복장뼈자루관절
4. Body	흉골체 | 복장뼈몸통
5. Costal cartilage	늑연골 | 갈비연골
6. Xiphoid process	검상돌기 | 칼돌기
7. Notch for costal cartilage	늑연골절흔 | 갈비연골패임
8. Sternal angle	흉골각 | 복장뼈각

그림 4-24 어깨대와 흉곽 : 전면

1. Sternal end of clavicle	쇄골의 흉골단 | 빗장뼈의 복장끝
2. Clavicle	쇄골 | 빗장뼈
3. Sternoclavicular joint	흉쇄관절 | 복장빗장관절
4. Manubrum of sternum	흉골병 | 흉골자루
5. Body of Sternum	흉골체 | 흉골몸통
6. Ribs	늑골 | 갈비뼈
7. Xiphoid process	검상돌기 | 칼돌기
8. Costal cartilage	늑연골 | 갈비연골
9. Vertebral disc (intervertebral disc)	추간원판 | 척추사이원반
10. Lumbar vertebrae	요추 | 허리뼈
11. Floating rib	부유늑골 | 뜬갈비뼈
12. Thoracic vertebrae	흉추 | 등뼈
13. Glenoid cavity	관절와 | 접시오목
14. Acromion	견봉 | 봉우리
15. Scapula	견갑골 | 어깨뼈

그림 4-25 쇄골 : 상면, 왼쪽쇄골

1. Articular facet for sternum	흉골관절면 | 복장관절면
2. Sternal(medial end)	흉골단 | 복장끝
3. Dorsal border	배연 | 등쪽모서리
4. Acromion(lateral end)	견봉단 | 봉우리끝
5. Articular facet for acromion	견봉관절면 | 빗장관절면
6. Ventral border	복연 | 배쪽모서리

그림 4-26 제 1, 2 늑골 그리고 전형적인 늑골

1. Head of rib	늑골두 | 갈비뼈머리
2. Neck of rib	늑골경 | 갈비뼈목
3. Tubercle of rib	늑골결절 | 갈비뼈결절
4. Articular facet of tubercle	늑골결절관절면 | 갈비뼈결절관절면
5. Costal angle	늑골각 | 갈비뼈각
6. Tuberosity of scalenus medial muscle	중사각근조면 | 중간목갈비근 거친면
7. Tuberosity of serratus anterior muscle	전거근조면 | 앞톱니근거친면
8. Body of rib	늑골체 | 갈비뼈몸통
9. First rib	제1늑골 | 제1갈비뼈
10. Second rib	제2늑골 | 제2갈비뼈
11. Typical rib	전형적인 늑골

그림 4-27 척추 : 전면

1. Cervical vertebrae	경추 | 목뼈
2. Thoracic vertebrae	흉추 | 등뼈
3. Lumbar vertebrae	요추 | 허리뼈
4. Sacrum(S1~S5)	천골(S1~S5) | 엉치뼈
5. Coccyx	미골 | 꼬리뼈
6. L5 vertebra	요추5번 | 제5허리뼈
7. L1 vertebra	요추1번 | 제1허리뼈
8. T12 vertebra	흉추12번 | 제12등뼈
9. T1 vertebra	흉추1번 | 제1등뼈
10. C7 vertebra	경추7번 | 제7목뼈
11. Axis C2 vertebra	축추 경추2번 | 중쇠뼈(제2목뼈)
12. Atlas C1 vertebra	환추 경추1번 | 고리뼈(제1목뼈)

그림 4-28 척추 : 후면

1. Cervical vertebrae	경추 | 목뼈
2. Thoracic vertebrae	흉추 | 등뼈

3. Lumbar vertebrae 요추 | 허리뼈
4. Sacrum(S1~S5) 천골(S1~S5) | 엉치뼈
5. Coccyx 미골 | 꼬리뼈
6. L5 vertebra 요추5번 | 제5허리뼈
7. L1 vertebra 요추1번 | 제1허리뼈
8. T12 vertebra 흉추12번 | 제12등뼈
9. T1 vertebra 흉추1번 | 제1등뼈
10. C7 vertebra 경추7번 | 제7목뼈
11. Axis C2 vertebra 축추 경추2번 | 중쇠뼈(제2목뼈)
12. Atlas C1 vertebra 환추 경추1번 | 고리뼈(제1목뼈)

그림 4-29 환추 : 제 1 경추-상면

1. Superior articular facet 상관절와 | 위관절면
2. Anterior arch 전궁 | 앞고리
3. Articular facet for dens 치돌기와 | 치아돌기오목
4. Anterior tubercle 전결절 | 앞결절
5. Tubercle for transverse ligament 횡인대결절 | 가로인대결절
6. Lateral mass 외측괴 | 가쪽덩이(고리뼈의)
7. Vertebral foramen 추공 | 척추뼈구멍
8. Posterior tubercle 후결절 | 뒤결절
9. Posterior arch 후궁 | 뒤고리
10. Groove for vertebral artery 추골동맥구 | 척추뼈고랑
11. Transverse foramen 횡돌기공 | 가로돌기구멍
12. Transverse process 횡돌기 | 가로돌기

그림 4-30 환추 : 제 1 경추-하면

1. Anterior tubercle 전결절 | 앞결절
2. Transverse process 횡돌기 | 가로돌기
3. Vertebral foramen 추공 | 척추뼈구멍
4. Posterior tubercle 후결절 | 뒤결절
5. Posterior arch 후궁 | 뒤고리
6. Transverse foramen 횡돌기공 | 가로돌기구멍
7. Inferior facet for axis 축추의 하관절면 | 중쇠뼈의 아래관절면
8. Anterior arch 전궁 | 앞고리

그림 4-31 축추 : 제 2 경추-상면

1. Pedicle 추근 | 고리뿌리
2. Dens(odontoid process) 치돌기 | 치아돌기
3. Superiorarticular process(C1) 상관절돌기(C1) | 위관절돌기
4. Transverse process 횡돌기 | 가로돌기
5. Transversarium foramen 횡돌기공 | 가로돌기구멍
6. Inferiorarticular process(C3) 하관절돌기(C3) | 아래관절돌기
7. Lamina 추궁판 | 고리판
8. Spinous process(bifid) 극돌기 | 가시돌기
9. Vertebral foramen 추공 | 척추뼈구멍
10. Body of Axis 추체 | 척추뼈몸통
11. Arch of Axis 추궁 | 척추뼈고리

그림 4-32 환축관절 : 제 1, 2 경추-상면

1. Anterior tubercle of atlas 환추의 전결절 | 고리뼈의 앞결절
2. Pedicle of axis 축추의 추근 | 중쇠뼈의 고리뿌리
3. Lateral mass of atlas 환추의 외측괴 | 고리뼈의 가쪽덩이
4. Tubercle for transverse ligament of atlas 환추의 횡인대결절 | 고리뼈의 가로인대결절
5. Poesterior tubercle of atlas 환추의 후결절 | 고리뼈의 뒤결절
6. Spinous process(bifid) of axis 축추의 극돌기 | 중쇠뼈의 가시돌기
7. Posterior arch of atlas 환추의 후궁 | 고리뼈의 뒤고리
8. Groove for vertebral arter of atlas 환추의 추골동맥구 | 고리뼈의 척추뼈동맥고랑(척추동맥고랑)
9. Transverse process of atlas 환추의 횡돌기 | 고리뼈의 가로돌기
10. Transverse foramen of atlas 환추의 횡돌기공 | 고리뼈의 가로돌기구멍
11. Superior articular facet of atlas 환추의 상관절와 | 고리뼈의 위관절면
12. Superior articular process of axis 축추의 상관절돌기 | 중쇠뼈의 위관절돌기
13. Anterior arch of atlas 환추의 전궁 | 고리뼈의 앞고리
14. Body of Axis 축추의 추체 | 중쇠뼈의 몸통
15. Dens(odontoid process) of axis 축추의 치돌기 | 중쇠뼈의 치아돌기
16. Vertebral arch of axis 축추의 추골궁 | 중쇠뼈의 척추뼈고리

그림 4-33 전형적인 경추 : 상면

1. Bifid spinous process	2분된 극돌기 | 갈라진가시돌기
2. Lamina	추궁판 | 고리판
3. Posterior tubercle	후결절 | 뒤결절
4. Anterior tubercle	전결절 | 앞결절
5. Pedicle	추근 | 고리뿌리
6. Uncus of vertebral body	구의 추체 | 척추뼈몸통의 갈고리이랑
7. Body of vertebra(centrum)	추체 | 척추뼈몸통
8. Transverse foramen	횡돌기공 | 가로돌기구멍
9. Transverse process	횡돌기 | 가로돌기
10. Superior articular facet	상관절와 | 위관절면
11. Vertebral foramen	추공 | 척추뼈구멍
12. Vertebral arch	추골궁 | 척추뼈고리그림

그림 4-34 전형적인 흉추. (a), (b) : 상면 ; (c), (d) : 외측면

(A), (B)

1. Lamina	추궁판 | 고리판
2. Spinous process	극돌기 | 가시돌기
3. Transverse process	횡돌기 | 가로돌기
4. Transverse costal facet	횡돌늑골와 | 가로갈비오목
5. Vertebral foramen	추공 | 척추뼈구멍
6. Body	추체 | 척추뼈몸통
7. Annular apophysis	윤상돌기 | 둘레돌기
8. Superior costal facet	상늑골와 | 위갈비오목
9. Pedicle	추근 | 고리뿌리
10. Superior articular process	상관절돌기 | 위관절돌기

(C), (D)

1. Superior costal facet	상늑골와 | 위갈비오목
2. Superior articular process	상관절돌기 | 위관절돌기
3. Transverse process	횡돌기 | 가로돌기
4. Transverse costal facet	횡돌늑골와 | 가로갈비오목
5. Spinous process	극돌기 | 가시돌기
6. Inferior articular process	하관절돌기 | 아래관절돌기
7. Inferior vertebral notch	하추절흔 | 아래척추뼈패임
8. Body	추체 | 척추뼈몸통

그림 4-35 요추 : 상면

1. Spinous process	극돌기 | 가시돌기
2. Superior articular facet	상관절와 | 위관절면
3. Accessory process	부돌기 | 덧돌기
4. Superior articular process	상관절돌기 | 위관절돌기
5. Vertebral foramen	추공 | 척추뼈구멍
6. Body of vertebra	추체 | 척추뼈몸통
7. Pedicle	추근 | 고리뿌리
8. Transverse process	횡돌기 | 가로돌기
9. Mamillary process	유두돌기 | 꼭지돌기
10. Lamina(Vertebral arch)	추궁판 | 고리판

그림 4-36 천골 : 전면

1. Superior atricular process	상관절돌기 | 위관절돌기
2. Superior sacral notch	상천절흔 | 위엉치뼈패임
3. Base of sacrum	천골저 | 엉치뼈바닥
4. Sacral promontory	갑각(천골곶) | 엉치뼈곶
5. Lumbosacral articular surface	천요관절면 | 엉치허리뼈관절면
6. Sacral wings(ala)	천골익 | 엉치뼈날개
7. Lateral part	외측부 | 가쪽부분
8. Transverse lines(ridges)	횡선 | 가로선
9. Apex of sacrum	천골첨 | 엉치뼈끝
10. Inferolateral angle	하외측각 | 아래가쪽각
11. Anterior sacral (pelvic) foramina	전천골공 | 앞엉치뼈구멍
12. Lateral mass	외측괴 | 가쪽덩이

그림 4-37 천골 : 후면

1. Superior atricular process	상관절돌기 | 위관절돌기
2. Sacral canal	천골관 | 엉치뼈관
3. Superior sacral notch	상천절흔 | 위엉치뼈패임
4. Sacral tuberosity	천골조면 | 엉치뼈거친면
5. Posterior(dorsal) sacral foramina	후천골공 | 뒤엉치뼈구멍
6. Sacrococcygeal notch	천미절흔 | 엉치꼬리패임
7. Sacral horn	천골각(뿔) | 엉치뼈뿔
8. Sacral hiatus	천골열공 | 엉치뼈틈새
9. Inferolateral angle	하외측각 | 아래가쪽각
10. Intermediate sacral crest	중간천골능 | 중간엉치뼈능선
11. Median sacral crest	정중천골능 | 정중엉치뼈능선
12. Lateral sacral crest	외측천골능 | 가쪽엉치뼈능선

13. Auricular surface	이상면 | 귓바퀴면
14. Apex of sacrum	천골점 | 엉치뼈끝
15. Underdeveloped foramen	미발달공

그림 4-38 좌 견갑골. (a), (b) : 전면 ; (c), (d) : 후면

(A), (B)

1. Superior angle	상각 | 위각
2. Superior border	상면 | 위모서리
3. Subscapular fossa	견갑하와 | 어깨뼈밑오목
4. Scapular notch	견갑절흔 | 어깨뼈패임
5. Coracoid process	오훼돌기 | 부리돌기
6. Acromial articular surface	견봉관절면 | 봉우리관절면
7. Acromion	견봉 | 봉우리
8. Glenoid cavity	관절강 | 접시오목
9. Infra glenoid tubercle	관절하결절 | 오목아래결절
10. Neck of scapula	견갑경 | 어깨뼈목
11. Lateral border	외측연 | 가쪽모서리
12. Inferior angle	하각 | 아래각
13. Medial border	내측연 | 안쪽모서리
14. Costal surface	늑골면 | 갈비면
15. Medial angle	중각 | 중간각

(C), (D)

1. Coracoid process	오훼돌기 | 부리돌기
2. Scapular notch	견갑절흔 | 어깨뼈패임
3. Superior border	상연 | 위모서리
4. Superior angle	상각 | 위각
5. Supraspinatus fossa	극상와 | 가시위오목
6. Spine of scapula	견갑극 | 어깨뼈가시
7. Medial angle	중각 | 중간각
8. Medial border	중연 | 중간모서리
9. Inferior angle	하각 | 아래각
10. Lateral border	외측연(액와연) | 가쪽모서리
11. Infraspinatus fossa	극하와 | 가시아래오목
12. Neck of scapula	견갑경 | 어깨뼈목
13. Infraglenoid tubercle	하관절와 결절(관절하결절) | 오목아래결절
14. Glenoid cavity	관절강 | 접시오목
15. Acromion	견봉 | 봉우리

그림 4-39 좌 상완골. (a), (b) : 후면 ; (c), (d) : 전면

(A), (B)

1. Greater tubercle	대결절 | 큰결절
2. Head of humerus	상완골두 | 상완골머리
3. Anatomical neck	해부경 | 해부목
4. Surgical neck	외과경 | 외과목
5. Posterior surface	후면 | 뒤면
6. Olecranon fossa	주두와 | 팔꿈치오목
7. Medial epicondyle	내측상과 | 안쪽위관절융기
8. Sulcus for ulnar nerve	척골신경구 | 자신경고랑
9. Trochlea	활차 | 도르래
10. Lateral epicondyle	외측상과 | 가쪽위관절융기
11. Sulcus for radial nerve	요골신경구 | 뇌신경고랑

(C), (D)

1. Anatomical neck	해부경 | 해부목
2. Head of humerus	상완골두 | 위팔뼈머리
3. Lesser tubercle	소결절 | 작은결절
4. Greater tubercle	대결절 | 큰결절
5. Intertubercular sulcus	결절관구 | 결절사이고랑
6. Crest of greater tubercle	대결절능 | 큰결절능선
7. Deltoid tuberosity	삼각근조면 | 세모근거친면
8. Lateral supracondylar ridge	측면상과능(외측상관절융기위능선) | 가쪽관절융기위능선
9. Radial fossa	요골와 | 노오목
10. Lateral epicondyle	외측상과 | 가쪽위관저융기
11. Capitulum	상완골소두 | 위팔뼈작은머리
12. Trochlea	활차 | 도르래
13. Medial epicondyle	내측상과 | 안쪽위관절융기
14. Coronoid fossa	구상돌기와 | 갈고리오목
15. Medial supracondylar ridge	내측상관절융기위능선 | 안쪽관절융기위능선
16. Crest of lesser tubercle	소결절능 | 작은결절능선
17. Surgical neck	외과경 | 외과목

그림 4-40 전면의 좌측 요골, 척골

1. Olecranon process	주두돌기 | 팔꿈치머리돌기
2. Trochlear notch	활차절흔 | 도르래패임
3. Head of radius	요골두 | 노뼈머리
4. Neck of radius	요골경 | 노뼈목
5. Radial tuberosity	요골조면 | 노뼈거친면
6. Anterior border	전연 | 앞모서리
7. Styloid process of radius	요골경상돌기 | 노뼈붓돌기
8. Styloid process of ulna	척골경상돌기 | 자뼈붓돌기
9. Articular circumference	관절환상면 | 둘레관절면
10. Anterior border of ulna	척골전연 | 자뼈앞모서리
11. Ulnar tuberosity	척골조면 | 척골거친면

12. Supinator crest	회외능 | 뒤침근능선
13. Coronal process	구상돌기 | 갈고리돌기

그림 4-41 오른쪽 손. (a), (b) : 배면 ; (c), (d) : 손바닥면

(A), (B)

1. First metacarpal	제1중수골 | 손허리뼈
2. Second metacarpal	제2중수골 | 손허리뼈
3. Third metacarpal	제3중수골 | 손허리뼈
4. Fourth metacarpal	제4중수골 | 손허리뼈
5. Firth metacarpal	제5중수골 | 손허리뼈
6. Radius	요골 | 노뼈
7. Styloid process of radius	요골 경상돌기 | 노뼈붓돌기
8. Scaphoid (carpal) bone	주상골 | 손배뼈
9. Capitate (carpal) bone	유두골 | 알머리뼈
10. Trapezoid (carpal) bone	소능형골 | 작은마름뼈
11. Trapezium (carpal) bone	대능형골 | 큰마름뼈
12. Base of metacarpal	중수골저(중수골바닥) | 손허리뼈바닥
13. Body of metacarpal	중수골체 | 손허리뼈몸통
14. Head of metacarpal	중수골두 | 손허리뼈머리
15. Base of proximal phalanx	기절골저 | 마디뼈바닥
16. Body of proximal phalanx	기절골체 | 마디뼈몸통
17. Head of proximal phalanx	기절골두 | 마디뼈머리
18. Thumb	무지 | 엄지손가락
19. Base of middle phalanx	중절골저 | 중간마디뼈바닥
20. Body of middle phalanx	중절골체 | 중간마디뼈몸통
21. Head of middle phalanx	중절골두 | 중간마디뼈머리
22. Base of distal phalanx	말절골저 | 끝마디뼈바닥
23. Tuberosity of distal phalanx	말절골조면 | 끝마디뼈거친면
24. Head of distal phanlanx	말절골두 | 끝마디뼈머리
25. Distal phalanges	말절골 | 끝마디뼈
26. Middle phalanges	중절골 | 중간마디뼈
27. Proximal phalanges	기절골 | 첫마디뼈
28. Metacarpal bones	중수골 | 손허리뼈
29. Hamate (carpal) bone	유구골 | 갈고리골
30. Pisiform (carpal) bone	두상골 | 콩알뼈
31. Triquetral (carpal) bone	삼각골 | 세모뼈
32. Lunate (carpal) bone	월상골 | 반달뼈
33. Styloid process of ulna	척골 경상돌기 | 자뼈붓돌기
34. Ulna	척골 | 자뼈

(C), (D)

1. First metacarpal	제1중수골 | 손허리뼈
2. Second metacarpal	제2중수골 | 손허리뼈
3. Third metacarpal	제3중수골 | 손허리뼈
4. Fourth metacarpal	제4중수골 | 손허리뼈
5. Firth metacarpal	제5중수골 | 손허리뼈
6. Ulna	척골 | 자뼈
7. Styloid process of ulna	척골 경상돌기 | 자뼈붓돌기
8. Lunate (carpal) bone	월상골 | 반달뼈
9. Triquetral (carpal) bone	삼각골 | 세모뼈
10. Pisiform (carpal) bone	두상골 | 콩알뼈
11. Hamate (carpal) bone	유구골 | 갈고리뼈
12. Hamulus (hook) of hamate bone	유구골구 | 갈고리뼈갈고리
13. Base of metacarpal	중수골저 | 손허리뼈바닥
14. Body of metacarpal	중수골체 | 손허리뼈몸통
15. Head of metacarpal	중수골두 | 손허리뼈머리
16. Base of proximal phalanx	기절골저 | 마디뼈바닥
17. Body of proximal phalanx	기절골체 | 마디뼈몸통
18. Head of proximal phalanx	기절골두 | 마디뼈머리
19. Base of middle phalanx	중절골저 | 중간마디뼈바닥
20. Body of middle phalanx	중절골체 | 중간마디뼈몸통
21. Head of middle phalanx	중절골두 | 중간마디뼈머리
22. Distal phalanges	말절골 | 끝마디뼈
23. Middle phalanges	중절골 | 중간마디뼈
24. Base of distal phalanx	말절골저 | 끝마디뼈바닥
25. Tuberosity of distal phalanx	말절골조면 | 끝마디뼈거친면
26. Head of distal phanlanx	말절골두 | 끝마디뼈머리
27. Thumb	무지 | 엄지손가락
28. Proximal phalanges	기절골 | 첫마디뼈
29. Interphangeal joint	지절간관절 | 마디뼈사이관절
30. Metacarpal bones	중수골 | 손허리뼈
31. Trapezium (carpal) bone	대능형골 | 큰마름뼈
32. Trapezoid (carpal) bone	소능형골 | 작은마름뼈
33. Capitate (carpal) bone	유두골 | 알머리뼈
34. Scaphoid (carpal) bone	주상골 | 손배뼈
35. Styloid process of radius	요골 경상돌기 | 노뼈붓돌기
36. Radius	요골 | 노뼈

그림 4-42 하지대(Pelvic girdle)

1. Superior articular process of sacrum	천골 상관절돌기 | 엉치뼈의 위관절돌기
2. Sacral promontory	갑각(천골곶) | 엉치뼈곶
3. Base of sacrum	천골저 | 엉치뼈바닥

4

4. Sacral canal 천골관 | 엉치뼈관
5. Superior articular process of sacrum 천골 상관절돌기 | 엉치뼈의 위관절돌기
6. Sacral wings(ala) 천골익 | 엉치뼈날개
7. Sacroiliac joint 천장관절 | 엉치엉덩관절
8. Iliac fossa 장골와 | 엉덩뼈오목
9. Linea terminalis 종선 | 분계선
10. Anterior superior iliac spine 상전장골극 | 위앞엉덩뼈가시
11. Ischial spine 좌골극 | 궁둥뼈가시
12. Obturator foramen 폐쇄공 | 폐쇄구멍
13. Ischial tuberosity 좌골결절 | 궁둥뼈결절
14. Pubic crest 치골능선(능) | 두덩뼈능선
15. Pubic symphysis 치골결합 | 두덩결합
16. Pubic tubercle 치골결절 | 두덩뼈결절
17. Pecten of pubis 치골빗 | 두덩뼈빗
18. Superior pubic ramus 치골상지 | 두덩뼈위가지
19. Iliopubic eminence 장치융기 | 엉덩두덩융기
20. Arcuate line 궁상선 | 활꼴선
21. Anterior inferior iliac spine 하전장골극 | 아래앞엉덩뼈가시
22. Internal lip of iliac crest 장골능의 내순 | 엉덩뼈능선의 속능선
23. Intermediate line of iliac crest 장골능의 중간능선 | 엉덩뼈능선의 중간능선
24. External lip of iliac crest 장골능의 외순 | 엉덩뼈능선의 바깥능선
25. Anterior sacral(pelvic) foramina 전천골공 | 앞엉치뼈구멍
26. Transverse lines(ridges) of sacrum 천골의 횡선 | 엉치뼈가로선
27. Coccyx 미골 | 꼬리뼈
28. Iliac crest 장골능 | 엉덩뼈능선

그림 4-43 여성 하지대(Pelvic girdle) : 전상면

1. Intervertebral disc 추간원판 | 척추사이원반
2. Body of L4 vertebra L4 추체 | 4번 허리뼈몸통
3. Transverse process of L4 vertebra L4 횡돌기 | 4번허리뼈가로돌기
4. Body of L5 vertebra L5 추체 | 5번허리뼈몸통
5. Transverse process of L5 vertebra L5 횡돌기 | 5번허리뼈가로돌기
6. Base of sacrum 천골저 | 엉치뼈바닥
7. Anterior sacral(pelvic) foramina 전천골공 | 앞엉치뼈구멍
8. Apex of sacrum 천골첨 | 엉치뼈끝
9. Coccyx 미골 | 꼬리뼈
10. Iliopubic eminence 장치융기 | 엉덩두덩융기
11. Actabular fossa 관골구와 | 절구오목
12. Pecten of pubis 치골즐 | 두덩뼈빗
13. Superior pubic ramus 치골상지 | 두덩뼈위가지
14. Pubic tubercle 치골결절 | 두덩뼈결절
15. Inferior pubic ramus 치골하지 | 두덩뼈아래가지
16. Pubic arch 치골궁 | 두덩활
17. Pubic symphysis 치골결합 | 두덩결합
18. Pubic crest 치골능선(능) | 두덩뼈능선
19. Inlet of pubis 골반입구 | 골반문
20. Ischial tuberosity 좌골결절 | 궁둥뼈결절
21. Obturator foramen 폐쇄공 | 폐쇄구멍
22. Ischial spine 좌골극 | 궁둥뼈가시
23. Linea terminalis 종선 | 분계선
24. Anterior superior iliac spine 상전장골극 | 위앞엉덩뼈가시
25. Transverse lines (ridges) of sacrum 천골의 횡선 | 엉치뼈가로선
26. Iliac crest 장골능 | 엉덩뼈능선
27. Iliac fossa 장골와 | 엉덩뼈오목
28. Sacroiliac joint 천장관절 | 엉치엉덩관절
29. Sacral wings (ala) 천골익 | 엉치뼈날개
30. Sacral promontory 갑각(천골곶) | 엉치뼈곶
31. Iliac tuberosity 장골결절 | 엉덩뼈결절

그림 4-44 관골 : 측면

1. Iliac crest 장골능 | 엉덩뼈능선
2. Intermediate line of iliac crest 장골능의 중간선 | 중간능선
3. Anterior gluteal line 전둔근선 | 앞볼기근선
4. Inferior gluteal line 하둔근선 | 아래볼기근선
5. Posterosuperior iliac spine 상후장골극 | 위뒤엉덩뼈가시
6. Posteroinferior iliac spine 하후장골극 | 아래뒤엉덩뼈가시
7. Greater sciatic notch 대좌골절흔 | 큰궁둥패임
8. Acetabulum 관골구 | 절구
9. Ischial spine 좌골극 | 궁둥뼈가시
10. Lesser sciatic notch 소좌골절흔 | 작은궁둥패임

11. Body of ischium	좌골체 | 궁둥뼈몸통
12. Ischial tuberosity	좌골결절 | 궁둥뼈결절
13. Ramus of ischium	좌골지 | 궁둥뼈가지
14. Ischium	치골 | 두덩뼈
15. Obturator foramen	폐쇄공 | 폐쇄구멍
16. Inferior ramus of pubis	치골하지 | 두덩뼈아래가지
17. Posterior obturator tubercle	후폐쇄결절 | 뒤폐쇄결절
18. Acetabular notch	관골구 절흔 | 절구패임
19. Anterior obturator tubercle	전폐쇄결절 | 앞폐쇄결절
20. Body of pubis	치골체 | 두덩뼈몸통
21. Pubic tubercle	치골결절 | 두덩뼈결절
22. Obturator crest	폐쇄능 | 폐쇄능선
23. Pubic crest	치골능 | 두덩뼈능선
24. Body of ischium	좌골체 | 궁둥뼈몸통
25. Iliopubic eminence	장치융기 | 엉덩두덩융기
26. Lunate surface of acetabulum	관골구의 월상면 | 절구의 반달면
27. Acetabular fossa	관골구와 | 절구오목
28. Rim of acetabulum	관골구연 | 절구모서리
29. Anterior inferior iliac spine	하전장골극 | 아래앞엉덩뼈가시
30. Anterior superior iliac spine	상전장골극 | 위앞엉덩뼈가시
31. Ilium	장골 | 엉덩뼈
32. External lip of iliac crest	장골능 외순 | 엉덩뼈의 바깥능선
33. Tuberosity of ilium	장골조면 | 엉덩뼈거친면

그림 4-45 좌측 슬개골 : 전면

1. Base(superior border)	슬개골 저(상연) | 무릎뼈바닥(위모서리)
2. Lateral border	측연 | 가쪽모서리
3. Apex	슬개골 첨 | 무릎뼈끝
4. Anterior surface of patella	슬개골 전면 | 무릎뼈 앞면
5. Medial border	중연 | 안쪽모서리

그림 4-46 우측 대퇴골 : 전면

1. Greater trochanter	대전자 | 큰돌기
2. Quadrate tubercle	방형골 결절 | 네모근결절
3. Head	대퇴골두 | 넙다리뼈머리
4. Fovea capitis femoris	대퇴골두와 | 넙다리뼈머리오목
5. Neck	골경 | 넙다리뼈목
6. Intertrochanteric line	전자간선 | 돌기사이선
7. Lesser trochanter	소전자 | 작은돌기
8. Shaft of femur	대퇴골체 | 넙다리뼈몸통
9. Adductor tubercle	내전근결절 | 모음근결절
10. Medial epicondyle	내측상과 | 안쪽위관절융기
11. Medial condyle	내측과 | 안쪽관절융기
12. Anterior surface of patella	슬개골 전면 | 무릎뼈의 앞면
13. Lateral condyle	외측과 | 가쪽관절융기
14. Lateral epicondyle	외측상과 | 가쪽위관절융기

그림 4-47 우측 대퇴골 : 후면

1. Head	대퇴골두 | 넙다리뼈머리
2. Neck	대퇴골경 | 넙다리뼈목
3. Greater trochanter	대전자 | 큰돌기
4. Intertrochanteric crest	전자간능 | 돌기사이능선
5. Gluteal tuberosity	둔근조면 | 볼기근거친면
6. Lateral lip of linea aspera	조선의 외순 | 거친선가쪽선
7. Shaft(diaphysis)	골간 | 뼈몸통(넙다리뼈몸통)
8. Lateral epicondyle	외측상과 | 가쪽관절융기
9. Lateral condyle	외측과 | 가쪽관절융기
10. Apex of patella	슬개골첨 | 무릎뼈끝
11. Intercondylar fossa	과간와 | 융기사이오목
12. Medial condyle	내측과 | 안쪽관절융기
13. Adductor tubercle	내전근결절 | 모음근결절
14. Popliteal surface	슬와면 | 오금면
15. Medial lip of linea aspera	조선의 중순 | 거친선안쪽선
16. Pectineal line	치골근선 | 두덩근선
17. Lesser trochanter	소전자 | 작은돌기

그림 4-48 우측 경골 : 전면

1. Anterior intercondylar area	전과간부 | 앞융기사이구역
2. Medial condyle	내측과 | 안쪽관절융기
3. Medial border	내연 | 안쪽모서리
4. Shaft of tibia(diaphysis)	경골의 골간 | 정강뼈몸통
5. Medial malleolus	내과 | 안쪽복사
6. Malleolar articular surface	외과관절면 | 가쪽복사관절면
7. Inferior articular surface	하관절면 | 아래관절면
8. Fibular notch	비골절흔 | 종아리패임
9. Anterior border(crest)	전연(전능) | 앞모서리

4

10. Interosseous border	골간연 | 뼈사이모서리
11. Tuberosity of tibia	경골조면 | 정강뼈거친면
12. Lateral condyle	외측과 | 가쪽관절융기

그림 4-49 우측 비골 : 전면

1. Apex	비골두첨 | 종아리뼈머리끝
2. Position of tibiofibular joint	경비관절위치 | 정강종아리관절
3. Interosseous border	골간연 | 뼈사이모서리
4. Fibula	비골 | 종아리뼈
5. Malleolar articular surface	외과관절면 | 가쪽복사관절면
6. Lateral malleolus	외과 | 가쪽복사
7. Anterior border	전연 | 앞모서리
8. Lateral border	외연 | 가쪽모서리
9. Neck of fibula	비골경 | 종아리뼈목
10. Head	비골두 | 종아리뼈머리

그림 4-50 우측 발발등과 경골, 비골의 끝부분

1. First metatarsal bone	제1중족골 | 발허리뼈
2. Second metatarsal bone	제2중족골 | 발허리뼈
3. Third metatarsal bone	제3중족골 | 발허리뼈
4. Fourth metatarsal bone	제4중족골 | 발허리뼈
5. Fifth metatarsal bone	제5중족골 | 발허리뼈
6. Distal phalanx(great toe)	무지말절골(엄지발가락)
7. Head of middle phalanx	중절골두 | 중간마디뼈머리
8. Body of middle phalanx	중절골체 | 중간마디뼈몸통
9. Base of middle phalanx	중절골저 | 중간마디뼈바닥
10. Distal phalanges	말절골 | 끝마디뼈
11. Middle phalanges	중절골 | 중간마디뼈
12. Proximal phalanges	기절골 | 첫마디뼈
13. Metatarsal bone	중족골 | 발허리뼈
14. Tuberosity of fifth metatarsal bone	제5중족골조면 | 다섯째발허리뼈거친면
15. Cuboid bone	입방골 | 입방뼈
16. Lateral cuneiform bone	외측설상골 | 가쪽쐐기뼈
17. Calcaneocuboidal joint	종입방관절 | 발꿈치입방관절
18. Tarsal sinus	족근동 | 발목뼈굴
19. Lateral malleolus of fibula	비골 외과 | 종아리뼈의 가쪽복사
20. Fibula	비골 | 종아리뼈
21. Calcaneous bone	종골 | 발꿈치뼈
22. Calcaneal tuberosity	종골융기 | 발꿈치뼈융기
23. Tibia bone	경골 | 정강뼈
24. Trochlea of talus	거골활차 | 목말뼈도르래
25. Medial condyle of tibia	경골 내측과 | 정강뼈의 안쪽관절융기
26. Medial malleolus of tibia	경골 내과 | 정강뼈의 안쪽복사
27. Neck of talus	거골경 | 목말뼈목
28. Head of talus	거골두 | 목말뼈머리
29. Navicular bone	주상골 | 발배뼈
30. Itermediate cuneiform bone	중간설상골 | 중간쐐기뼈
31. Medial cuneiform bone	내측설상골 | 안쪽쐐기뼈
32. Base of metatarsal bone	중족골저 | 발허리뼈바닥
33. Body of metatarsal bone	중족골체 | 발허리뼈몸통
34. Head of metatarsal bone	중족골두 | 발허리뼈머리
35. Base of proximal phalanx	기절골저 | 첫마디뼈바닥
36. Body of proximal phalanx	기절골체 | 첫마디뼈몸통
37. Head of proximal phalanx	기절골두 | 첫마디뼈머리
38. Base of distal phalanx	말절골저 | 끝마디뼈바닥
39. Tuberosity of distal phalanx	말절골조면 | 끝마디뼈거친면

그림 4-51 우측발 : 발바닥면

1. First metatarsal bone	제1중족골 | 발허리뼈
2. Second metatarsal bone	제2중족골 | 발허리뼈
3. Third metatarsal bone	제3중족골 | 발허리뼈
4. Fourth metatarsal bone	제4중족골 | 발허리뼈
5. Fifth metatarsal bone	제5중족골 | 발허리뼈
6. Proximal phalanges	기절골 | 첫마디뼈
7. Middle phalanges	중절골 | 중간마디뼈
8. Distal phalanges	말절골 | 끝마디뼈
9. Great toe	엄지
10. Lateral sesamoid bone	외종자(연)골 | 가쪽종자뼈
11. Medial sesamoid bone	중종자(연)골 | 안쪽종자뼈
12. Tuberosity of first metatarsal bone	제1중족골조면 | 첫째발허리뼈거친면
13. Tarsometatarsal joint	족근중족관절 | 발목발허리관절
14. Lateral cuneiform bone	외측설상골 | 가쪽쐐기뼈
15. Intermediate cuneiform bone	중간설상골 | 중간쐐기뼈
16. Medial cuneiform bone	내측설상골 | 안쪽쐐기뼈
17. Navicular bone	주상골 | 발배뼈

18. Tuberosity of navicular bone 주상골조면 | 발배뼈거친면
19. Head of talus 거골두 | 목말뼈머리
20. Talus 거골 | 목말뼈
21. Sustentaculum tali 제거돌기 | 목말받침돌기
22. Groove for flexor hallucis longus tendon 장무지굴근건구 | 긴엄지굽힘근힘줄고랑
23. Posterior process of talus 후거골돌기 | 목말뼈뒤돌기
24. Medial tubercle of talus 중거골돌기 | 목말뼈중간돌기
25. Lateral tubercle of talus 외거골돌기 | 목말뼈가쪽돌기
26. Tuberosity of calcaneus 종골융기 | 발꿈치뼈융기
27. Medial process of calcaneus 중종골돌기 | 발꿈치뼈융기안쪽돌기
28. Lateral process of calcaneus 외종골돌기 | 발꿈치뼈융기안쪽돌기
29. Calcaneus 종골 | 발꿈치뼈
30. Transverse tarsal joint 횡족근관절 | 가로발목뼈관절
31. Tuberosity of cuboid bone 입방골조면 | 입방뼈거친면
32. Groove for peroneus longus tendon 장비골근건구 | 긴종아리근힘줄고랑
33. Tuberosity of fifth metatarsal 제5중족골조면 | 다섯째발허리거친면
34. Base of fifth metatarsal 제5중족골저 | 다섯째발허리뼈바닥
35. Body of fifth metatarsal 제5중족골체 | 다섯째발허리뼈몸통
36. Head of fifth metatarsal 제5중족골두 | 다섯째발허리뼈머리
37. Base of proximal phalanx 기절골저 | 첫마디뼈바닥
38. Body of proximal phalanx 기절골체 | 첫마디뼈몸통
39. Head of proximal phalanx 기절골두 | 첫마디뼈머리
40. Base of middle phalanx 중절골저 | 중간마디뼈바닥
41. Body of middle phalanx 중절골체 | 중간마디뼈몸통
42. Head of distal phalanx 말절골두 | 중간마디뼈머리
43. Tuberosity of distal phalanx 말절골조면 | 끝마디뼈거친면
44. Cuboid bone 입방골 | 입방뼈

그림 4-52 (a)견관절 전면 (b)해부된 견관절과 외측 신전된 견갑골

(A)

1. Clavicle 쇄골 | 빗장뼈
2. Acromioclavicular joint 견봉쇄골관절 | 봉우리빗장관절
3. Acromion 견봉 | 봉우리
4. Subacromial bursa 견봉하 활액낭 | 봉우리밑주머니
5. Greater tubercle humerus 대상완돌기 | 위팔뼈큰결절
6. Transverse ligament of humerus 상완횡인대 | 위팔뼈가로인대
7. Intertubercular synovial sheath 결절간활액초 | 결절사이윤활집
8. Teres major muscle 소원근 | 작은원근
9. Biceps brachii tendon(long head) 상완이두장두건 | 위팔긴두갈래근힘줄
10. Humerus(diaphysis) 상완골(골간) | 위팔뼈(몸통)
11. Inferior angle 하각 | 아래각
12. Scapula 견갑골 | 어깨뼈
13. Subcoracoid bursa 오훼하활액낭 | 부리밑주머니
14. Coracoid process 오훼돌기 | 부리돌기
15. Coracoacromial ligament 오훼견봉인대 | 부리봉우리인대
16. Superior angle 상각 | 위각
17. Supraspinatus tendon 극상근건 | 가시위근힘줄

(B)

1. Acromion process of scapula 견갑골의 견봉돌기 | 어깨뼈의 봉우리돌기
2. Head of humerus 상완골두 | 위팔뼈머리
3. Latissimus dorsi muscle 광배근 | 넓은등근
4. Infra spinatus muscle 극하근 | 가시아래근
5. Spine of scapula 견갑극 | 어깨뼈가시
6. Supra spinatus muscle 극상근 | 가시위근
7. Glenoid fossa 관절와 | 관절오목

그림 4-53 (a)슬관절(무릎관절) 외측 전면 (b)슬관절의 전면

(A)

1. Femur 대퇴골 | 넙다리뼈
2. Patellar articular surface 슬개관절면 | 무릎관절면
3. Lateral femoral condyle 대퇴외측과 | 넙다리뼈가쪽관절융기
4. Transverse ligament of knee 슬횡인대 | 무릎가로인대
5. Lateral meniscus 외측반월 | 가쪽반달
6. Medial meniscus 내측반월 | 안쪽반달
7. Lateral condyle of tibia 경골외측과 | 정강뼈가쪽관절융기
8. Patella (articular surface) 슬개골(관절면) | 무릎뼈
9. Patellar ligament 슬개인대 | 무릎인대

10. Tibia 경골 | 정강뼈
11. Tibial collateral ligament 경골측부인대 | 정강뼈곁인대(안쪽곁인대)
12. Medial condyle of tibia 경골내측과 | 정강뼈안쪽관절융기
13. Medial meniscus 내측반월 | 안쪽반달
14. Articular surface of medial posterior femoral condyle 대퇴중후측과의 관절면 | 넙다리뼈뒤안쪽관절융기의 관절면
15. Medial epicondyle of femur 대퇴골 내측상과 | 넙다리뼈의 안쪽위관절융기
16. Adductor tubercle 내전근결절 | 모음근결절

(B)

1. Suprapatellar bursa 슬개상낭 | 무릎위주머니
2. Capsule 피막
3. Patellar surface 슬개면 | 무릎면
4. Medial condyle of femur 대퇴내측과 | 넙다리뼈안쪽관절융기
5. Anterior crucicate ligament 전십자인대 | 앞십자인대
6. Medial collateral ligament 내측측부인대 | 안쪽곁인대
7. Infrapatellar fat pad 슬개하지방패드(슬개하지방낭) | 무릎아래지방체
8. Ligamentum patellae 슬개인대 | 무릎인대
9. Patellar vertical ridge 슬개수직능 | 무릎수직능선
10. Patellar articular facet 슬개관절면 | 무릎관절면
11. Tendon of rectus femoris muscle 대퇴직근의 건 | 넙다리곧은근의 힘줄
12. Lateral meniscus 외측반월 | 가쪽반달
13. Lateral collateral ligament 외측측부인대 | 가쪽곁인대
14. Articular cartilage 관절연골

그림 4-54 좌측 골반과 고관절(엉덩관절) 후면

1. Iliac crest 장골능 | 엉덩뼈능선
2. Superior iliac spine 상장골극 | 위엉덩뼈가시
3. Inferior iliac spine 하장골극 | 아래엉덩뼈가시
4. Greater sciatic notch 대좌골절흔 | 큰궁둥패임
5. Pelvic brim 골반연 | 골반가장자리
6. Iliofemoral ligament(cut) 장골대퇴인대(절단) | 엉덩넙다리인대
7. Ischial spine 좌골극 | 궁둥뼈가시
8. Ischial tuberosity 좌골결절 | 궁둥뼈결절
9. Intertrochanteric crest 전자간능 | 돌기사이능선
10. Lesser trochanter 소전자 | 작은돌기
11. Femur 대퇴골 | 넙다리뼈
12. Pubofemoral ligament 치골대퇴인대 | 두덩넙다리인대
13. Neck of femur 대퇴골경 | 넙다리뼈목
14. Ischiofemoral ligament(cut) 좌골대퇴인대(절단) | 궁둥넙다리인대
15. Greater trochanter 대전자 | 큰돌기
16. Iliofemoral ligament 장골대퇴인대 | 엉덩넙다리인대
17. Iliac fossa 장골와 | 엉덩뼈오목

그림 4-55 우측 고관절과 신전된 대퇴골두

1. Iliopubic eminence 장치융기 | 엉덩두덩융기
2. Acetabular labrum 관절순(관골와순) | 절구테두리
3. Ligamentum teres of femur 넙다리뼈의 원형인대
4. Head of femur 대퇴골두 | 넙다리뼈머리
5. Obturator externus muscle 외폐쇄근 | 바깥폐쇄근
6. Capsule reflected 드러난 캡슐
7. Retinacular fibers 지지대 섬유
8. Fovea covered by ligamentum capitis femoris 대퇴골두인대에 둘러싸인 중심와 | 넙다리뼈머리인대에 둘러싸인 중심오목

그림 4-56 성인 왼쪽 손 방사선 사진

1. Distal phalanx of index finger 집게손가락의 말절골 | 둘째손가락의 끝마디뼈
2. Middle phalanx of index finger 집게손가락의 중절골 | 둘째손가락의 중간마디뼈
3. Proximal phalanx 기절골 | 첫마디뼈
4. Distal phalanx 말절골 | 끝마디뼈
5. Proximal phalanx 기절골 | 첫마디뼈
6. Firth metacarpal 제5중수골 | 다섯번째손허리뼈
7. Sesamoid bone 종자골 | 종자뼈
8. Fourth metacarpal 제4중수골 | 네번째손허리뼈
9. Third metacarpal 제3중수골 | 세번째손허리뼈
10. Second metacarpal 제2중수골 | 두번째손허리뼈
11. First metacarpal 제1중수골 | 첫번째손허리뼈
12. Trapezium 대능형골 | 큰마름뼈
13. Trapezoid 소능형골 | 작은마름뼈
14. Scaphoid 주상골 | 손배뼈
15. Radius 요골 | 노뼈
16. Ulna 척골 | 자뼈
17. Lunate 월상골 | 반달뼈
18. Triquetral 삼각골 | 세모뼈

19. Pisiform	두상골 | 콩알뼈
20. Hamate	유구골 | 갈고리뼈
21. Capitate	유두골 | 알머리뼈

그림 4-57 우측 주관절의 굴곡된 상태의 방사선 사진

1. Head of radius	요골두 | 노뼈머리
2. Neck of radius	요골경 | 노뼈목
3. Tuberosity of radius	요골조면 | 노뼈거친면
4. Radius	요골 | 노뼈
5. Ulna	척골 | 자뼈
6. Trochlear notch of ulna	척골 활차절흔 | 자뼈의 도르래패임
7. Trochlea of humerus	상완골 활차 | 위팔뼈도르래
8. Olecranon process	주두돌기 | 팔꿈치머리돌기
9. Humeral condyle	상완관절구 | 위팔뼈관절융기
10. Humerus	상완골 | 위팔뼈

그림 4-58 전후 방향의 골반과 요추의 방사선 사진

1. Kidney	신장 | 콩팥
2. Pelvis of kidney	신우 | 콩팥깔대기
3. Ureter	요관
4. Intervertebral disc	추간원판 | 척추사이원반
5. Lumbar vertebrae	요추 | 허리뼈
6. Ilium	장골 | 엉덩뼈
7. Sacroiliac joint	천장골관절 | 엉치엉덩관절
8. Sacrum	천골 | 엉치뼈
9. Urinary bladder	방광
10. Greater trochanter of femur	대퇴골 대전자 | 넙다리뼈큰돌기
11. Neck of femur	대퇴골경 | 넙다리뼈목
12. Ischial tuberosity	좌골결절 | 궁둥뼈결절
13. Obturator foramen	폐쇄공 | 폐쇄구멍
14. Pubic symphysis	치골결합 | 두덩결합(두덩뼈결합)
15. Pubic tubercle	치골결절 | 두덩뼈결절
16. Head of femur	대퇴골두 | 넙다리뼈머리

그림 4-59 발목 방사선 사진 외관

1. Tibia	경골 | 정강뼈
2. Talotibial joint	거경골관절 | 목말정강뼈관절
3. Talus	거골 | 목말뼈
4. Neck of talus	거골경 | 목말뼈목
5. Tarsal sinus	족근동 | 발목뼈굴
6. Navicular	주상골 | 손배뼈
7. Calcaneocuboid joint	종입방관절 | 발꿈치입방관절
8. Cuboid	입방골 | 입방뼈
9. Fifth metatarsal tuberosity	제5 중족골조면 | 다섯번째발허리뼈거친면
10. Calcaneus	종골 | 발꿈치뼈
11. Fibula	비골 | 종아리뼈

4

근육계 _ Muscular System

근육의 기능은 인체에 있는 관의 지름을 변화시키고 체외로 노폐물을 배출시키며, 골격근을 수축시키고 열을 생산하여 정상적인 체온을 유지시키는 등 항상성 유지에 중요한 역할을 한다. 근육은 형태와 기능에 따라 평활근, 골격근, 심장근으로 분류된다.

평활근은 내장근이라고도 하며, 불수의근으로 위, 장, 방광, 자궁, 혈관과 같은 벽면을 형성한다. 또한, 평활근은 중앙에 핵이 있으며 방추상 모양의 짧은 근육들로 이루어져 있다.

골격근은 일반적으로 뼈에 붙는 근육으로 수의근이며 각각의 근세포는 근섬유막이라는 결합조직층으로 둘러싸여 있다. 골격근의 근세포는 다핵세포이며 현미경하에서 밝고 어두운 띠가 교대로 나타나는 횡문근육이다. 근세포는 양쪽 끝이 뾰족한 긴 실린더 모양의 섬유를 형성하며 근섬유는 다발을 이루고 근섬유다발은 근 외막이라는 결합조직으로 둘러싸여 있다.

대개의 골격근은 한 개의 뼈에서 시작해서 다른 뼈에 붙게 되며 근육의 시작 부위를 기시부(origine)라고 하고 끝나는 부위를 정지부(insertion)라 한다. 또한, 근육의 부착은 굵은 건이나 건막에 의해 이루어지지만 어떤 근육은 근섬유가 뼈에 직접 붙는 경우도 있다.

심장근은 심장의 벽을 형성하는 특수한 근육으로 불수의근이며 횡문근이다. 심장근의 핵은 세포의 중앙에 위치하며 통상 한 개가 존재하고 근섬유의 곳곳에 개재판(intercalated disc)이라고 하는 직선상 또는 계단상의 선이 있어 근육세포의 경계를 나타낸다.

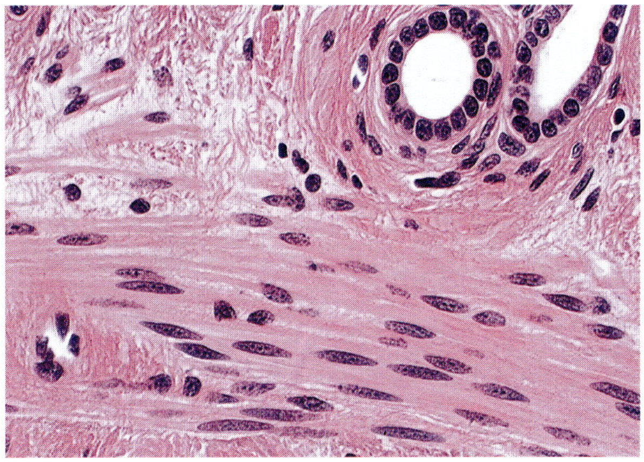

그림 5-1 광학현미경 사진(400X)

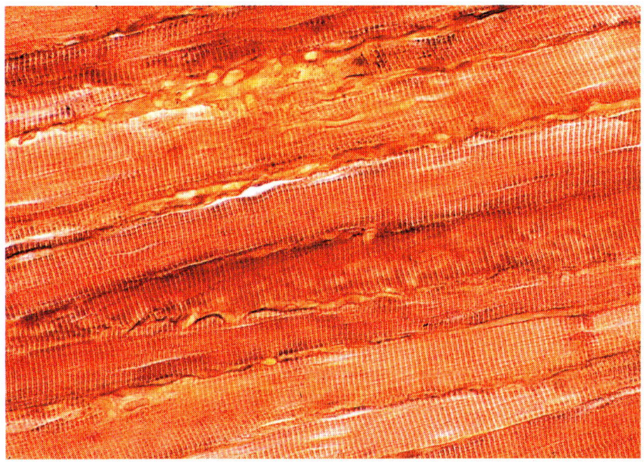

그림 5-2 광학현미경 사진(400X)

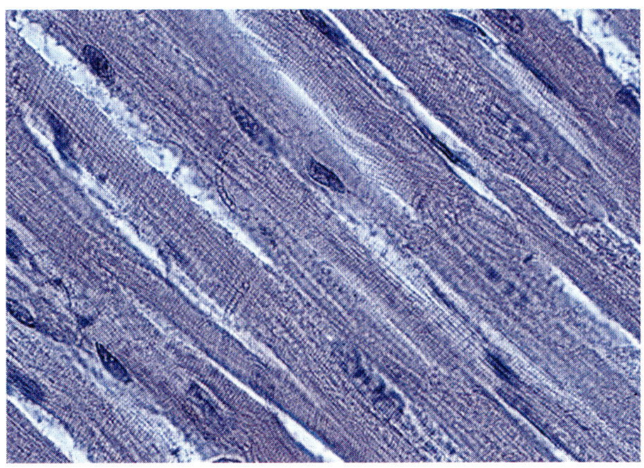

그림 5-3 광학현미경 사진(400X)

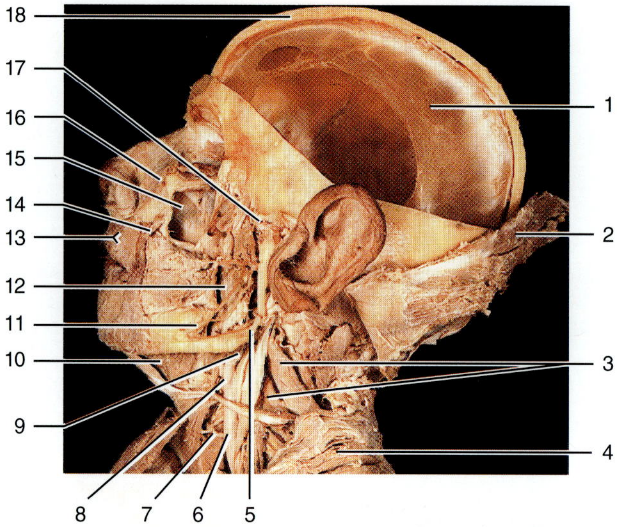

그림 5-4 **머리와 목 : 측면**

1. 대뇌겸 | 대뇌낫
2. Sternocleidomastoid(reflected)
   흉쇄유돌근(흉골쇄골유돌기근) |
3. Levator scapulae muscle
   견갑거근(견갑올림근) |
4. 승모근 | 등세모근
5. Angle of mandible 하악각 |
6. Common carotid artery
   (총목동맥) | 온목동맥
7.
   상갑상선동맥(위갑상샘동맥) |
8. External carotid artery | 바깥목동맥
9. Ascending pharyngeal artery
   상행인두동맥 |
10. 악설골근(하악설골근) | 턱목뿔근
11. Inferior alveolar artery and nerve
    | 아래이틀동맥, 하치조신경 | 아래이틀신경
12. 내측익돌근(내측날개근) | 안쪽날개근
13. Orbicularis oris muscle | 입둘레근
14. 소관골근(작은권골근) | 작은광대근
15. Mucous membrane of maxillary sinus
    | 위턱굴 점막
16. Levator labii superior muscle
    상순거근 |
17. Temporomandibular joint | 턱관절
18. 판사이

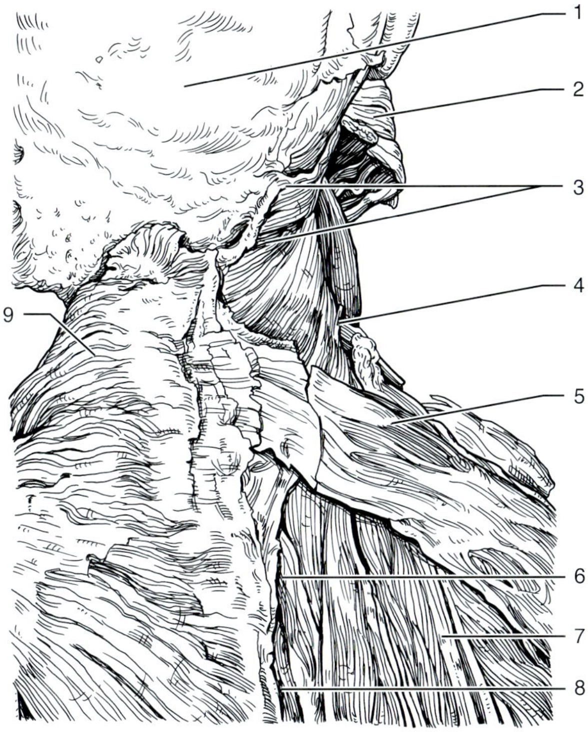

(A)

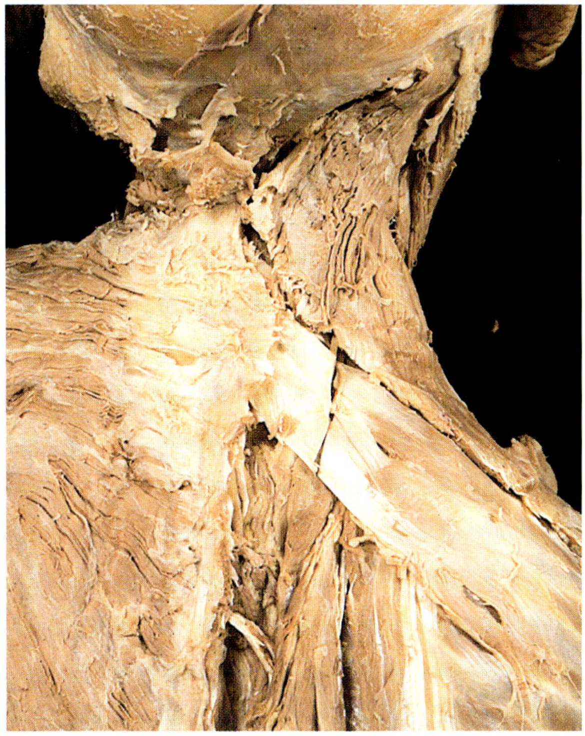

(B)

그림 5-5 목과 상부 등 근육 : 후면

1. External occipital protuberance
   바깥후두융기(외후두융기) |
2. 흉쇄유돌근(흉골쇄골유돌기근) | 목빗근
3. Splenius capitis muscle 두판상근 |
4. 상후거근 | 위뒤톱니근
5. Longissimus thoracis muscle
   흉최장근(등최장근) |
6. 흉장늑근 건(등장골늑골근 건) | 등엉덩갈비근 건
7. Longissimus cervicis muscle
   | 목가장긴근
8. 승모근 | 등세모근

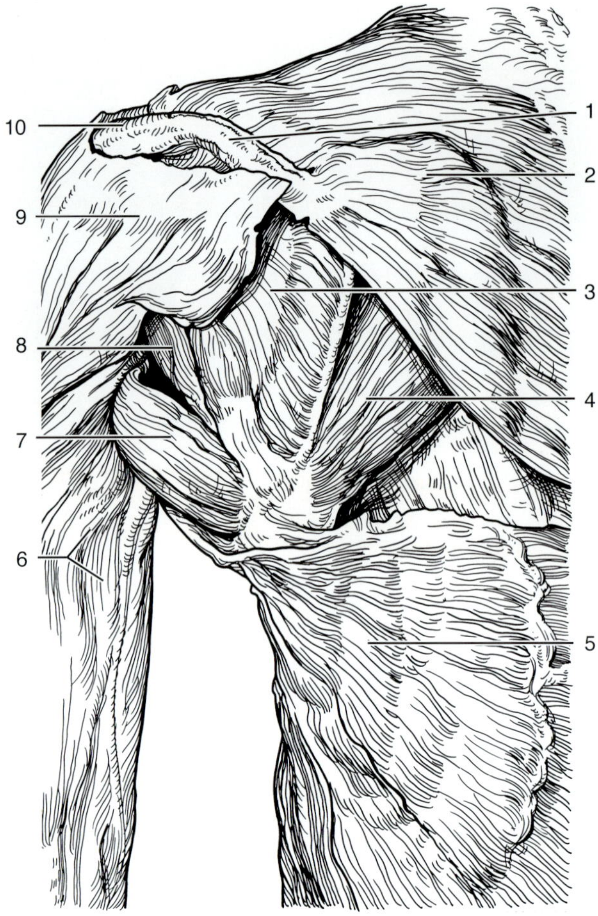

(A)

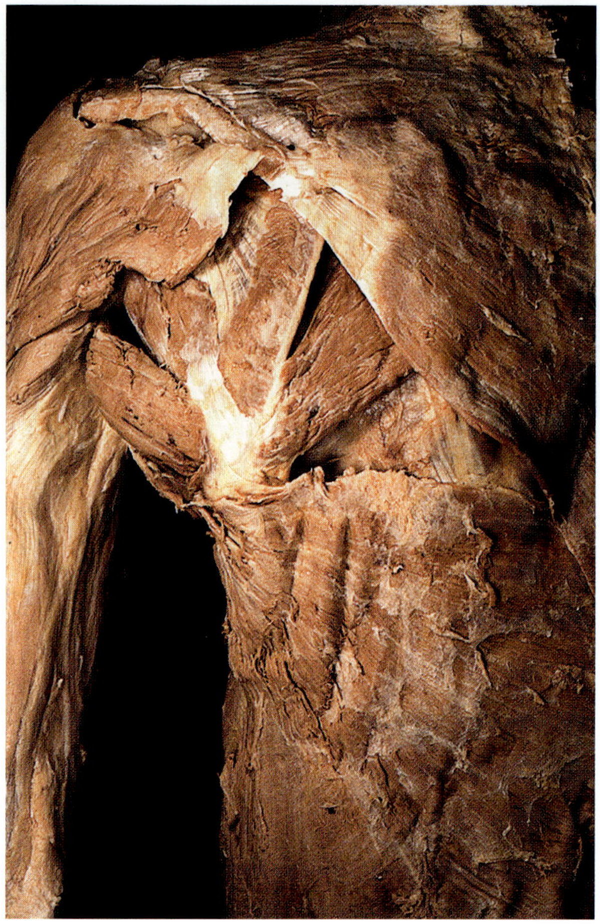

(B)

그림 5-6 등 근육과 팔 근육(상부)

1. Spine of scapula 견갑극(견갑가시) |
2. 승모근 | 등세모근
3. Infraspinatus muscle | 가시아래근
4. 능형근(마름모근) | 마름근
5. Latissimus dorsi muscle 광배근 |
6. 상완삼두근(상완세갈래근) | 위팔세갈래근
7. Teres major muscle 대원근 |
8. 소원근 | 작은원근
9. Deltoid(posterior medial muscle scapular head) 삼각근 |
10. 견갑골견봉돌기 | 어깨뼈봉우리돌기

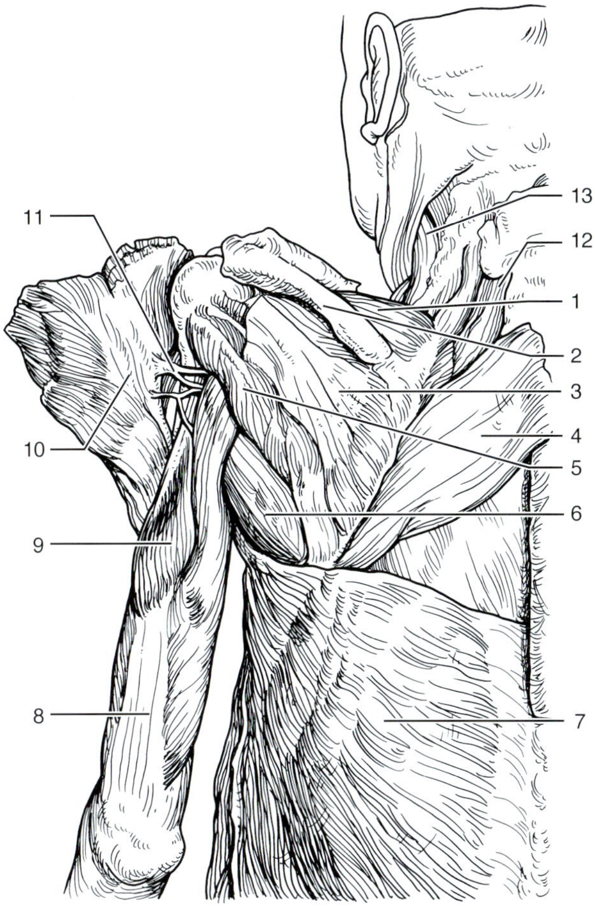

(A)

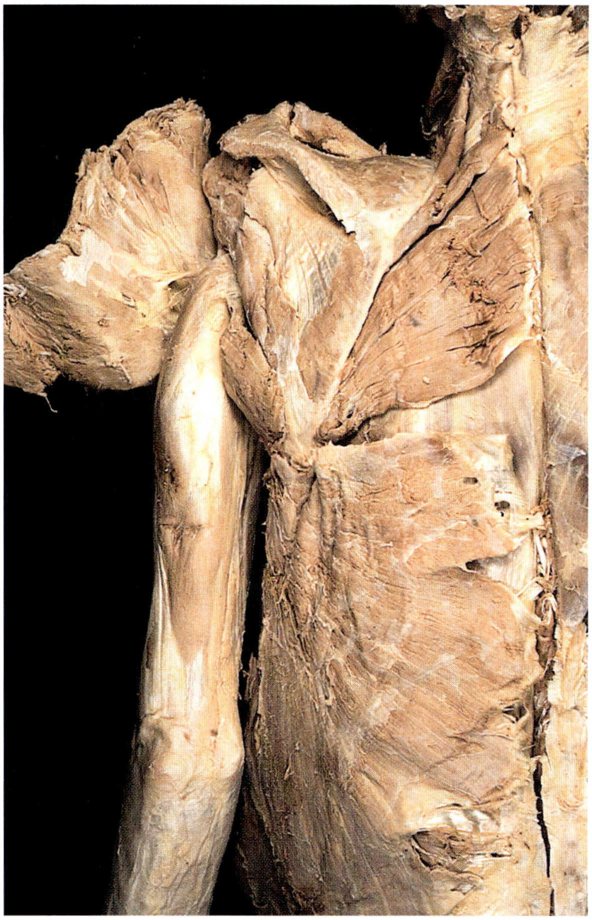

(B)

그림 5-7 어깨 근육 : 삼각근(어깨세모근) 포함

1. Supraspinatus muscle | 가시위근
2. 견갑극(견갑가시) | 어깨뼈가시
3. Infraspinatus muscle 극하근 |
4. 대능형근(큰마름모근) |
5. Teres minor muscle 소원근 |
6. 대원근 | 큰원근
7. Latissimus dorsi muscle | 넓은등근
8. 상완삼두근 건(상완세갈래근힘줄) | 위팔세갈래근 힘줄
9. Lateral head of triceps brachii muscle 상완세갈래근외측두(상완삼두근외측갈래) |
10. 삼각근 | 어깨세모근
11. Axillary nerve and posterior circumflex humeral artery | 겨드랑신경, 후측 위팔 휘돌이 동맥
12. Rhomboid minor muscle reflected 대능형근(큰마름모근) |
13. 견갑거근(견갑올림근) |

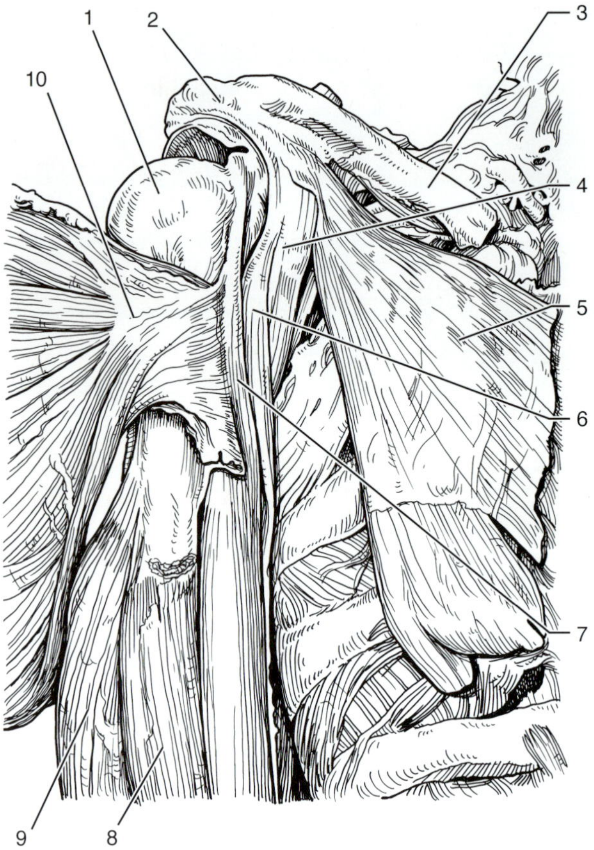

(A)

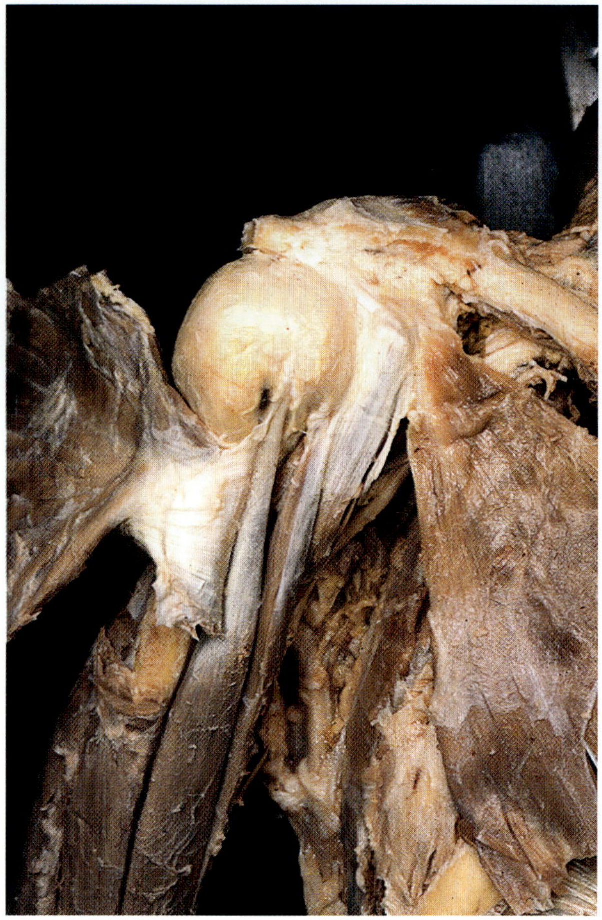

(B)

그림 5-8 오른쪽 어깨 : 전면

1. ______ 상완골두(상완골머리) | 위팔뼈머리
2. Acromion process
   견봉돌기(어깨돌기) | ______
3. ______ 쇄골중간 | 빗장중간
4. Coracobrachialis muscle
   오훼완근(부리상완근) | ______
5. ______ 작은가슴근 | 소흉근
6. Short head of biceps brachii muscle
   상완이두근(상완두갈래근) | ______
7. Long head of biceps brachii muscle
   상완이두근(상완두갈래근) | ______
8. ______ 상완근 | 위팔근
9. Lateral head of triceps brachialis muscle
   ______(상완세갈래근외측갈래) | 위팔세갈래근 가쪽갈래
10. ______ 대흉근 | 큰가슴근

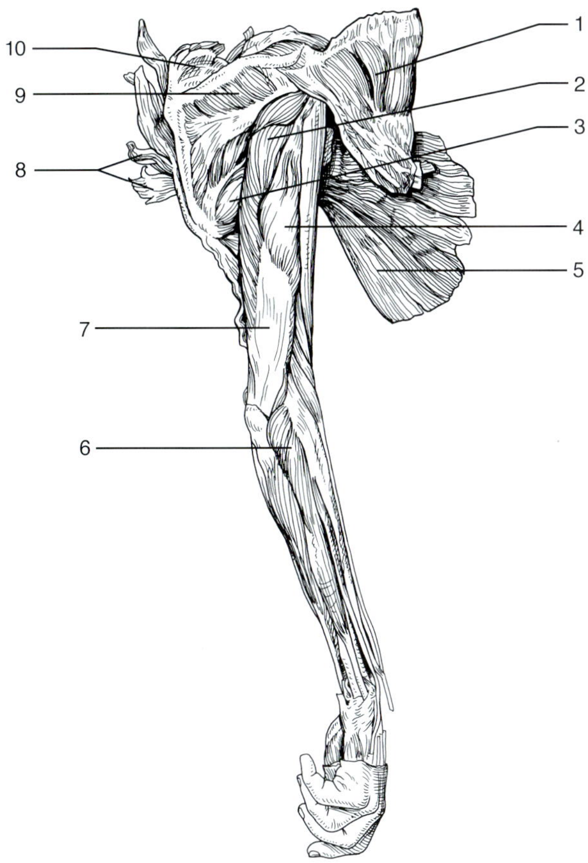

(A)

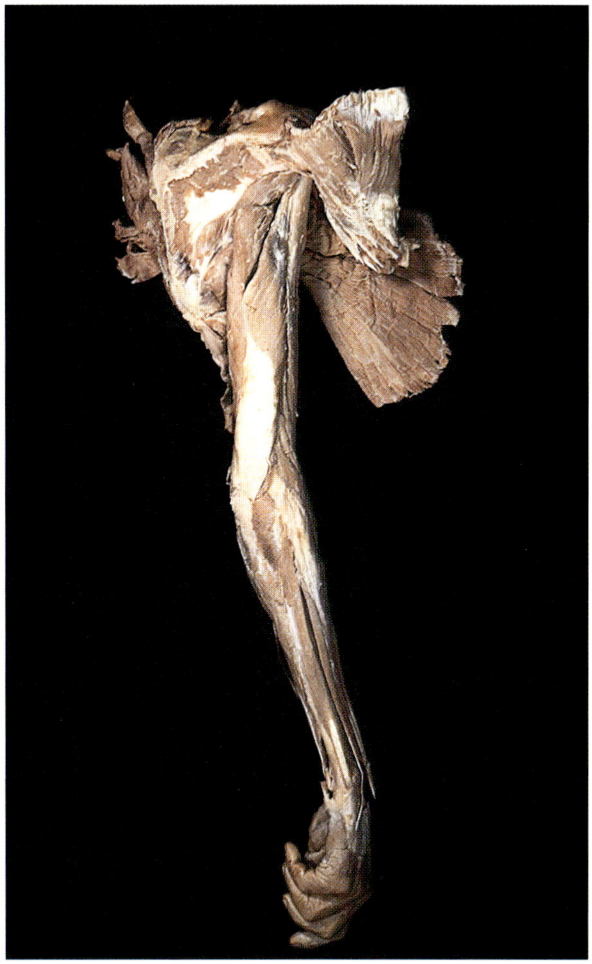

(B)

그림 5-9 위팔 근육 : 후면

1. 삼각근 | 어깨세모근
2. Triceps brachii muscle (long head)
   상완삼두근(상완세갈래근) |
3. 대원근 | 큰원근
4. Triceps brachii muscle, lateral head
   상완삼두근외측두(상완세갈래근외측갈래) |
5. 대흉근 | 큰가슴근
6. Anconeus muscle 주근 |
7.
   상완삼두근 건(상완세갈래근 힘줄) | 위팔세갈래근 힘줄
8. Serratus anterior muscle | 앞톱니근
9. 극하근 | 가시아래근
10. Supraspinatus muscle | 가시위근

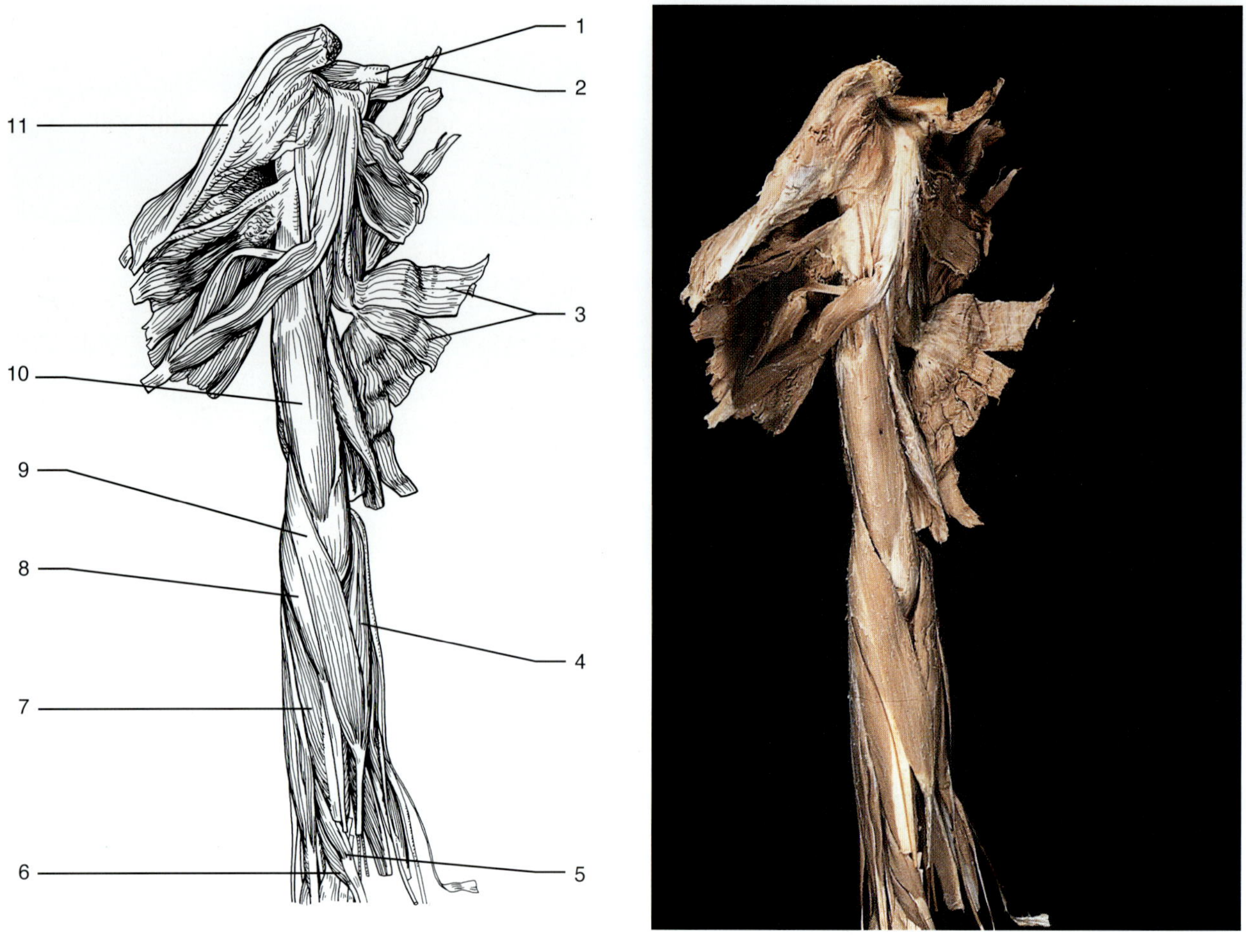

(A) (B)

그림 5-10 위팔 근육 : 중간면

1. 쇄골 |
2. Subclavius muscle
   쇄골하근(쇄골아래근) |
3. Serratus anterior muscle | 앞톱니근
4. 원회내근 | 원엎침근
5. Abductor pollicis longus muscle
   장무지외전근(긴엄지외향근) |
6. 단무지신근(짧은엄지펴짐근) | 짧은엄지폄근
7. Extensor carpi radialis brevis muscle
   단요측수근신근(짧은요골쪽손목펴짐근) |
8. 장요측수근굴근(긴요골쪽손목펴짐근) |
9. Brachioradialis muscle 완요골근(상완요골근) | 위팔노근
10. 상완이두근(상완두갈래근) |
11. 삼각근 |

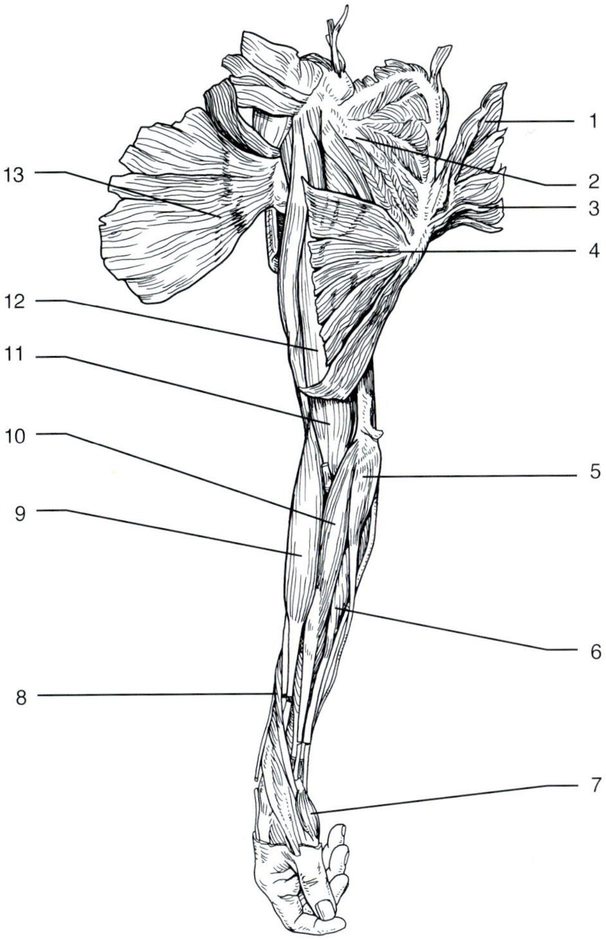

(A)

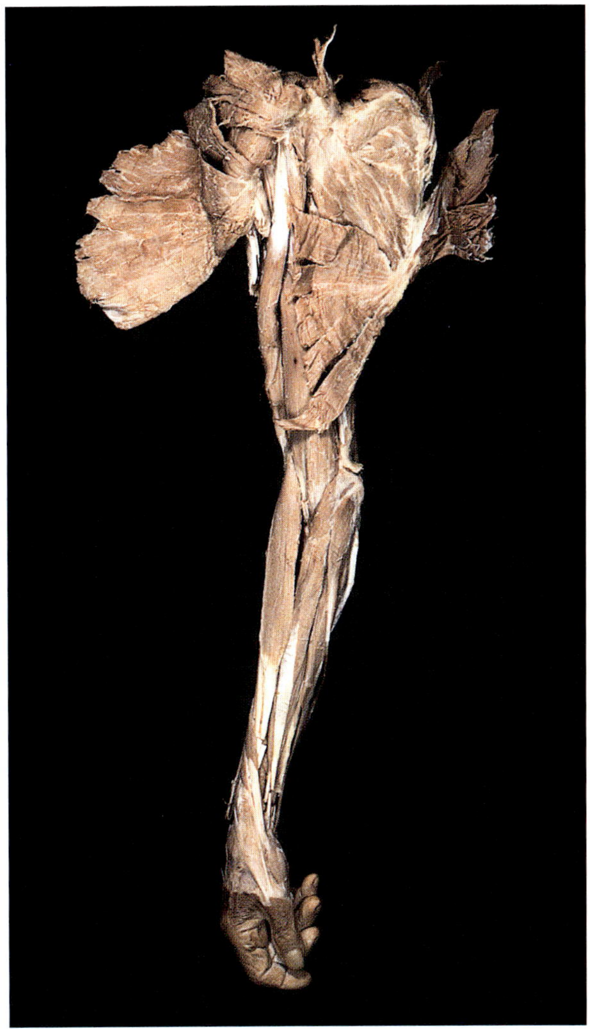

(B)

그림 5-11 심부 팔 근육 : 전면

1.
소능형근(작은모름모근) |
2. Subscapularis muscle | 어깨밑근
3. Rhomboideus major muscle
대능형근(큰마름모근) |
4. 전거근 | 앞톱니근
5. Pronator teres muscle 원회내근 |
6. Flexor digitorum superficialis muscle
| 얕은손가락굽힘근
7.
단무지외전근(짧은엄지외향근) | 짧은엄지벌림근
8. Abductor pollicis longus muscle
장무지외전근(긴엄지외향근) |
9.
장요측수근굴근(긴요골쪽손목펴짐근) | 긴노쪽손목폄근
10. Flexor carpi radialis muscle
요측수근굴근(요골쪽손목굽힘근) |
11. 상완근 | 위팔근
12. Biceps brachii muscle
(상완두갈래근) | 위팔두갈래근
13. 대흉근 | 큰가슴근

5

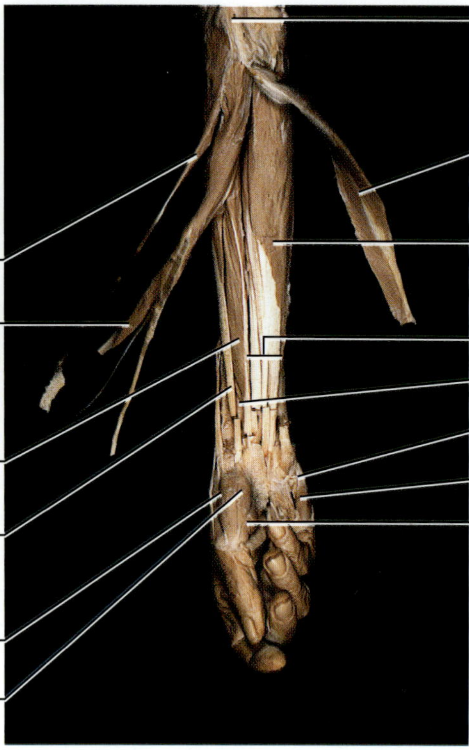

그림 5-12 오른팔 근육과 건 : 전면

1. Medial epicondyle
내측상과(내측상관절융기) |
2.
척측수근굴근(척골쪽손목굽힘근) | 자쪽손목굽힘근
3. Flexor digitorum profundus muscle
 | 깊은손가락굽힘근
4. 정중신경
5. Flexor digiti minimi brevis muscle
단소지굴근 |
6. Abductor digiti minimus muscle
소지외전근(새끼외향근) |
7.
무지외전근(엄지외향근) | 엄지벌림근
8. Flexor pollicis brevis muscle
 | 짧은엄지굽힘근
9.
단무지외전근(짧은엄지외향근) | 짧은엄지벌림근
10. Tendon of flexor carpi radialis
요측수근굴근 건(요골쪽손목굽힘근건) |
11. Flexor of pollicis longus muscle
장무지굴근 |
12. Flexor digitorum superficialis muscle
 | 얕은손가락굽힘근
13. 장장근 | 긴손바닥근
14. Tendon of flexor digitorum profundus muscle
 | 깊은손가락굽힘근 힘줄

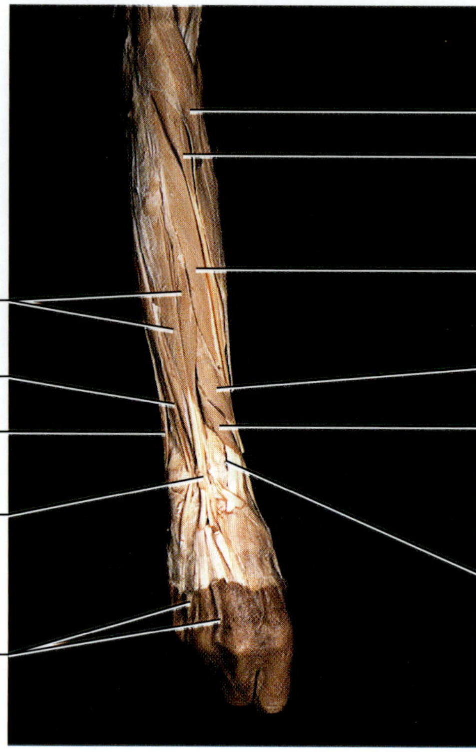

그림 5-13 아래팔 천부 근

1. 완요골근(상완요골근) | 위팔노근
2. Extensor carpi radialis longus muscle
(긴요골쪽손목펴짐근) | 긴노쪽손목폄근
3. Extensor carpi radialis brevis muscle
단요측수근신근(짧은요골쪽손목펴짐근) |
4.
장무지외전근(긴엄지외향근) | 긴엄지벌림근
5. Extensor pollicis brevis muscle
단무지신근(짧은엄지펴짐근) |
6.
요측피정맥(요골쪽피부정맥) | 노쪽피부정맥
7. Dorsal metacarpal veins
등쪽중수골정맥(배측중수장골정맥, 배측중수정맥) |
8.
척측피정맥(척골쪽피부정맥) | 자쪽피부정맥
9. Extensor carpi ulnaris muscle
척측수근신근(척골쪽손목펴짐근) |
10.
소지신근(새끼손가락펴짐근, 새끼펴짐근) |
11.
지신근(손가락펴짐근) |

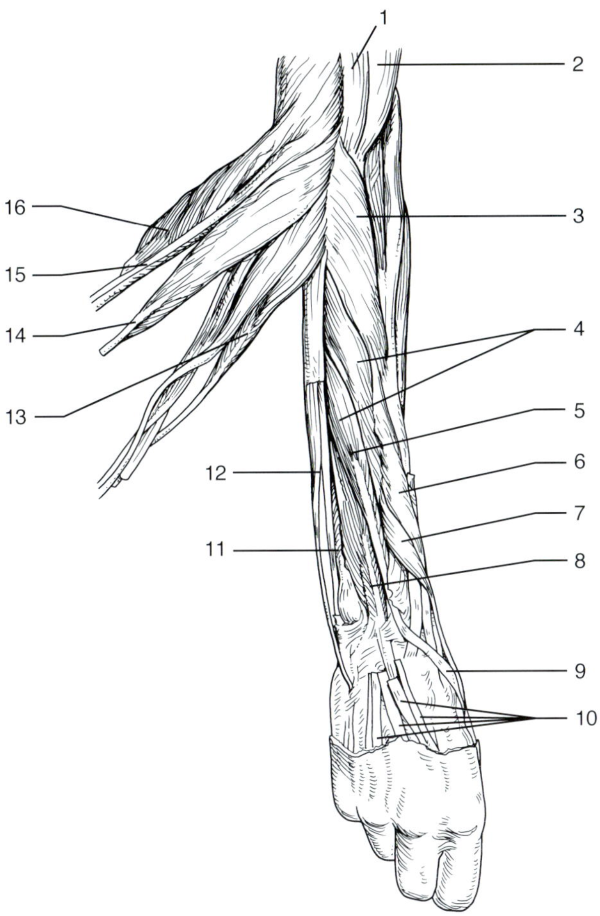

(A)

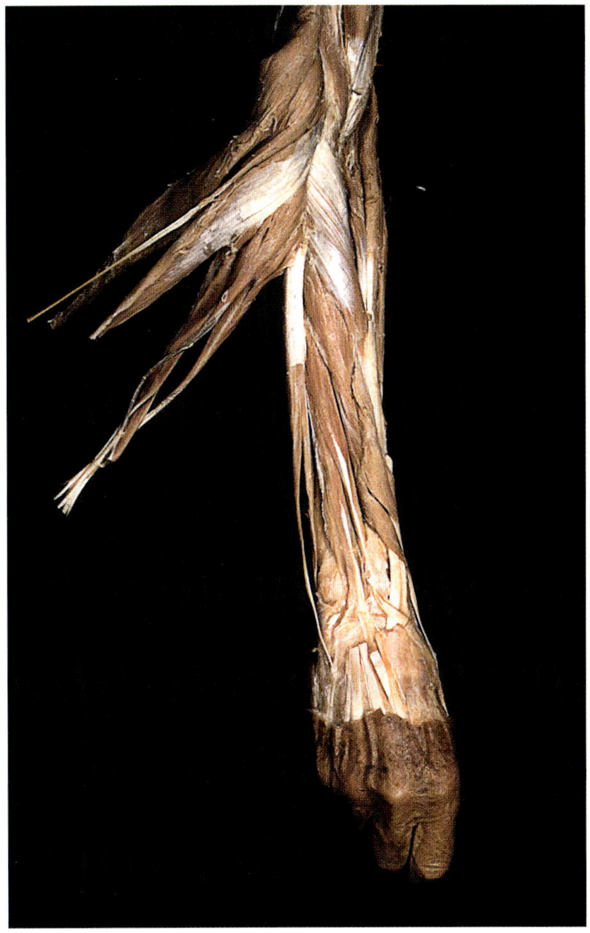

(B)

그림 5-14 **오른팔 근육과 건 : 후면**

1. Brachialis muscle 상완근 |
2. 상완이두근(상완두갈래근) | 위팔두갈래근
3. Supinator muscle | 손뒤침근
4. 지신근(손가락펴짐근) | 손가락폄근
5. Extensor pollicis longus muscle 장무지신근(긴엄지펴짐근) |
6. 장무지외전근(긴엄지외향근) | 긴엄지벌림근
7. 단무지신근(짧은엄지펴짐근) | 짧은엄지폄근
8. Extensor indicis muscle 시지신근(집게펴짐근) |
9. Tendon of extensor pollicis longus muscle | 긴엄지폄근 힘줄
10. Tendon of extensor digitorum muscle 지신근 건(손가락펴짐근 건) |
11. 척측수근신근(척골쪽손목펴짐근) | 자쪽손목폄근
12. Extensor digiti minimi muscle 소지신근(새끼손가락펴짐근, 새끼펴짐근) |
13. 지신근(손가락펴짐근) | 손가락폄근
14. Extensor carpi radialis brevis muscle 단요측수근신근(짧은요골쪽손목펴짐근) |
15. Extensor carpi radialis longus muscle (긴요골쪽손목펴짐근) | 긴노쪽손목폄근
16. 완요골근(상완요골근) |

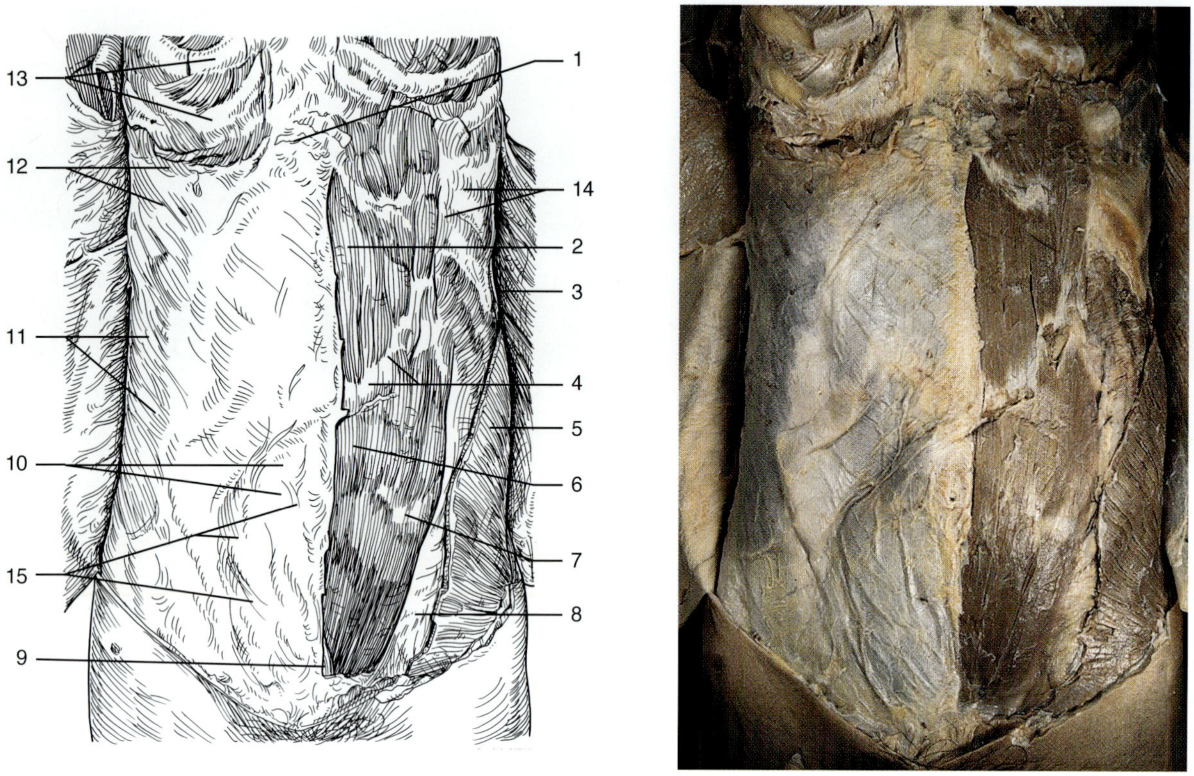

(A)

(B)

그림 5-15 천부 배 근육 : 전면

1. Level of xiphoid process of sternum
   흉골검상돌기수준 |
2. 복직근 | 배곧은근
3. 외복사근(배바깥경사근) |
4. 건획 | 나눔힘줄
5. (배속경사근) | 배속빗근
6. 복직근 |
7. Tendinous intersection muscle
   | 나눔힘줄
8. 횡복근 |
9. Pyramidalis anterior muscle
   | 앞쪽피라밋모양근
10. 복직근초 | 배곧은근집
11. External oblique muscle 외복사근(배바깥경사근) | 배바깥근
12. 전거근 |
13. Ribs 늑골 | 갈비
14. External intercostal muscle
    외늑간근(바깥늑골사이근) |
15. 횡근막 | 가로근막

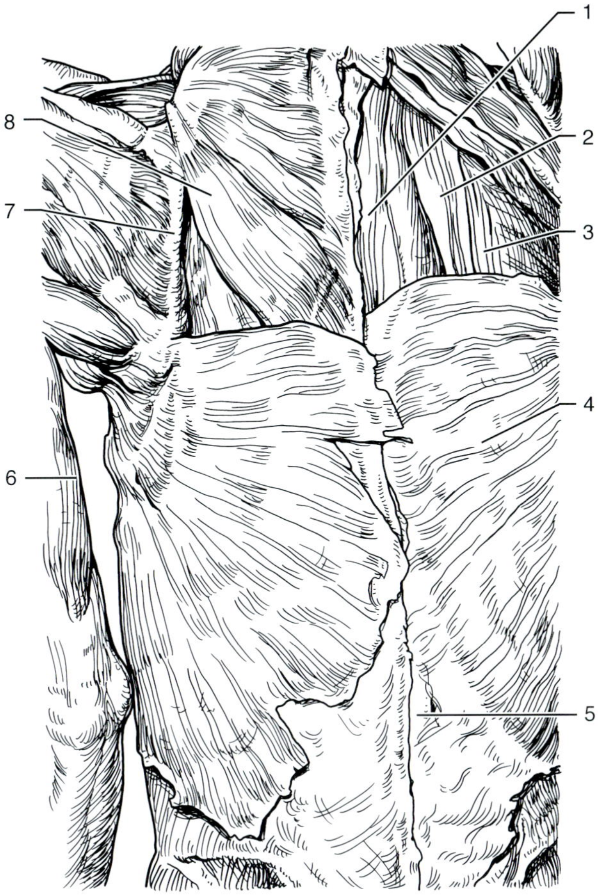

(A)

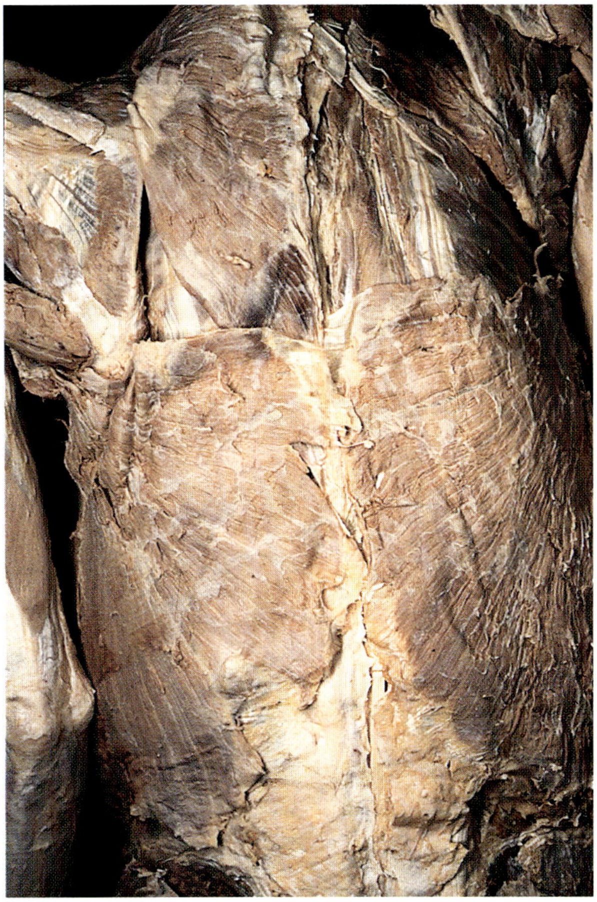

(B)

그림 5-16 등 근육 : 후면

1. Spinalis thoracis muscle
   흉극근(흉극간근) |
2. Longissimus thoracis muscle 흉최장근(등최장근) | 등가장긴근
3.
   흉장늑근 건(등장골늑골근 건) |
4. 광배근 | 넓은등근
5. 흉요근막 |
6. Long head of triceps brachii muscle
   (상완세갈래근장두) | 위팔세갈래긴근
7. 극하근 | 가시아래근
8. Trapezius muscle 승모근 |

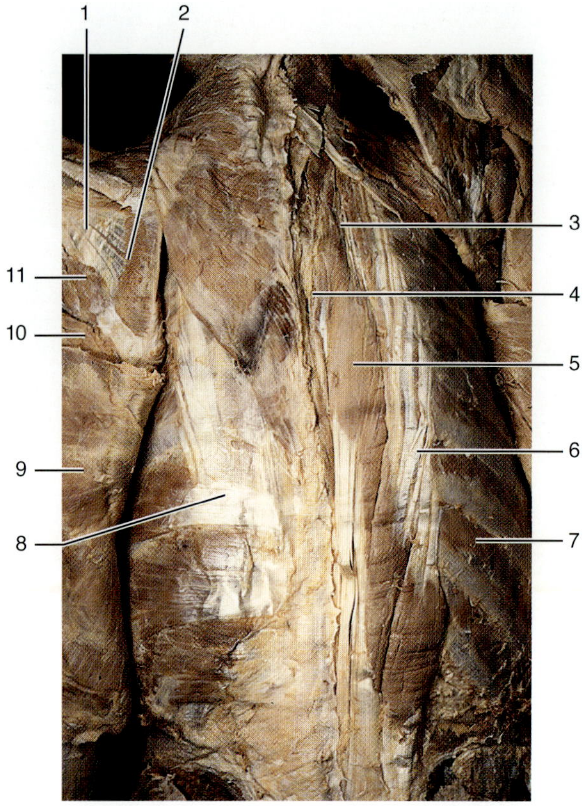

그림 5-17 심부 등 근육

1. 견갑극(견갑가시) | 어깨뼈가시
2. Infraspinatus muscle | 가시아래근
3. Iliocostalis cervicis muscle
경장늑근(목장골늑골근) |
4. 경최장근(목최장근) | 목가장긴근
5. Longissimus thoracis muscle
흉최장근(등최장근) |
6.
흉장늑근(등장골늑골근) | 등엉덩갈비근
7. External intercostal muscle
외늑간근(바깥늑골사이근) |
8. 하후거근 건 | 아래뒤톱니근 힘줄
9. Latissimus dorsi muscle | 넓은등근
10. 대원근 | 큰원근
11. Teres minor muscle 소원근 |

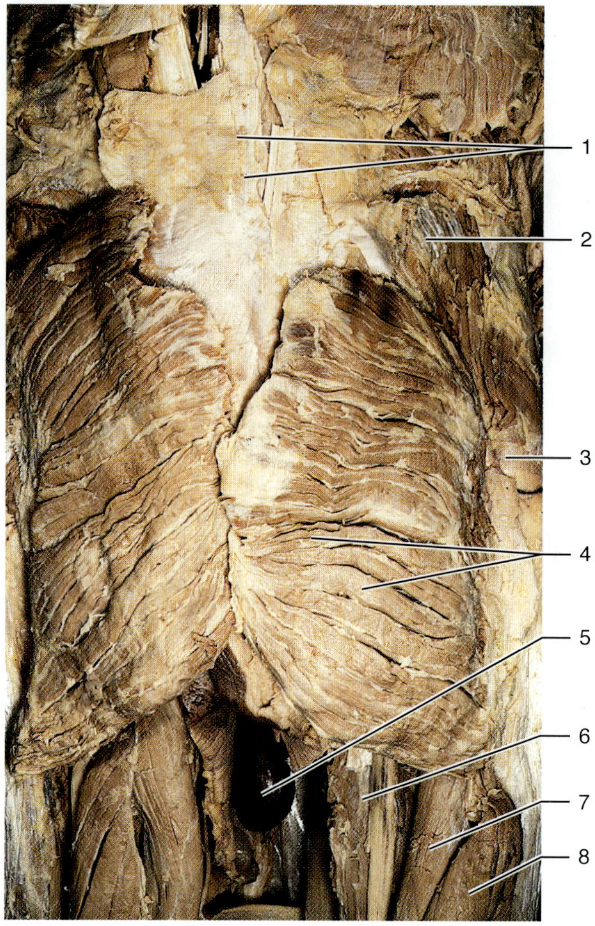

그림 5-18 천부 엉덩이 근육 : 후면

1. Thoracolumbar fascia 흉요근막 |
2. Gluteus medius muscle 중둔근(중간둔부근) | 중간볼기근
3.
대퇴근막장근(대퇴근막긴장근) |
4. Gluteus maximus muscle 대둔근(큰둔부근) | 큰볼기근
5. 음낭
6. Adductor magnus muscle | 큰모음근
7. 반건양근(반힘줄모양근) | 반힘줄근
8. (long head)
대퇴이두근 장두(대퇴두갈래근 장두) |

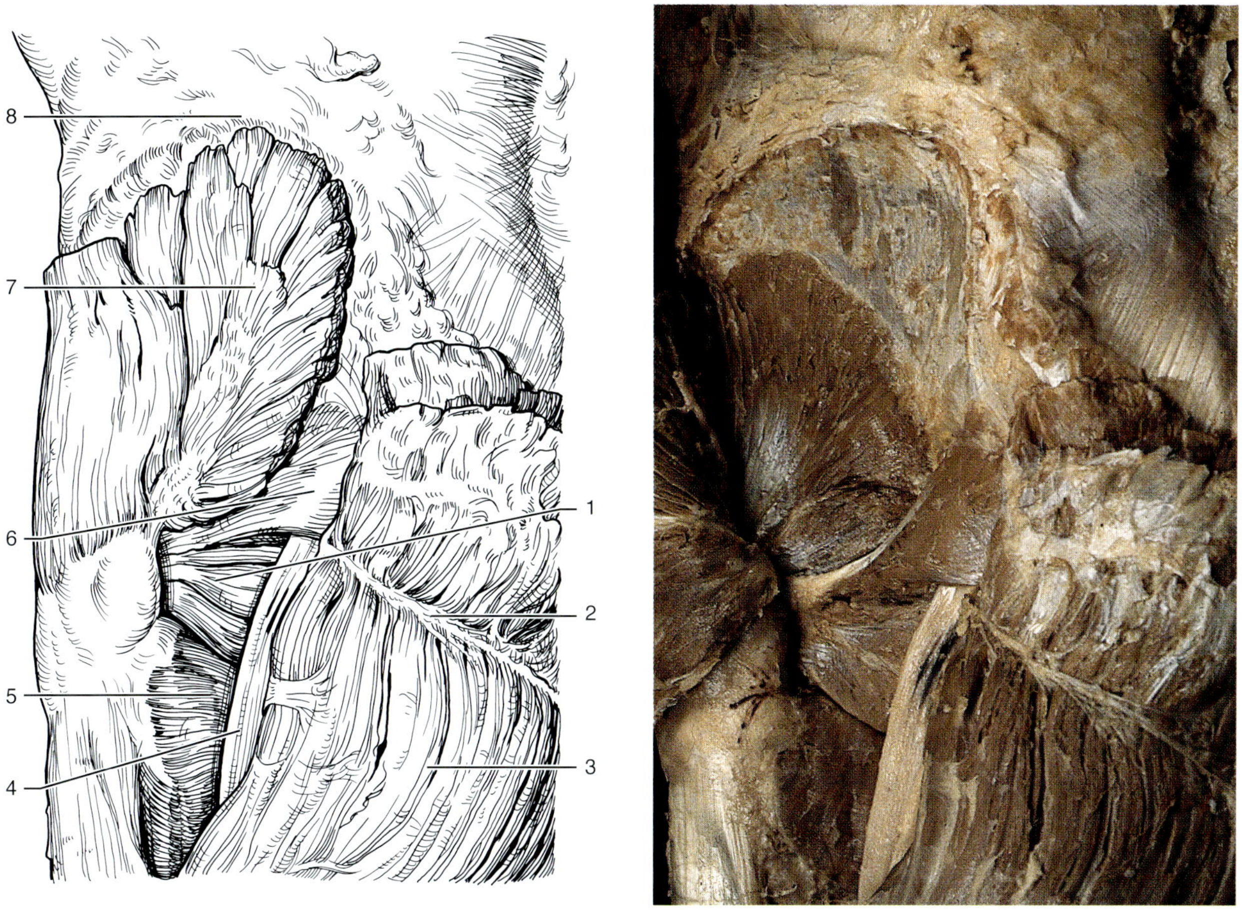

(A) (B)

그림 5-19 천부 엉덩이 근육

1. Superior gemellus muscle | 위쌍동이근
2. Inferior gluteal nerve
   하둔신경(아래둔부신경) |
3. 대둔근(큰둔부근) | 큰볼기근
4. Sciatic nerve 좌골신경 |
5.
   대퇴사각근(대퇴방형근) |
6. Piriformis medius muscle
   (중간피라미드모양근, 중간배모양근) | 중간궁둥구멍근
7. 중둔근(중간둔부근) | 중간볼기근
8. Iliac crest 장골능(장골능선) |

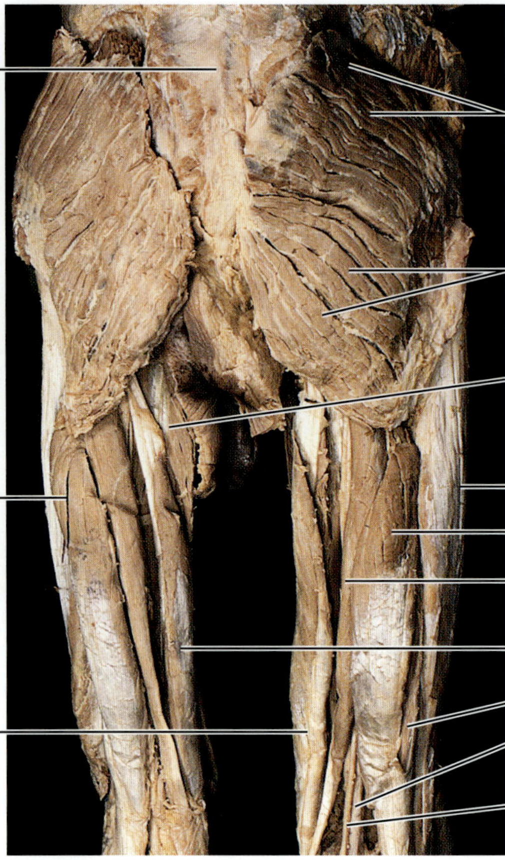

그림 5-20 **천부 대퇴부 근육 : 후면**

1. Gluteus medius muscle
   중둔근(중간둔부근) |
2. 대둔근(큰둔부근) | 큰볼기근
3. Adductor magnus muscle 대퇴정맥 |
4. 장경인대 | 엉덩정강띠
5. Biceps femoris muscle (long head)
   (대퇴두갈래근 장두) | 긴넙다리두갈래근
6. 반건양근(반힘줄모양근) | 반힘줄근
7. Semimembranosus muscle
   반막모양근 |
8. Popliteal artery 슬와동맥 |
9. 경골신경 | 정강신경
10. Semimembranosus muscle | 반막근
11.
    외측광근 기시(외측넓은근 기시) |
12. Lumbodorsal fascia | 등쪽허리근막
13. (short head)
    대퇴이두근 단두(대퇴두갈래근 단두) |

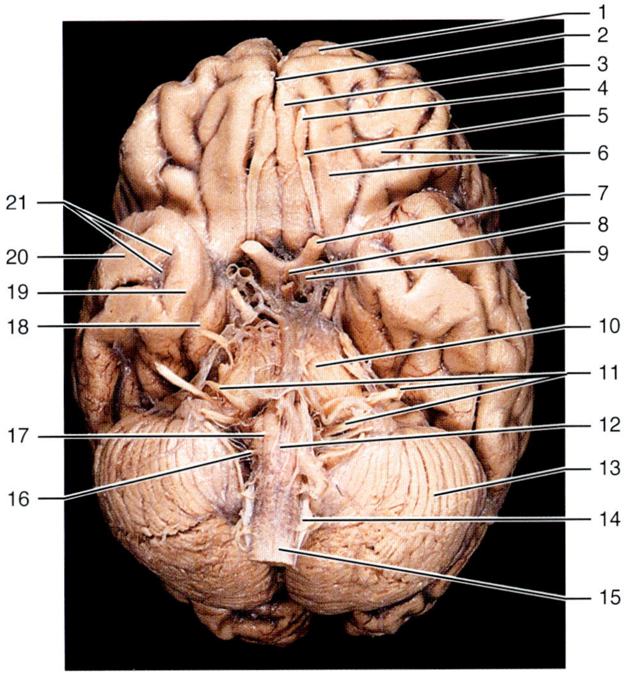

그림 6-10 뇌, 뇌줄기 그리고 소뇌의 아래쪽 면

1. Frontal lobe 전두엽 | ______
2. Longitudinal cerebral fissure 세로대뇌종렬 | ______
3. ______ 직회 | 곧은이랑
4. Olfactory lobe ______
5. ______ 후삭 | 후각로
6. Orbital gyri 안와회 | ______
7. ______ 시신경 | 시각신경
8. Optic chiasma ______ | 시각교차
9. ______ 시삭 | 시각로
10. Oblique fissures of pons 다리뇌의 경사틈새 | ______
11. ______ 뇌신경
12. Pyramidal decussation 추체교차 | ______
13. ______ 소뇌
14. Cervical nerve (C2) ______
15. Medulla oblongata 연수 | ______
16. ______ (C1) 첫 번째 목신경
17. Pyramid 추체 | ______
18. Parahippocampal gyrus 해마방회 | ______
19. ______ 후두측두회 | 뒤통수관자이랑
20. Inferior temporal gyrus 하측두회 | ______
21. ______ 후뇌구 | 후각뇌고랑

6

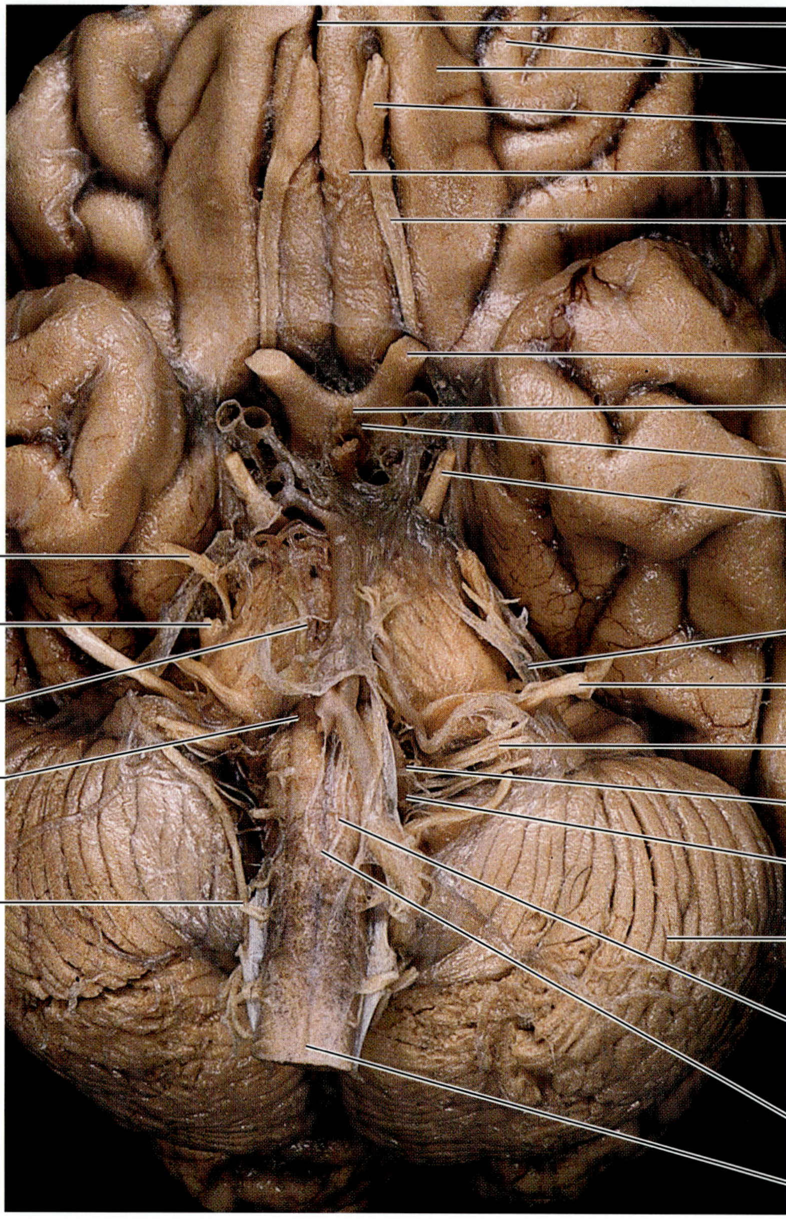

그림 6-11 뇌신경의 발단을 보여주는 뇌의 아래쪽 면

1. ______ 세로종렬 | 세로틈새
2. Orbital gyri 안와회 | ______
3. Olfactory bulb ______ | 후각망울
4. ______ 직회 | 곧은이랑
5. Olfactory tract (I) 후삭 | ______
6. Optic nerve (II) ______ | 시각신경(뇌신경 2번)
7. ______ 시신경교차 | 시각교차
8. Infundibulum ______ | 깔때기
9. ______ (III) 동안신경 | ______(뇌신경 3번)
10. Facial nerve (VII) ______ | 얼굴신경(뇌신경 7번)
11. ______ (VIII) 내이신경 | 속귀신경(뇌신경 8번)
12. Hypoglossal nerve (XII) 설하신경 | ______(뇌신경 12번)
13. Glossopharyngeal nerve (IX) ______ | 혀인두신경(뇌신경 9번)
14. ______ (X) 폐위신경 | 미주신경(뇌신경 10번)
15. Cerebellum ______
16. Medulla oblongata 연수 | ______
17. ______ 추체교차 | 피라밋교차
18. Spinal cord ______
19. Accessory nerve (XI) 부신경 | ______
20. ______ 외전신경 | 갓돌림신경(뇌신경 6번)
21. ______ 교뇌 | ______
22. Trigeminal nerve (V) ______(뇌신경 5번)
23. ______ (IV) 활차신경 | 도르레신경(뇌신경 4번)

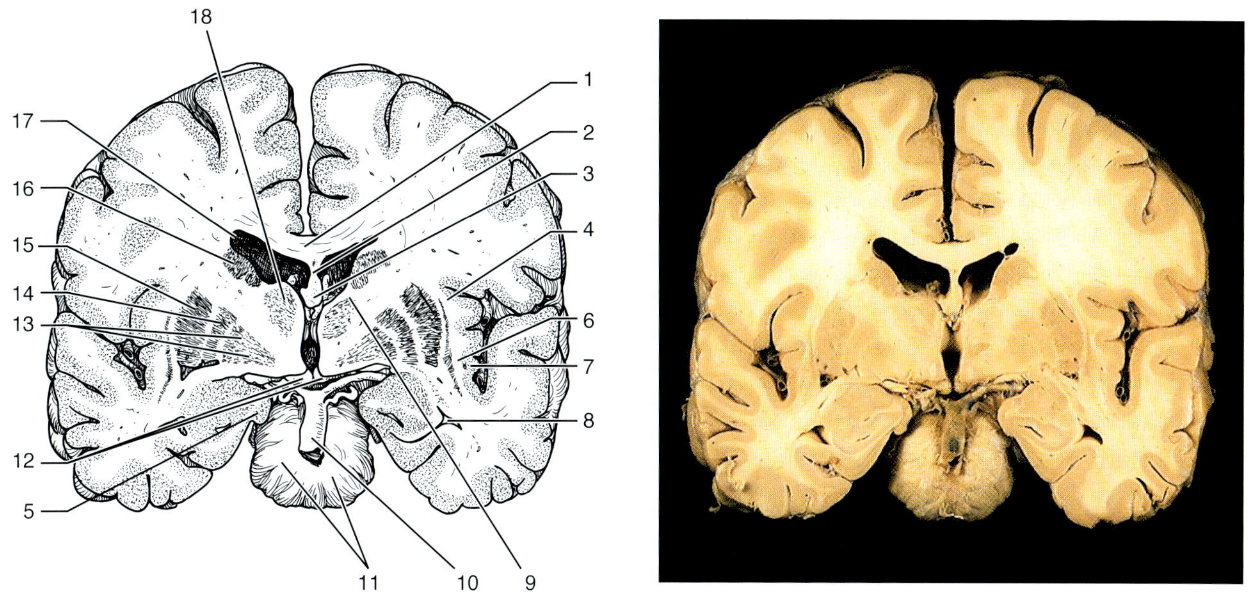

(A) (B)

그림 6-12 뇌의 중간 관상면

1. Corpus callosum (body) | 뇌들보 (몸통)
2. (body) 뇌궁 | 뇌활 (몸통)
3. Septum pellucidum 투명중격 |
4. External capsule 외포 |
5. 시삭 | 시각로
6. 전장 | 담장
7. Insula 도 | (대뇌섬)
8. (inferior horn) | 가쪽뇌실[아래뿔(관자뿔)]
9. 내포 | 속섬유막
10. Basilar artery 뇌저동맥 |
11. 교뇌 | 다리뇌
12. Mamillary body
13. Globus pallidus internal 속담창구 |
14. 바깥담창구 | 바깥창백핵
15. 피각 | 조가비핵
16. 미상핵 |
17. Lateral ventricle (body) | 가쪽뇌실 (몸통)
18. 시상

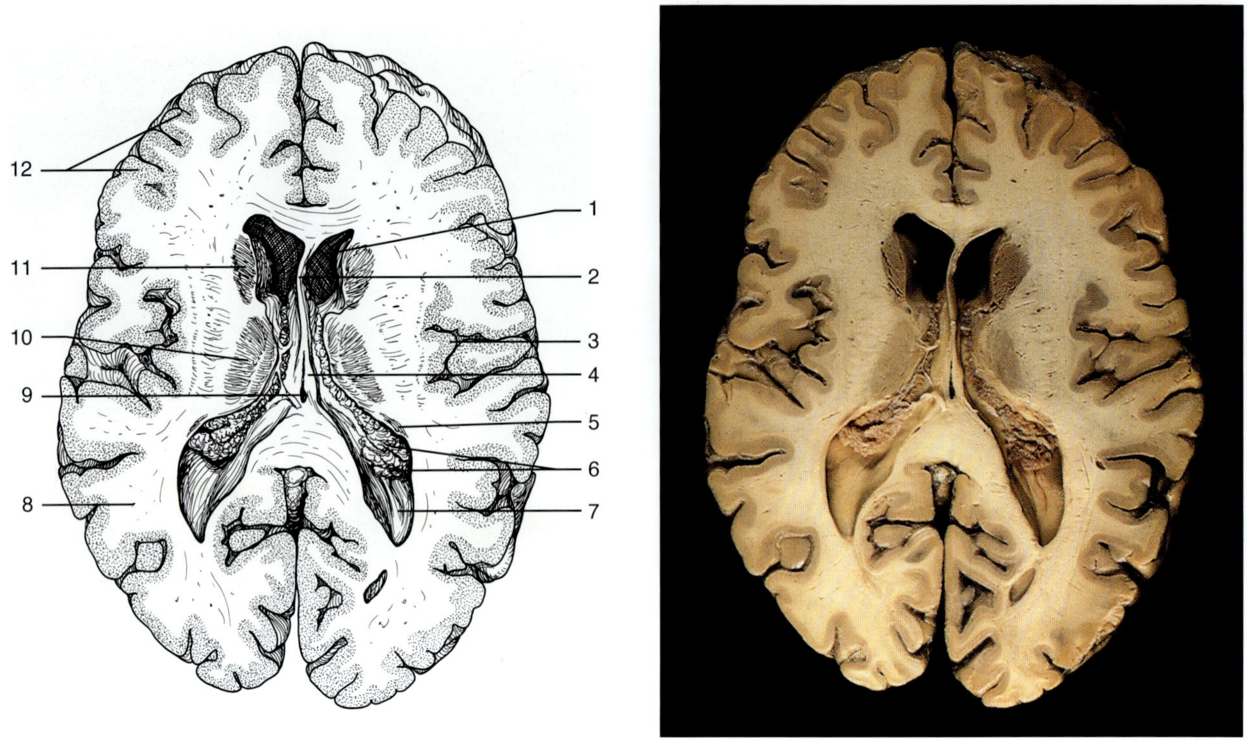

(A) (B)

그림 6-13 셋째 뇌실 위치에서의 뇌의 수평단면

1. Lateral ventricle (anterior horn)
   외측뇌실 | ______ (전각 | 앞뿔)
2. ______ 투명중격 | 투명사이막
3. Insula 도 | ______ (대뇌섬)
4. ______ (body) 뇌궁 | 뇌활 (몸통)
5. Caudate nucleus (tail portion) ______ | 꼬리핵 (꼬리부분)
6. ______ 제4뇌실맥락총 | 맥락얼기
7. Lateral ventricle (posterior horn)
   외측뇌실 | ______ (______ | 뒤통수뿔)
8. White matter of cerebral medullary center
   대뇌숨뇌센터의 배질 | ______
9. ______ 제3뇌실 | 셋째뇌실
10. ______ 시상
11. Caudate nucleus (head) ______ | 꼬리핵 (머리)
12. ______ 대뇌피질 | 대뇌겉질

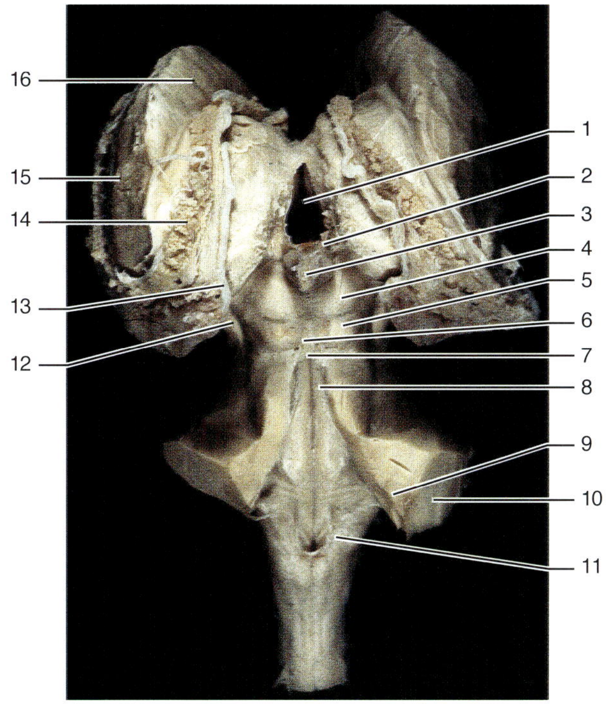

그림 6-14 소뇌를 제거한 뇌줄기의 등쪽 면

1. 제3뇌실 | 셋째뇌실
2. Habenular trigone
3. 송과선 | 솔방울샘
4. Superior colliculus 상구 |
5. 하구 | 아래둔덕
6. 솜털주름띠
7. Superior medullary velum 상수범(위수뇌천장) |
8. 안면신경구(얼굴신경둔덕) |
9. Inferior cerebellar peduncle 하소뇌각 |
10. 중소뇌각 | 중간소뇌다리
11. Cuneate tubercle 설상결절 |
12. 편도체
13. Pulvinar of thalamus 시상침 |
14. Choroid plexus of lateral ventricle
15. 내포 | 속섬유막
16. Head of caudate nucleus 미상핵의 머리 |

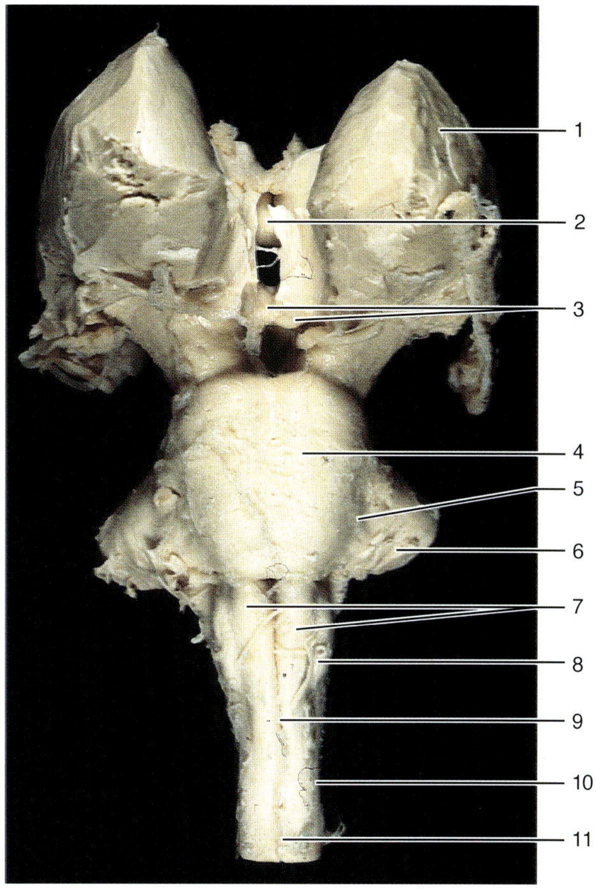

그림 6-15 소뇌를 제거한 뇌줄기의 등쪽 면

1. Thalamus (cut surface) (잘려진 면)
2. 누두 | 깔때기
3. Mamillary bodies
4. Pons | 다리뇌
5. 뇌신경
6. Middle cerebellar peduncle | 중간소뇌다리
7. 추체 | 피라밋
8. 올리브
9. Pyramidal decussation 추체교차 |
10. (root) 척수신경 (뿌리)
11. Spinal cord | 척수

6

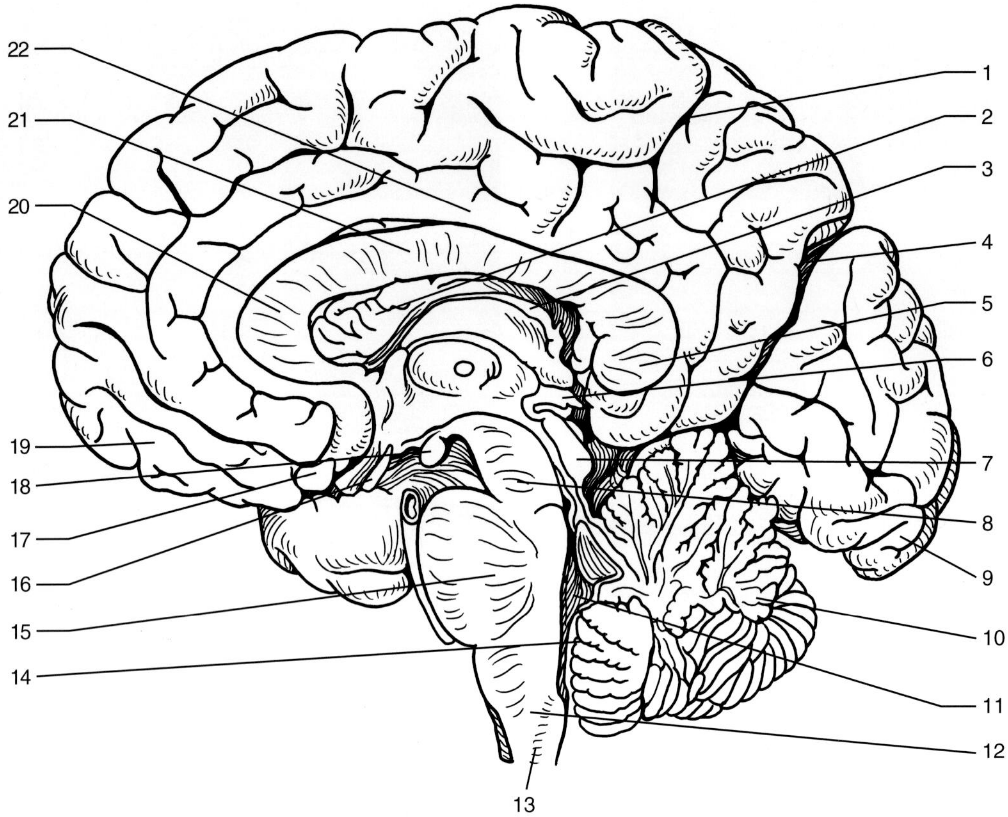

(A)

그림 6-16 **오른쪽 뇌의 중간 시상단면**

1. 중심구 | 중심고랑
2. Lateral ventricle (body)
   외측뇌실 | (몸통)
3. Fornix | 뇌활
4. Parieto-occipital sulcus
5. 뇌들보팽대
6. Pineal body | 솔방울샘
7. Inferior colliculus 하구 |
8. 대뇌다리
9. Occipital lobe | 뒤통수엽
10. 소뇌
11. Fourth ventricle | 네번째뇌실
12. 연수 | 숨뇌
13. Spinal cord
14. Inferior medullary velum
    하수범(아래수뇌천장) |
15. 교뇌 | 다리뇌
16. 뇌하수체 누두 | 뇌하수체 깔때기
17. Optic chiasma 시신경교차 |
18. 유두체
19. 전두엽 | 이마엽
20. Genu of corpus callosum
21. 뇌량 | 뇌들보
22. 대상회 | 띠이랑

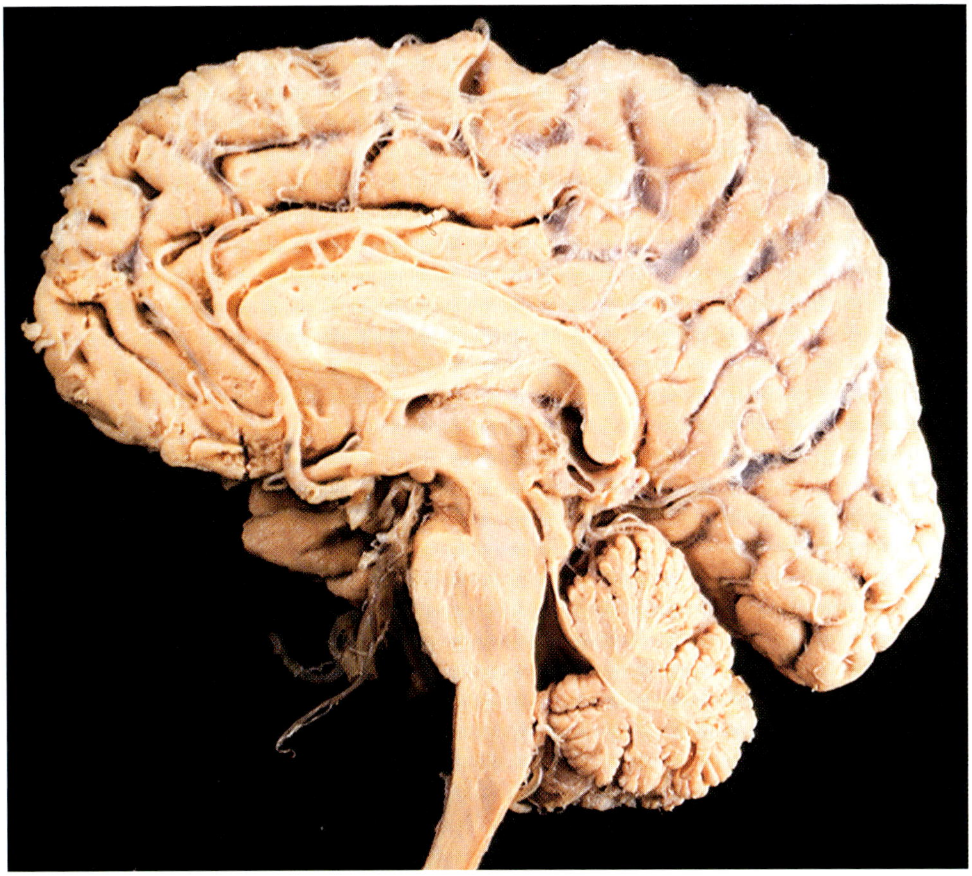

(B)

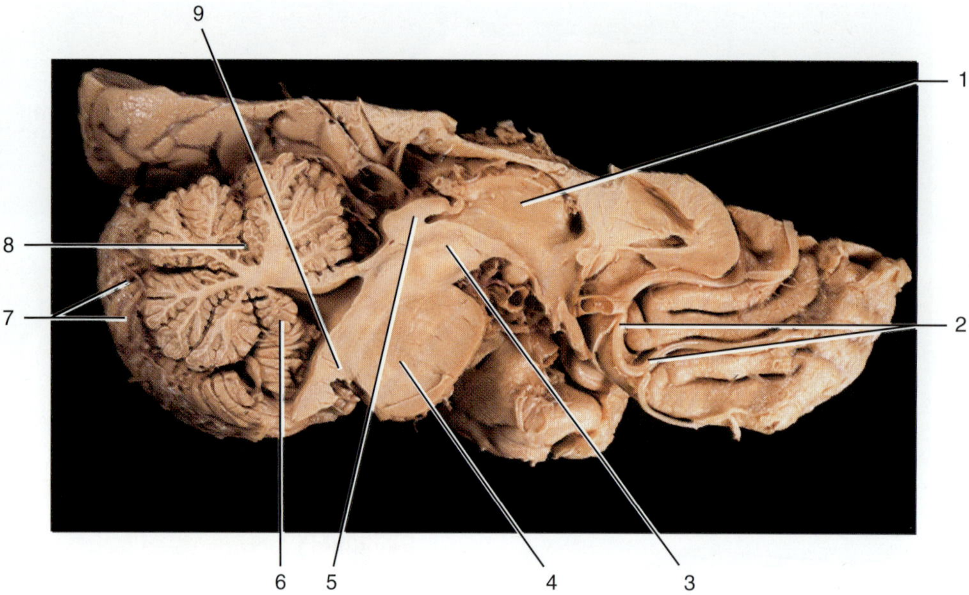

그림 6-17 **뇌줄기, 소뇌 그리고 사이뇌의 시상단면**

1. Thalamus
2. Artery
3. 중뇌 | 중간뇌
4. Pons 교뇌 |
5. 중간뇌덮개
6. 충부결절 | 벌레결절
7. Cerebellum
8. 제1열 | 첫째틈새
9. Medulla oblongata 연수 |

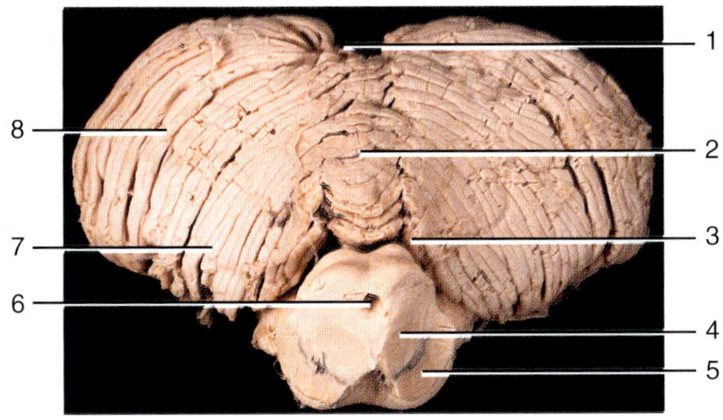

그림 6-18 **쇠뇌 : 뒤 아래쪽 면**

1. 충부융기 | 벌레융기
2. Pyramid of vermis 충부추체 |
3. 소뇌편도
4. Medulla oblongata | 숨뇌
5. 교뇌 |
6. Central canal 골원중심관 |
7. 이복소엽 |
8. 하반월소엽 | 아래반달소엽

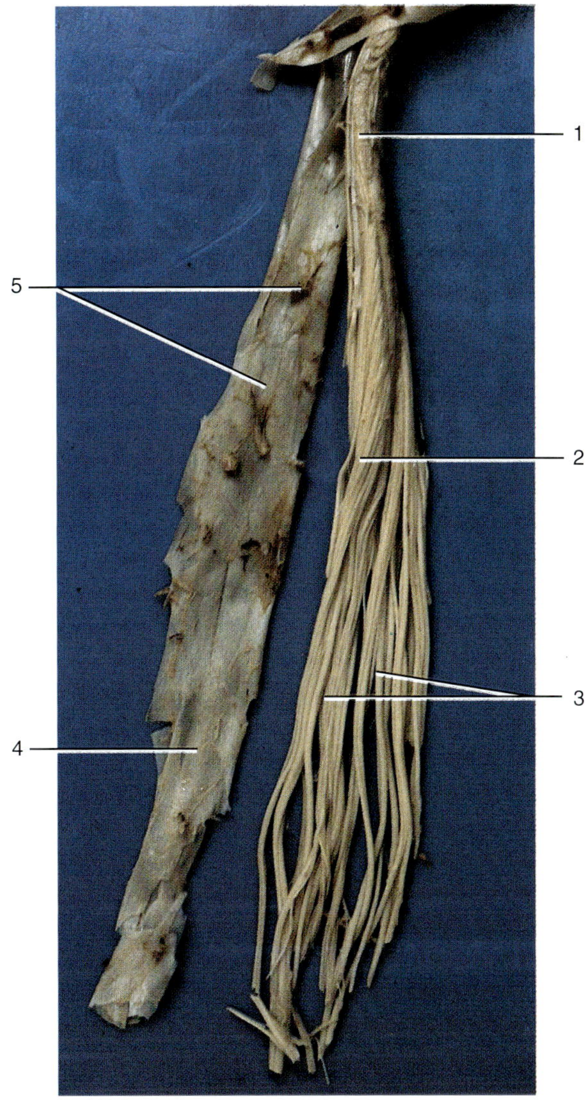

그림 6-19 **척수와 말총의 아래쪽 끝**

1. Spinal cord
2. 종사 |
3. 마미(말꼬리) |
4. Dura mater, lined internally by arachnoid
경막 | , 안쪽으로 지주막 | 거미막이 놓여 있음
5. 치근인대(치상인대, 치아모양인대, 치아주위인대) |

그림 6-1 광학현미경으로 본 뭇극신경세포(다극뉴우런)

그림 6-2 광학현미경으로 본 시상면 대뇌겉질이랑(대뇌피질회)

1. Molecular layer	분자층
2. Pyramidal cells	추체세포 | 피라밋세포
3. Inner granular layer	속과립층
4. Inner pyramidal cells	속추체세포 | 속피라밋세포
5. Polymorphic cells	다형세포
6. White matter fibers	백질섬유 | 백색질섬유
7. White matter	백질 | 백색질
8. Gray matter	회백질 | 회색질

그림 6-3 광학현미경으로 본 시상면 소뇌겉질(소뇌피질)

1. Fissures	구 | 틈새
2. Cortex(gray matter)	피질 | 겉질(회백질 | 회색질)
3. Medulla(white matter)	숨뇌(백질 | 백색질)

6

그림 6-4 광학현미경으로 본 척수가로단면에서의 회색질과 백색질

1. Gray matter	회백질 | 회색질
2. Neuron fibers	신경세포 섬유들
3. White matter	백질 | 백색질
4. Neurons	뉴우런 | 신경세포

그림 6-5 광학현미경으로 본 척수신경절

1. Cell bodies of neurons	신경세포의 세포체들
2. Nerve fibers	신경섬유들
3. Satellite cells	위성세포

그림 6-6 광학현미경으로 본 은염색 말초신경

그림 6-7 뇌의 위쪽 면

1. Frontal lobe	전두엽 | 이마엽
2. Longitudinal fissure	종렬 | 세로틈새
3. Parietal lobe	두정엽 | 마루엽
4. Temporal lobe	측두엽 | 관자엽
5. Arachnoid granulation	지주막과립 | 거미막과립
6. Precentral gyrus	중심전회 | 중심앞이랑
7. Central sulcus	중심구 | 중심고랑
8. Postcentral gyrus	중심후회 | 중심뒤이랑
9. Occipital lobe	후두엽 | 뒤통수엽
10. Precentral sulcus	중심전구 | 중심앞고랑

그림 6-8 가쪽에서 본 뇌와 척수

1. Sulcus	구 | 고랑
2. Gyrus	회 | 이랑
3. Parietal lobe	두정엽 | 마루엽
4. Frontal lobe	전두엽 | 이마엽
5. Temporal lobe	측두엽 | 관자엽
6. Spinal cord	척수
7. Medulla oblongata	연수 | 숨뇌
8. Spinal nerves	척수신경
9. Cerebellum	소뇌
10. Dura mater	경막 | 경질막
11. Horizontal fissure of Cerebellum	소뇌수평렬 | 소뇌수평틈새
12. Occipital lobe	후두엽 | 뒤통수엽
13. Pia mater	연막 | 연질막
14. Lateral sulcus of Sylvius	실비어스외측구 | 실비어스가쪽고랑

그림 6-9 대뇌섬 해부(레일의 섬)

1. Parietal lobe	두정엽 | 마루엽
2. Occipital lobe	후두엽 | 뒤통수엽
3. Cerebellum	소뇌
4. Temporal lobe	측두엽 | 관자엽
5. Frontal lobe	전두엽 | 이마엽
6. Insula(island of Reil)	대뇌섬(레일의섬)
7. Dura mater	경막 | 경질막

그림 6-10 뇌, 뇌줄기 그리고 소뇌의 아래쪽 면

1. Frontal lobe	전두엽 | 이마엽
2. Longitudinal cerebral fissure	세로대뇌종렬 | 세로대뇌틈새
3. Gyrus rectus	직회 | 곧은이랑
4. Olfactory lobe	후각엽
5. Olfactory tract	후삭 | 후각로
6. Orbital gyri	안와회 | 눈확이랑
7. Optic nerve	시신경 | 시각신경
8. Optic chiasma	시신경교차 | 시각교차
9. Optic tract	시삭 | 시각로
10. Oblique fissures of pons	다리뇌의 경사틈새 | 빗틈새
11. Cranial nerves	뇌신경
12. Pyramidal decussation	추체교차 | 피라밋교차
13. Cerebellum	소뇌
14. Cervical nerve (C2)	두 번째 목신경
15. Medulla oblongata	연수 | 숨뇌

16. Cervical nerve (C1) 첫 번째 목신경
17. Pyramid 추체 | 피라밋
18. Parahippocampal gyrus 해마방회 | 해마곁이랑
19. Occipitotemporal gyrus 후두측두회 | 뒤통수관자이랑
20. Inferior temporal gyrus 하측두회 | 아래관자이랑
21. Rhinal sulcus 후뇌구 | 후각뇌고랑

그림 6-11 뇌신경의 발단을 보여주는 뇌의 아래쪽 면

1. Longitudinal fissure 세로종렬 | 세로틈새
2. Orbital gyri 안와회 | 눈확이랑
3. Olfactory bulb 후구 | 후각망울
4. Gyrus rectus 직회 | 곧은이랑
5. Olfactory tract (I) 후삭 | 후각로(뇌신경 1번)
6. Optic nerve (II) 시신경 | 시각신경(뇌신경 2번)
7. Optic chiasma 시신경교차 | 시각교차
8. Infundibulum 누두 | 깔때기
9. Oculomotor nerve (III) 동안신경 | 눈돌림신경(뇌신경 3번)
10. Facial nerve (VII) 안면신경 | 얼굴신경(뇌신경 7번)
11. Vestibulocochlear nerve (VIII) 내이신경 | 속귀신경(뇌신경 8번)
12. Hypoglossal nerve (XII) 설하신경 | 혀밑신경(뇌신경 12번)
13. Glossopharyngeal nerve (IX) 설인신경 | 혀인두신경(뇌신경 9번)
14. Vagus nerve (X) 폐위신경 | 미주신경(뇌신경 10번)
15. Cerebellum 소뇌
16. Medulla oblongata 연수 | 숨뇌
17. Pyramidal decussation 추체교차 | 피라밋교차
18. Spinal cord 척수
19. Accessory nerve (XI) 부신경 | 더부신경(뇌신경 11번)
20. Abducens nerve (VI) 외전신경 | 갓돌림신경(뇌신경 6번)
21. Pons 교뇌 | 다리뇌
22. Trigeminal nerve (V) 삼차신경(뇌신경 5번)
23. Trochlear nerve (IV) 활차신경 | 도르레신경(뇌신경 4번)

그림 6-12 뇌의 중간 관상면

1. Corpus callosum (body) 뇌량 | 뇌들보 (몸통)
2. Fornix (body) 뇌궁 | 뇌활 (몸통)
3. Septum pellucidum 투명중격 | 투명사이막
4. External capsule 외포 | 바깥섬유막
5. Optic tract 시삭 | 시각로
6. Claustrum 전장 | 담장
7. Insula 도 | 섬(대뇌섬)
8. Lateral ventricle (inferior horn) 외측뇌실 | 가쪽뇌실[아래뿔(관자뿔)]
9. Internal capsule 내포 | 속섬유막
10. Basilar artery 뇌저동맥 | 뇌바닥동맥
11. Pons 교뇌 | 다리뇌
12. Mamillary body 유두체
13. Globus pallidus internal 속담창구 | 속창백핵
14. Globus pallidus external 바깥담창구 | 바깥창백핵
15. Putamen 피각 | 조가비핵
16. Caudate nucleus 미상핵 | 꼬리핵
17. Lateral ventricle (body) 외측뇌실 | 가쪽뇌실 (몸통)
18. Thalamus 시상

그림 6-13 셋째 뇌실 위치에서의 뇌의 수평단면

1. Lateral ventricle (anterior horn) 외측뇌실 | 가쪽뇌실 (전각 | 앞뿔)
2. Septum pellucidum 투명중격 | 투명사이막
3. Insula 도 | 섬(대뇌섬)
4. Fornix (body) 뇌궁 | 뇌활 (몸통)
5. Caudate nucleus (tail portion) 미상핵 | 꼬리핵 (꼬리부분)
6. Choroid plexus 제4뇌실맥락총 | 맥락얼기
7. Lateral ventricle (posterior horn) 외측뇌실 | 가쪽뇌실 (후각 | 뒤통수뿔)
8. White matter of cerebral medullary center 대뇌숨뇌센터의 배질 | 대뇌숨뇌센터의 백색질
9. Third ventricle 제3뇌실 | 셋째뇌실
10. Thalamus 시상
11. Caudate nucleus (head) 미상핵 | 꼬리핵 (머리)
12. Cerebral cortex 대뇌피질 | 대뇌겉질

그림 6-14 소뇌를 제거한 뇌줄기의 등쪽 면

1. Third ventricle 제3뇌실 | 셋째뇌실
2. Habenular trigone 고삐삼각
3. Pineal body 송과선 | 솔방울샘
4. Superior colliculus 상구 | 위둔덕
5. Inferior colliculus 하구 | 아래둔덕
6. Frenulum veli 솜털주름띠
7. Superior medullary velum 상수범(위수뇌천장) | 위숨뇌천장
8. Facial colliculus 안면신경구(얼굴신경둔덕) | 얼굴둔덕
9. Inferior cerebellar peduncle 하소뇌각 | 아래소뇌다리
10. Middle cerebellar peduncle 중소뇌각 | 중간소뇌다리
11. Cuneate tubercle 설상결절 | 쐐기결절
12. Amygdaloid body 편도체
13. Pulvinar of thalamus 시상침 | 시상베개
14. Choroid plexus of lateral ventricle 가쪽뇌실 맥락얼기
15. Internal capsule 내포 | 속섬유막
16. Head of caudate nucleus 미상핵의 머리 | 꼬리핵의 머리

그림 6-15 소뇌를 제거한 뇌줄기의 등쪽 면

1. Thalamus (cut surface) 시상 (잘려진 면)

6

2. Infundibulum	누두 | 깔때기
3. Mamillary bodies	유두체
4. Pons	교뇌 | 다리뇌
5. Cranial nerve	뇌신경
6. Middle cerebellar peduncle	중소뇌각 | 중간소뇌다리
7. Pyramids	추체 | 피라밋
8. Olive	올리브
9. Pyramidal decussation	추체교차 | 피라밋교차
10. Spinal nerve (root)	척수신경 (뿌리)
11. Spinal cord	척색 | 척수

그림 6-16 오른쪽 뇌의 중간 시상단면

1. Central sulcus	중심구 | 중심고랑
2. Lateral ventricle (body)	외측뇌실 | 가쪽뇌실 (몸통)
3. Fornix	뇌궁 | 뇌활
4. Parieto-occipital sulcus	마루뒤통수고랑
5. Splenium of corpus callosum	뇌들보팽대
6. Pineal body	송과선 | 솔방울샘
7. Inferior colliculus	하구 | 아래둔덕
8. Cerebral peduncle	대뇌다리
9. Occipital lobe	후두엽 | 뒤통수엽
10. Cerebellum	소뇌
11. Fourth ventricle	제4뇌실 | 네번째뇌실
12. Medulla oblongata	연수 | 숨뇌
13. Spinal cord	척수
14. Inferior medullary velum	하수범(아래수뇌천장) | 아래숨뇌천장
15. Pons	교뇌 | 다리뇌
16. Infundibulum of pituitary	뇌하수체 누두 | 뇌하수체 깔때기
17. Optic chiasma	시신경교차 | 시각교차
18. Mamillary body	유두체
19. Frontal lobe	전두엽 | 이마엽
20. Genu of corpus callosum	뇌들보무릎
21. Corpus callosum	뇌량 | 뇌들보
22. Cingulate gyrus	대상회 | 띠이랑

그림 6-17 뇌줄기, 소뇌 그리고 사이뇌의 시상단면

1. Thalamus	시상
2. Artery	동맥
3. Midbrain	중뇌 | 중간뇌
4. Pons	교뇌 | 다리뇌
5. Tectum of midbrain	중간뇌덮개
6. Nodules of vermis	충부결절 | 벌레결절
7. Cerebellum	소뇌
8. Primary fissure	제1열 | 첫째틈새
9. Medulla oblongata	연수 | 숨뇌

그림 6-18 쇠뇌 : 뒤 아래쪽 면

1. Tuber of vermis	충부융기 | 벌레융기
2. Pyramid of vermis	충부추체 | 벌레피라밋
3. Cerebellar tonsil	소뇌편도
4. Medulla oblongata	연수 | 숨뇌
5. Pons	교뇌 | 다리뇌
6. Central canal	골원중심관 | 중심관
7. Biventral lobule	이복소엽 | 블록소엽
8. Inferior semilunar lobule	하반월소엽 | 아래반달소엽

그림 6-19 척수와 말총의 아래쪽 끝

1. Spinal cord	척수
2. Filum terminale	종사 | 종말끈
3. Cauda equina	마미(말꼬리) | 말총
4. Dura mater, lined internally by arachnoid	경막 | 경질막, 안쪽으로 지주막 | 거미막이 놓여 있음
5. Denticulate ligaments	치근인대(치상인대, 치아모양인대, 치아주위인대) | 치아인대

특수감각 _ Special Senses

냄새(smell), 맛(taste), 듣기(hearing), 평형(equilibrium), 보기(vision)와 관련된 특수 감각 수용기들은 신경계통(nervous system)과 직·간접적으로 연결되어 있다. 이러한 수용기로부터 받아들인 정보는 뇌(brain) 혹은 척수(spinal cord)로 전달된다. 뇌(brain)가 감각정보에 반응할 필요가 있으면 정보는 뇌에서 나와 운동(motor) 즉, 원심성(efferent) 섬유를 통해 효과기(effectors)로 전달된다.

후각 (Sense of Smell)

비강(nasal cavity)의 상부에 위치한 후각기관(olfactory organs)에는 후각 화학수용기(olfactory chemoreceptors)와 상피 지지세포(epithelial supporting cells)가 있다. 후각수용기(olfactory receptors)는 양극성 신경원으로 점막의 원주상피층(columnar epithelial lining)을 따라 흩어져 분포한다. 원위 말단부에 있는 후각 신경원(olfactory neurons)에는 매듭 모양의 수상돌기(dendrites)가 민감한 섬모로 덮여서 비강 속으로 돌출되어 있다. 후각(olfactory sensations)은 이러한 섬모에 의해서 포착되며, 신경원(neuron)의 세포체로 전달되고, 이곳에서 축삭(axons)을 통해 중추신경계통(central nerve system)으로 보내진다.

미각 (Sense of Taste)

미각 수용기(맛수용기, taste[gustatory] receptors)는 미뢰(맛봉오리, taste buds)라는 특별 미각기관에 집중되는데, 설(혀, tongue)의 융기된 진피유두(dermal papillae)에 미뢰(맛봉오리, taste buds)는 위치하고 있다. 미각세포(맛세포, gustatory cells)의 섬세한 맛세포털(taste hairs) 즉, 미세융모(microvilli)가 미뢰(taste buds)의 미각구멍(taste pore)을 통해 나와 있다. 미뢰(taste bud)의 미각세포(taste cell) 주위에는 수많은 상피지지세포(epithelial supporting cells)가 둘러싸고 있으며, 미각세포(taste cells)의 맛세포털이 미각(sense of taste)의 수용기(receptors)로서 활동한다.

청각 (Sense of Hearing)

귀(ear)는 청각기(organ of hearing)로 활동하며 외이(external ear), 중이(middle ear), 내이(internal ear)로 나누어진다.

외이(external ear)에는 이개(귓바퀴, auricle), 털로 덮인 외이도(external auditory meatus), 이도샘(귀지샘, ceruminous glands)의 개구부가 있다. 외이도(external auditory meatus)의 끝에는 고막(eardrum)이 있다.

중이(middle ear)에는 공기로 채워진 고실(tympanic cavity)이 있다. 고실(tympanic cavity)은 외이(outer ear)와 내이(internal ear)를 분리한다. 고실(tympanic cavity)에는 3개의 작은 이소골(bony auditory ossicles), 즉 추골(망치뼈, malleus), 침골(모루뼈, incus), 등골(등자뼈, stapes)이 연결되어 있다. 이소골(ossicles)은 고막(eardrum)으로부터 내이(inner ear)로 진동을 전달하는데 기능한다.

내이(internal ear)는 관모양의 뼈 동굴, 즉 뼈미로(bony labyrinth)와 막미로(membranous labyrinth)로 연결되어 서로 소통하는 주머니(chamber)로 된 복잡한 계통이다. 막미로(membranous labyrinth)는 뼈미로(bony labyrinth) 내측에 놓여 있다. 미로(labyrinth) 사이에는 외림프(perilymph)라 불리는 액체로 채워진 좁은 공간이 있다. 막미로(membranous labyrinth)는 내림프(endolymph)로 채워져 있다.

미로(labyrinth) 내에는 3개의 반규관(반고리관, semicircular cannals)과 와우(달팽이, cochlea)가 있다. 와우(달팽이, cochlea)와 반규관(반고리관, semicircular cannals)은 전정(vestibule)이라는 뼈 주머니(bony chamber)에 의해 연결된다. 전정(vestibule)에는 평형(equilibrium)과 듣기(hearing)를 위한 구조들이 있다.

와우(달팽이, cochlea)는 3개의 계단, 즉 맨 아래 고실계단(scala tympani), 가장 위의 전정계단(scala vestibuli), 중간계단(scala media)인 와우관(cochlear duct)으로 나뉜다. 고실계단(scala tympani)과 전정계단(scala vestibuli)에는 외림프(perilymph)가 채워져 있고, 중간계단(scala media)에는 내림프(endolymph)가 채워져 있다. 코티나선기(organ of Corti)는 중간계단(scala media)에 들어 있다.

시각 (Sense of Sight)

눈(eye)은 sense of sight(시각)에 대한 수용기(receptor)가 위치하는 곳이다. 눈(eye)은 안검(눈꺼풀, eyelid), 누기(눈물기관, lacrimal apparatus), 외안근(extrinsic muscles)에 의해서 그 기능을 수행하도록 지원받고 있다.

안검(eyelid)은 눈에 대해 보호 덮개로서 기능하며, 검판선(눈꺼풀판샘, tarsal gland)에서는 피지(oily substance)를 분비하여 눈썹(eyelids)이 서로 붙는 것을 방지한다.

누기(눈물기관, lacrimal apparatus)의 누선(눈물샘, lacrimal glands)은 눈 표면과 안검(eyelid)이 윤활 상태를 유지할 수 있도록 눈물(tears)을 분비한다.

외안근(extrinsic muscles of eye)-상직근(superior rectus m.), 하직근(inferior rectus m.), 외직근(lateral rectus m.), 내직근(medial rectus m.), 상사근(superior oblique m.), 하사근(inferior oblique m.)은 안구의 운동에 직접적으로 관여한다.

안구(eyeball)는 골성 안와(눈오목, bony orbit)에 놓여 있는 구형체이다. 안구(eyeball)의 벽은 확연히 구분되는 3층의 피막, 즉 내측 망막(inner retina), 중간 포도막층(middle uveal layer), 외측 각 공막층(outer corneoscleral coat)으로 구성되어 있다.

외측 각 공막층(outer corneoscleral coat)은 희고 불투명한 섬유막인 공막(sclera)과 앞쪽의 투명한 각막(cornea)으로 이루어진다. 중간 포도막층(middle uveal layer)은 혈관층(vascular layer)으로 맥락막(choroid), 모양체(ciliary body), 홍채(iris)로 구성된다.

내측 망막(inner retina)의 구조는 매우 복잡하다 : 앞쪽 층의 대부분은 민감하지 않은 홍채성(iridial) 감각 층으로 덮여 있고, 뒤쪽은 눈의 민감한 기능층으로 광수용기 기관(photoreceptor organs)이 앞의 거상연(톱니둘레, ora serrata)으로부터 뒤의 시신경(optic nerve)의 시신경 유두(optic papilla)까지 덮고 있다. 또한, 이 층에는 중심와(중심오목, fovea centralis)가 황반부(yellow spot, macula lutea)에 의해서 둘러싸여 있다.

7

감각기관

•

Sense Organs

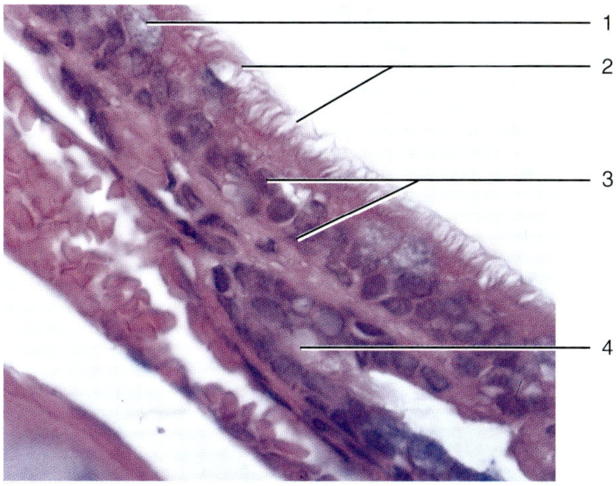

그림 7-1 후각 상피조직(Olfactory epithelium)의 광학현미경 단면(400X)

1.
   배상세포 | 술잔세포
2. Cilia
3.
   후각세포와 지지세포
4. Lamina propria
   | 고유판

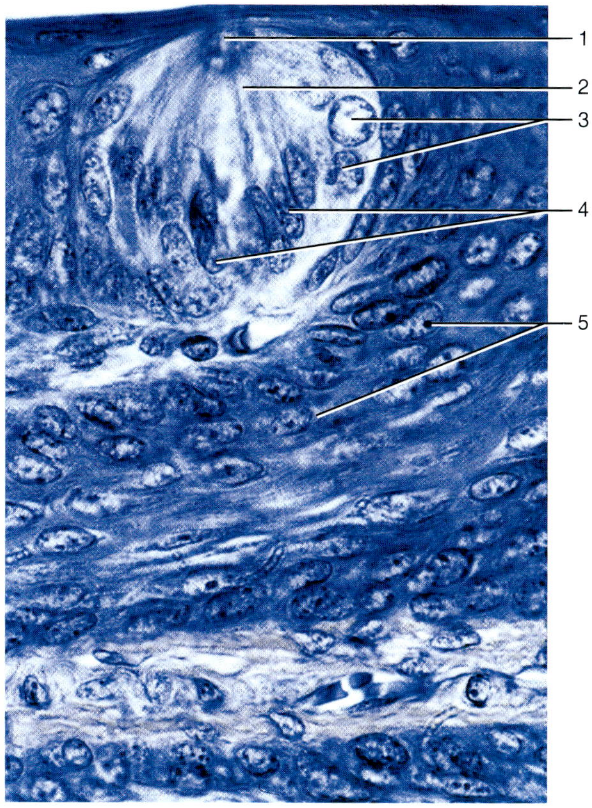

그림 7-3 미뢰(맛봉우리, Taste bud) 광학현미경 단면(1,000X)

1. Taste pore hair(microvilli)
   미공과 미각미세융모
2. 미뢰 | 맛봉우리
3. Type II cells
4. 1형 세포
5. Lamina propria
   고유층 | 고유판

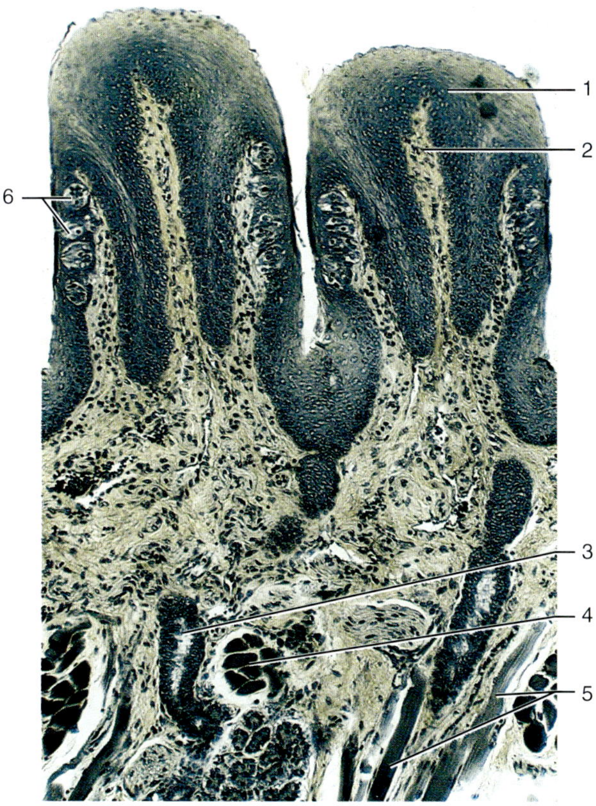

그림 7-2 광학현미경으로 본 설(혀, Tongue) 표면 성곽(유곽 유두, circumvallate papillae)(100X)

1.
   중층 편평상피
2. Lamina propria
   고유층 | 고유판
3. 외분비관
4. Serous gland(of van Ebner)
5. Striated muscle fibers
   횡문근섬유
6. 미뢰 | 맛봉우리

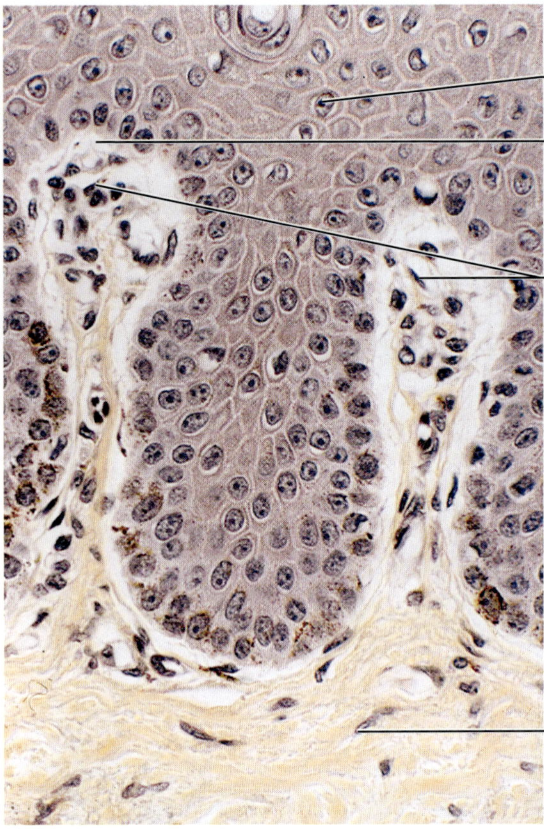

그림 7-4 **두꺼운 피부의 진피유두(dermal papillare)에서 볼 수 있는 촉감각 마이스너 소체(Meissner's corpuscles) 광학현미경 단면**(200X)

1. Stratified squamous epithelium
   중층 편평 상피세포
2. ______ 진피유두
3. Meissner's corpuscles
   ______
4. Lamina propria
   ______ | 고유판

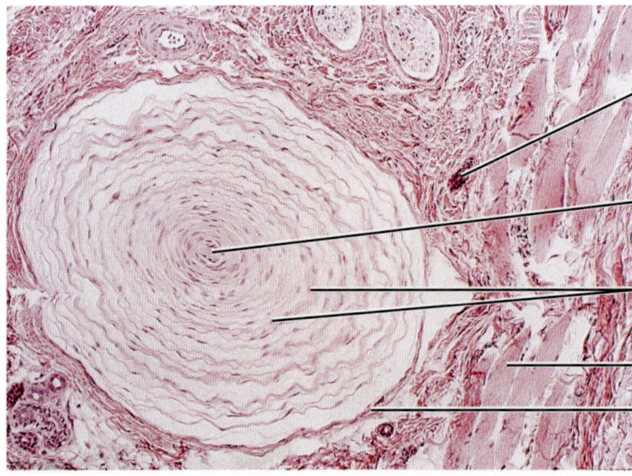

그림 7-5 **두꺼운 피부의 진피(dermis)에서 볼 수 있는 파치니소체(층판작은 몸통, Pacinian corpuscle)의 광학현미경 단면**(100X)

1. Blood vessel 혈관
2. ______
   소체 융기
3. Lamellae of corpuscle
   소체 층판
4. Dense connective tissue
   치밀 결합 조직
5. Sheath of corpuscle
   ______

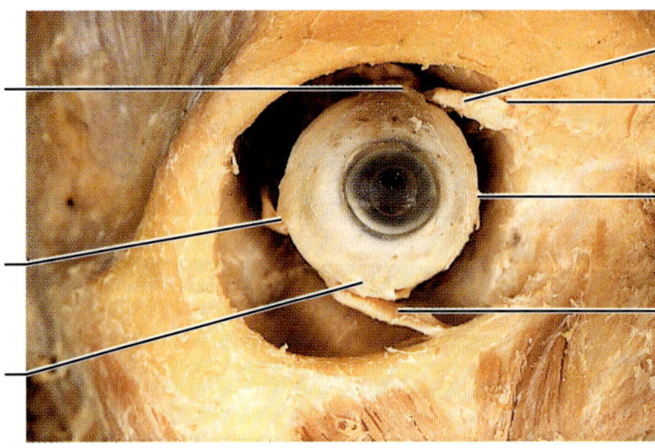

그림 7-6 **좌측 눈(eye), 안와(안오목, eye orbit), 외안근(extraocular muscles) 단면**

1. Superior oblique muscle
   ______ | 위빗근
2. Trochlea 활차 | ______
3. Medial rectus muscle
   ______ | ______
4. ______
   하사근 | 아래빗근
5. Inferior rectus muscle
   ______ | ______
6. ______
   외직근 | 가쪽곧은근
7. ______
   상직근 | ______

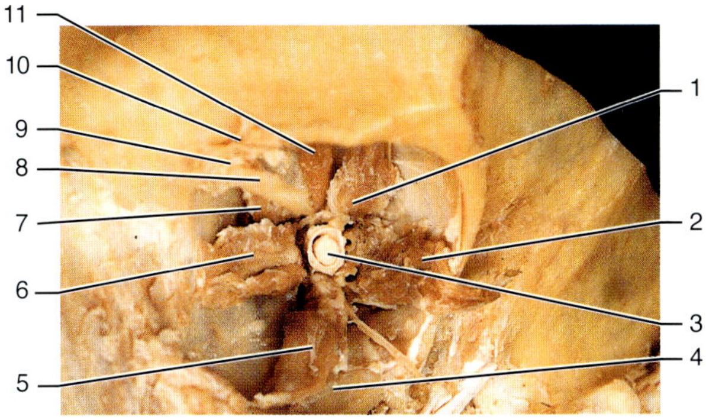

그림 7-7 안와(eye orbit), 외안근(extraocular muscles)

1. Superior rectus muscle
   | 위곧은근
2.
   외직근 |
3. Optic nerve(cranial nerve II)
   | 시각신경
4.
   하사근 |
5.
   하직근 | 아래곧은근
6. Medial rectus muscle
   |
7.
   상사근 |
8. Superior oblique tendon
   | 위빗근힘줄
9. 활차 | 도르래
10. Supraorbital foramen
    상안와공 | 눈확위구멍
11.
    안검거근 | 눈꺼풀올림근

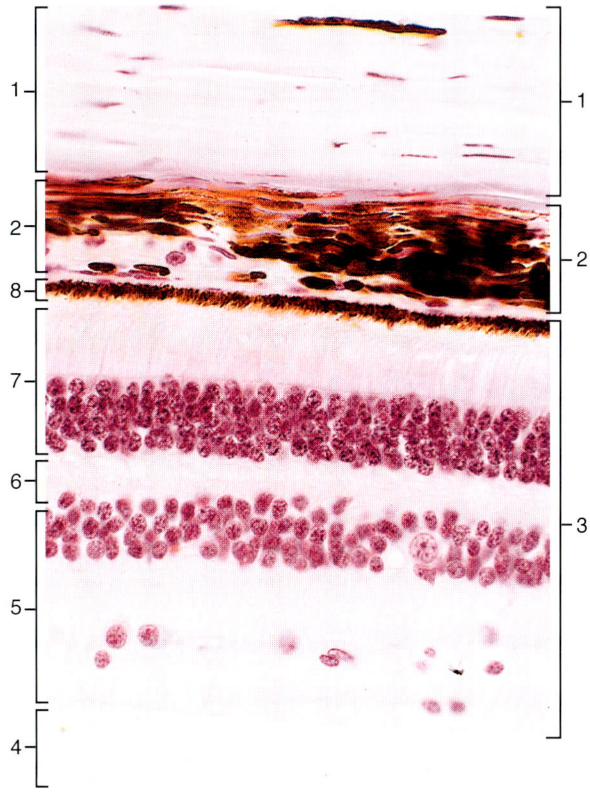

그림 7-9 태아눈(fetal eye)의 공막(sclera), 맥락막(choroid), 망막층(retina layers)의 광학현미경 단면(400X)

1. Vascularized sclera
2. Choroid 맥락막
3. 망막
4. Vitreous body
5. Bipolar neurons, amacrine cells, Müller's cells
   양극성 신경원 | , 무축삭세포, 뮬러세포
6.
   바깥 얼기층
7. Rods and cones
   간상세포 | 막대세포와
   | 원뿔세포
8.
   망막의 색소세포

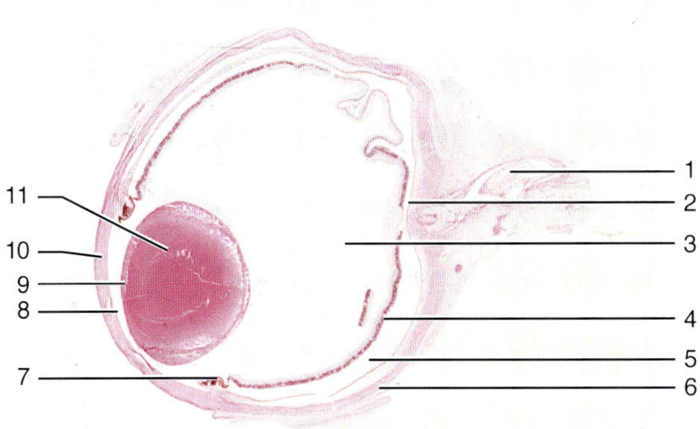

그림 7-8 태아 눈(fetal eye) 광학현미경 단면(1X)

1. Optic nerve
   | 시각신경
2.
   시신경 원반 | 시각신경 원반
3. Vitreous body
4. 망막
5. 맥락막
6. Sclera
7.
   모양체 돌기 |
8. 안방
9. Lens capsule
10. 각막
11. Lens

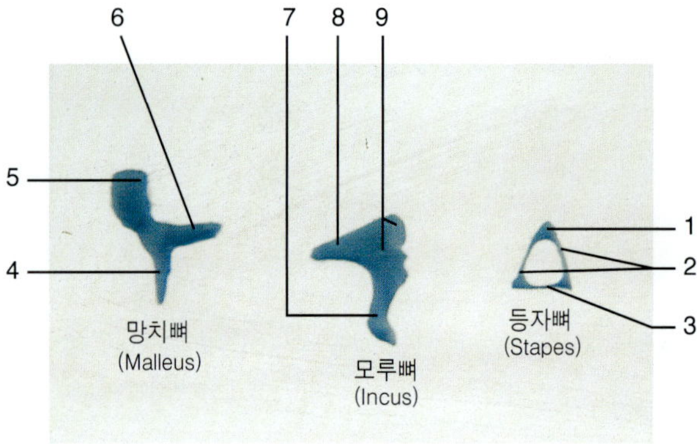

그림 7-10 **이소골(고실뼈, auditory ossicles)**

1.
   등골 두부 | 등자뼈 머리
2. Posterior and anterior crura 등골 전각과 후각
3.
   등골 족판 | 등자뼈 바닥
4. Handle of malleus
   | 망치뼈 자루
5.
   추골 두 | 망치골 머리
6. Lateral process
   | 망치골 외측 돌기
7.
   침골 장각 | 긴다리
8.
   침골 단각 | 짧은다리
9. Malleus articular facet

7

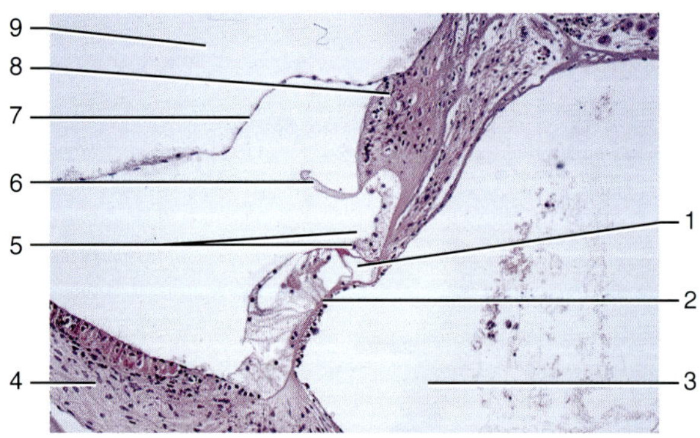

그림 7-11 **달팽이관(cochlear duct)과 코티기관(organ of Corti)의 광학현미경 단면**(400X)

1. Internal spiral nucleus
2.
   나선막 | 기저막
3. Scala tympani
   | 고실계단
4. Osseous lamina
5.
   유모세포 |
6.
   개막 | 덮개막
7. Vestibular membrane
   | 안뜰막
8. 나선판연
9. Scala vestibuli
   | 안뜰계단

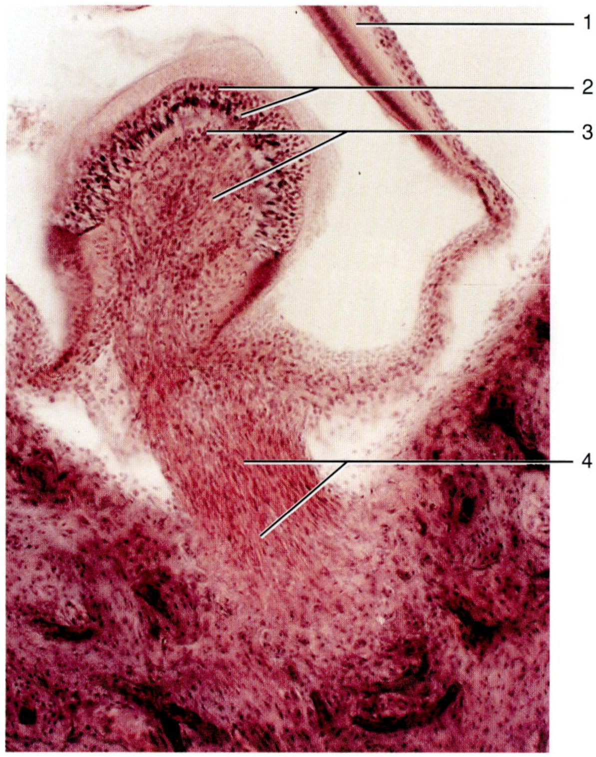

그림 7-12 **반규관 팽대부(semicircular canal ampulla)의 팽대능, 팽대능선(crista ampullaris)를 광학현미경으로 본 사상단면**(100X)

1. Ampullar membrane
   | 팽대반고리관
2.
   유모세포 | 털감각세포
3.
   재거돌기 세포 | 목발받침돌기 세포
4. Nerve fibers

그림 7-1 후각 상피조직(Olfactory epithelium)의 광학현미경 단면

1. Goblet cell	배상세포 | 술잔세포
2. Cilia	섬모
3. Olfactory supportive cells	후각세포와 지지세포
4. Lamina propria	고유층 | 고유판

그림 7-2 광학현미경으로 본 설(혀, Tongue) 표면 성곽(유곽 유두, circumvallate papillae)

1. Stratified squamous epithelium	중층 편평상피
2. Lamina propria	고유층 | 고유판
3. Excretory duct	외분비관
4. Serous gland(of van Ebner)	에브너의 장액선
5. Striated muscle fibers	횡문근섬유
6. Taste buds	미뢰 | 맛봉우리

그림 7-3 미뢰(맛봉우리, Taste bud) 광학현미경 단면

1. Taste pore hair(microvilli)	미공과 미각미세융모
2. Taste bud	미뢰 | 맛봉우리
3. Type II cells	2형 세포
4. Type I cells	1형 세포
5. Lamina propria	고유층 | 고유판

그림 7-4 두꺼운 피부의 진피유두(dermal papillare)에서 볼 수있는 촉감각 마이스너 소체(Meissner's corpuscles) 광학현미경 단면

1. Stratified squamous epithelium	중층 편평 상피세포
2. Dermal papilla	진피유두
3. Meissner's corpuscles	마이스너 소체
4. Lamina propria	고유층 | 고유판

그림 7-5 두꺼운 피부의 진피(dermis)에서 볼 수 있는 파치니소체(층판작은 몸통, Pacinian corpuscle)의 광학현미경 단면

1. Blood vessel	혈관
2. Bulb of corpuscle	소체 융기
3. Lamellae of corpuscle	소체 층판
4. Dense connective tissue	치밀 결합 조직
5. Sheath of corpuscle	소체 초(집)

그림 7-6 좌측 눈(eye), 안와(안오목, eye orbit), 외안근(extraocular muscles) 단면

1. Superior oblique muscle	상사근 | 위빗근
2. Trochlea	활차 | 도르래
3. Medial rectus muscle	내직근 | 안쪽곧은근
4. Inferior oblique muscle	하사근 | 아래빗근
5. Inferior rectus muscle	하직근 | 아래곧은근
6. Lateral rectus muscle	외직근 | 가쪽곧은근
7. Superior rectus muscle	상직근 | 위곧은근

그림 7-7 안와(eye orbit), 외안근(extraocular muscles)

1. Superior rectus muscle	상직근 | 위곧은근
2. Lateral rectus muscle	외직근 | 가쪽곧은근
3. Optic nerve(cranial nerve II)	시신경(제2뇌신경) | 시각신경
4. Inferior oblique muscle	하사근 | 아래빗근
5. Inferior rectus muscle	하직근 | 아래곧은근
6. Medial rectus muscle	내직근 | 안쪽곧은근
7. Superior oblique muscle	상사근 | 위빗근
8. Superior oblique tendon	상사근건 | 위빗근힘줄
9. Trochlea	활차 | 도르래
10. Supraorbital foramen	상안와공 | 눈확위구멍
11. Levator palpebrae muscle	안검거근 | 눈꺼풀올림근

그림 7-8 태아 눈(fetal eye) 광학현미경 단면

1. Optic nerve	시신경 | 시각신경
2. Optic disc	시신경 원반 | 시각신경 원반
3. Vitreous body	초자체
4. Retina	망막
5. Choroid	맥락막
6. Sclera	공막
7. Ciliary process	모양체 돌기 | 섬모체돌기
8. Anterior chamber	안방
9. Lens capsule	수정체 피막
10. Cornea	각막
11. Lens	수정체

그림 7-9 태아눈(fetal eye)의 공막(sclera), 맥락막(choroid), 망막층(retina layers)의 광학현미경 단면

1. Vascularized sclera	혈관공급된 공막
2. Choroid	맥락막
3. Retina	망막
4. Vitreous body	초자체

5. Bipolar neurons, amacrine cells, Müller's cells — 양극성 신경원 | 두극신경원, 무축삭세포, 뮬러세포
6. Outer plexiform layer — 바깥 얼기층
7. Rods and cones — 간상세포 | 막대세포와 추상세포 | 원뿔세포
8. Pigmented cells of retina — 망막의 색소세포

그림 7-10 이소골(고실뼈, auditory ossicles)

1. Head of stapes — 등골 두부 | 등자뼈 머리
2. Posterior and anterior crura — 등골 전각과 후각
3. Base of stapes — 등골 족판 | 등자뼈 바닥
4. Handle of malleus — 추골병 | 망치뼈 자루
5. Head of malleus — 추골 두 | 망치골 머리
6. Lateral process — 추골 외측돌기 | 망치골 외측돌기
7. Long crus — 침골 장각 | 긴다리
8. Short crus — 침골 단각 | 짧은다리
9. Malleus articular facet — 침골의 추골 관절면

그림 7-11 달팽이관(cochlear duct)과 코티기관(organ of Corti)의 광학현미경 단면

1. Internal spiral nucleus — 나선기 내핵
2. Basilar membrane — 나선막 | 기저막
3. Scala tympani — 고실계 | 고실계단
4. Osseous lamina — 뼈나선판
5. Hair cells — 유모세포 | 털감각 세포
6. Tectorial membrane — 개막 | 덮개막
7. Vestibular membrane — 전정막 | 안뜰막
8. Spiral limbus — 나선판연
9. Scala vestibuli — 전정계 | 안뜰계단

그림 7-12 반규관 팽대부(semicircular canal ampulla)의 팽대능, 팽대능선(crista ampullaris)를 광학현미경으로 본 사상단면

1. Ampullar membrane — 막팽대부 | 팽대반고리관
2. Hair cells — 유모세포 | 털감각세포
3. Sustentacular cells — 재거돌기 세포 | 목발받침돌기 세포
4. Nerve fibers — 신경섬유

7

내분비계 _ Endocrine System

내분비계는 특정 세포, 조직, 기관에서 세포 간질액, 림프, 혈액처럼 체액 안에 특정 산물(호르몬)을 분비하는 무관의 내분비선으로서 기능을 가진다. 내분비선은 세포막을 통과하는 분자의 이동, 세포내 화학반응의 조절, 수분 조절, 전해질 평형조절에 관여하는 형태이다. 내분비선은 송과체, 뇌하수체, 갑상선, 부갑상선, 부신을 포함한다. 그러나 내분비계 세포의 그룹—췌장 안에 존재하는 랑게르한스 세포, 정소 간질 조직에 존재하는 라이디히 세포, 난소에 존재하는 황체—은 호르몬의 분비와 관련되어 있다. 배아 발생학적으로 내분비선은 3배엽(외배엽, 중배엽, 내배엽) 모두에서 유래된다.

뇌하수체 (Pituitary Gland, Hypophysis)

뇌하수체는 깔대기 모양의 누두, 누두부경에 부유하여 뇌의 안쪽 표면에 위치하고 있다. 누두는 시상하부의 연장이며 부분융기를 포함하고 있다. 접형골의 터어키 안에서 골의 함몰을 방지하는 부위에 놓여 있다. 형태학적으로 뇌하수체는 2개의 기능적인 영역 또는 엽으로 명확히 나뉘어져 있다. 전엽 뇌하수체(전엽부 또는 말단부)는 성장 호르몬, 신체 친화성 호르몬, 단백질(유선촉진호르몬, 젖생성호르몬), 성선자극호르몬 또는 난포자극호르몬, 갑상선자극호르몬 또는 티로트로핀, 황체형성호르몬, 부신피질 자극호르몬, 멜라닌세포자극호르몬을 분비한다. 후엽뇌하수체(후엽부 또는 신경하수체)는 시상하부에 존재하는 부뇌실과 시상상핵의 연장선에 신경교세포, 혈관, 신경섬유들로 구성되어 있다. 부뇌실 세포체는 자궁수축호르몬을 분비하는 반면에 시상상핵은 항이뇨 호르몬을 분비한다. 자궁수축호르몬과 항이뇨 호르몬은 항상성 유지를 위해 시상하부 신경의 말단에서 분비한다.

갑상선 (Thyroid Gland)

혈관이 많이 분포하는 갑상선은 후두 바로 밑 하단부에 위치하고 있으며 이 선은 얇은 결합조직 막으로 둘러싸여 있다. 갑상선의 두 개 엽은 협부와 연결되어 있으며 각각의 엽은 결합조직에 의해 몇 개의 소엽으로 나뉘어져 있다. 또한 각각의 소엽은 갑상선 소포로 나뉘어 있으며, 소포의 소포세포는 젤 모양의 콜로이드 혼합물인 티로글로빈을 분비한다. 이것은 요오드화 아미노산과 당단백질의 조합으로 이루어졌다. 소포들 사이에 존재하는 소포곁세포(C cells)에서는 칼시토닌을 분비하고 칼시토닌과 티록신은 대사호르몬이다.

부갑상선 (Parathyroid Glands)

난형의 작은 두 쌍의 부갑상선은 갑상선의 후면에 놓여 있으며 각 엽은 2개씩 존재한다. 각 선은 두 종류의 주세포(으뜸세포)와 호산세포로 구성되어 있다. 주세포는 부갑상선호르몬인 하나의 단백질 호르몬을 분비한다. 부갑상선호르몬은 파골세포를 자극하고 뼈의 재흡수를 한다. 호산세포의 기능은 아직까지 밝혀지지 않았다.

부 신 (Adrenal Glands)

신장의 윗면에 피라밋 형상의 부신이 놓여 있으며 이 선은 섬유성 막으로 둘러싸여 있다. 선을 절단해 보면 두 개의 명확한 부분, 바깥쪽의 피질(겉질)과 안쪽의 수질(속질) 부분으로 구성되어 있다. 호르몬을 분비하는 피질부분은 불명확한 사구대, 속상대, 망상대로 분화하여 나누어져 있다. 사구대 세포는 전해질부신피질호르몬(알도스테론, 디옥시코티코스테론)을 분비하며 전해질과 수분평형을 조절한다. 속상대 세포는 당질코티코스테로이드(코티손, 코티졸)를 분비하고 단백질 합성 증가와 스트레스 감소를 조절한다. 망상대 세포는 남성호르몬인 테스토스테론과 여성호르몬인 에스트로겐과 프로게스테론을 분비한다.

송과선 (Pineal Gland, Epiphysis Cerebri)

송과선은 내분비 기관 중 가장 작은 것으로 뇌의 3뇌실 천정에 존재하며 연막에 의해 둘러싸여 있다. 송과선은 소엽으로 나뉘어져 있으며 각 소엽은 신경교(성상세포, 미세아교세포)와 송과체세포(상피양세포)의 혼합에 의해 이루어져 있다. 퇴행성 변화를 통한 송과선의 후반부에서는 결합조직과 사상체의 축적이 증가된다. 기능적으로 송과선은 멜라토닌 호르몬의 분비와 관련 있고 성적 발달을 지연시키며 일부 대사 호르몬을 가지게 되는 다른 기질적 기능을 한다.

내분비 췌장 (Endocrine Pancreas)

췌장은 외분비선과 내분비선에 도움을 주는 복합된 선이다. 췌장의 외분비 세포는 소화효소를 분비하는 반면에 내분비세포는 랑게르한스섬에 위치하고 글루카곤, 인슐린, 소마토스테틴 같은 호르몬을 분비한다. 각각 알파, 베타, 델타 세포에 의해 분비된다.

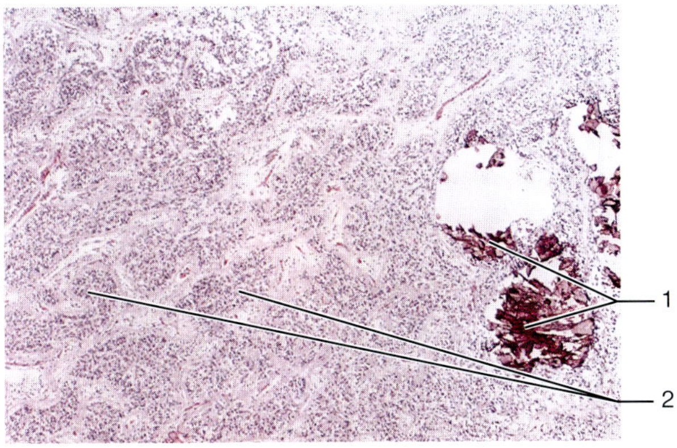

그림 8-1 송과선 단면의 광학현미경적 소견(100X)

1. Corpora arenacea(brain sand) 사상체
2. Pinealocytes and neuroglia cells 신경교 세포와 송과체 세포

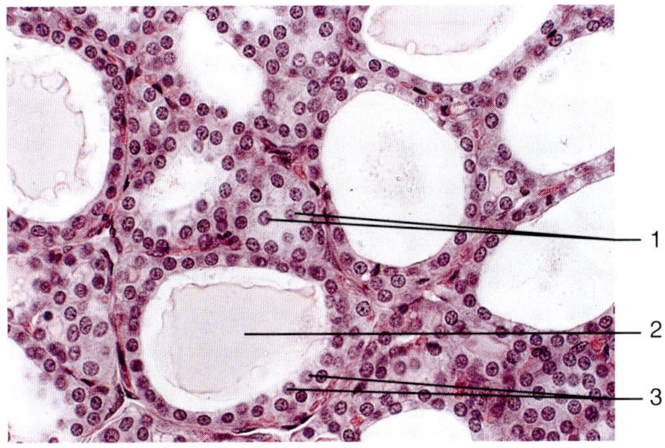

그림 8-3 ______ 단면의 광학현미경적 소견(400X)

1. Parafollicular cells 소포곁세포 | 난포곁세포
2. Follicle with colloid 콜로이드를 함유한 소포
3. ______ 소포세포 | 난포세포

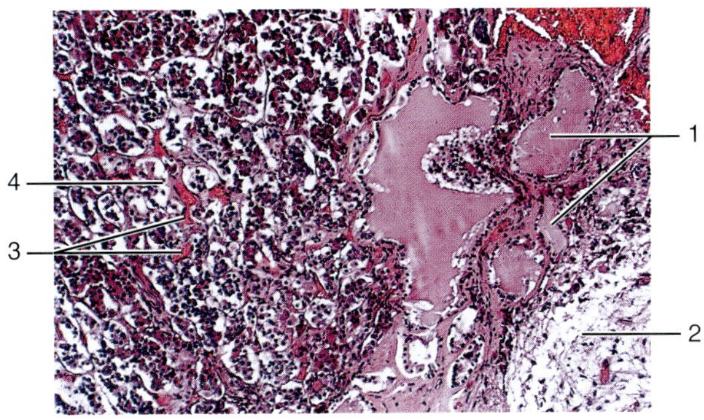

그림 8-2 전엽, 중엽, 후엽 뇌하수체 단면의 광학현미경적 소견(100X)

1. Colloid 콜로이드
2. ______ 후엽 뇌하수체 | 신경뇌하수체
3. Blood vessels 혈관
4. ______ 전엽 뇌하수체 | 샘뇌하수체

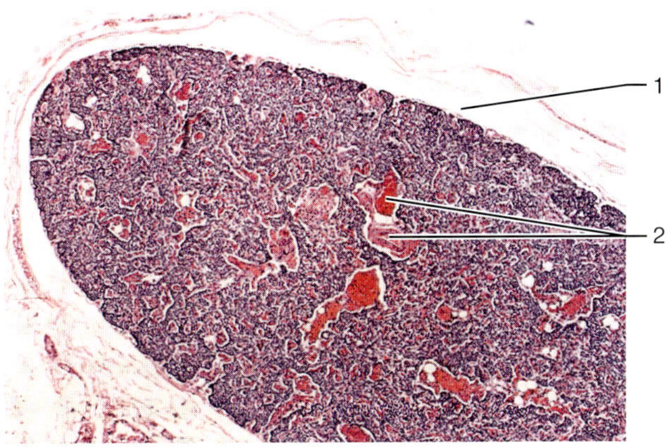

그림 8-4 부갑상선 단면의 광학현미경적 소견(40X)

1. Capsule 막 | 피막
2. Trabecular blood vessels 망상혈관 | 잔기둥혈관

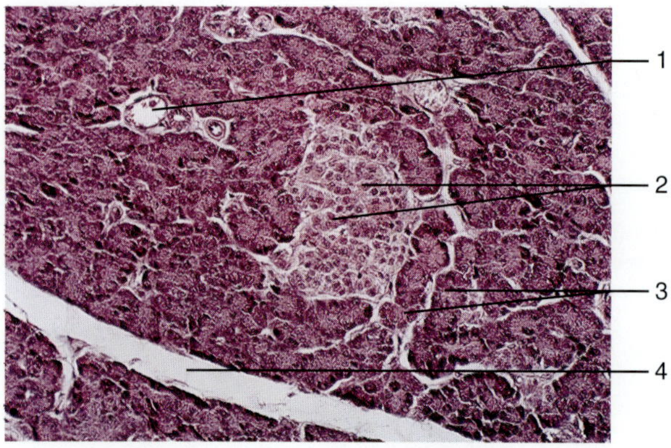

그림 8-5 **췌장 조직 안에서 랑게르한스섬 단면의 광학현미경적 소견**(200X)

1. Blood vessels 혈관
2. ______ 랑게르한스 섬
3. Pancreatic acini 췌장의 포도상
4. Connective tissue 결합조직

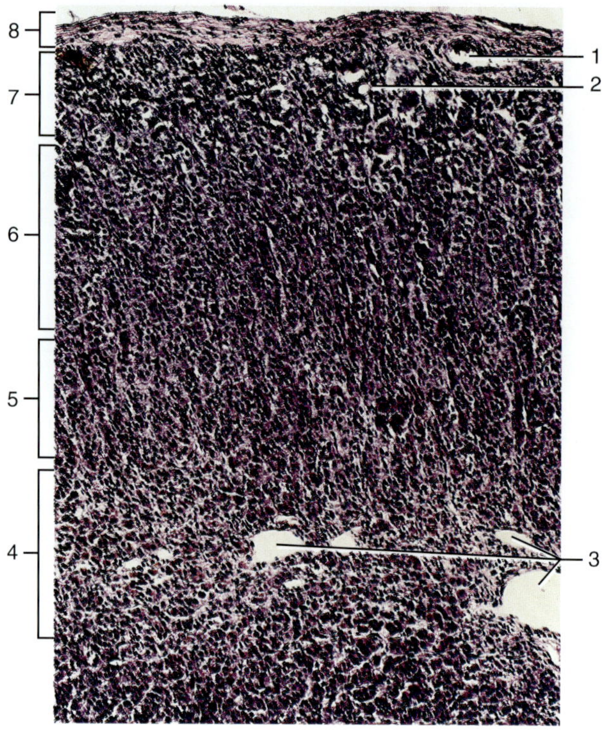

그림 8-7 **부신 단면의 광학현미경적 소견**(100X)

1. Blood vessel 혈관
2. Nonmyelinated nerve fibers 무수초 신경섬유
3. Medullary veins 수질정맥 | 속질정맥
4. ______ 수질 | 속질
5. ______ 망상대
6. ______ 속상대
7. ______ 사구대
8. Capsule of adrenal gland 부신막 | 부신피막

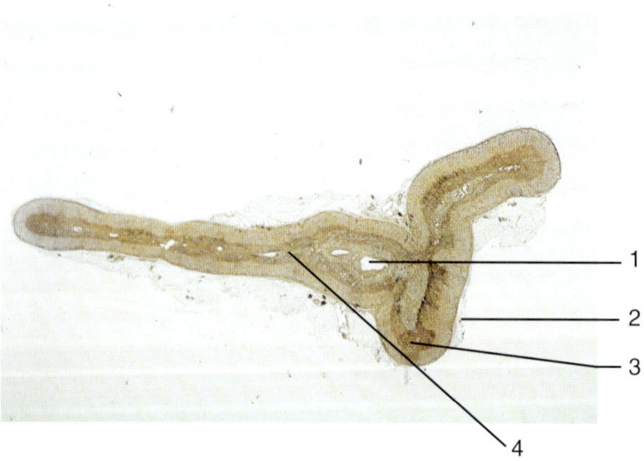

그림 8-6 **부신 단면의 광학현미경적 소견**(1X)

1. Blood vessels 혈관
2. Capsule 막 | 피막
3. ______ 피질 | 겉질
4. ______ 수질 | 속질

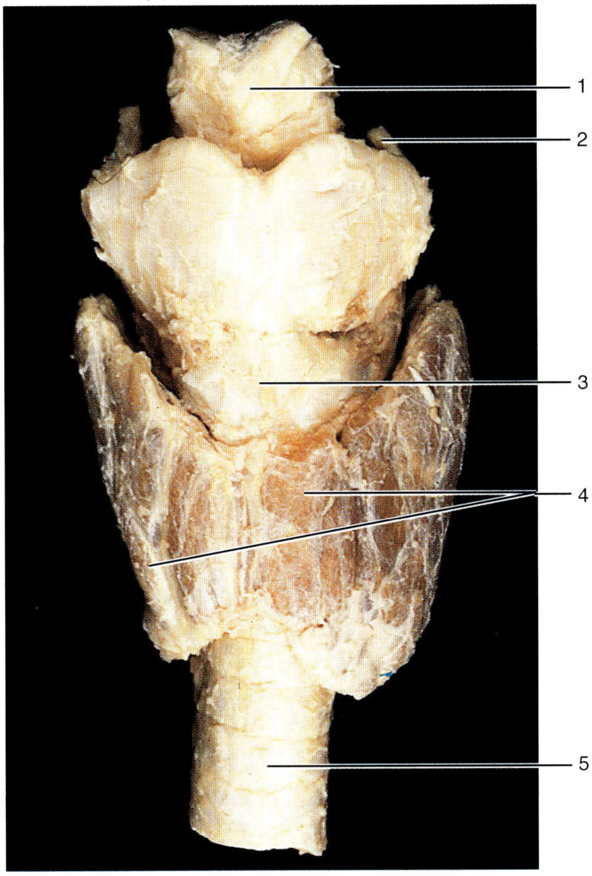

그림 8-8 **후두, 갑상연골, 갑상선, 기관**

1. Epiglottis
   ____ | 후두덮개
2. Greater horn of hyoid bone 설골의 돌기
3. ____ 갑상연골
4. Thyroid gland ____
5. ____ 기관

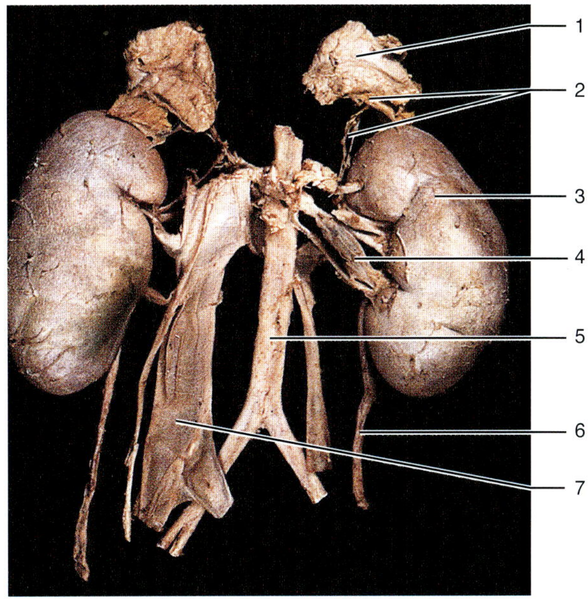

그림 8-9 **부신(신장상부), 신장, 혈관**

1. ____ 부신
2. Adrenal artery and vein
   부신동맥과 정맥
3. ____ 신장 | 콩팥
4. Renal artery
   신동맥 | 콩팥동맥
5. Abdominal aorta
   복부대동맥
6. ____ 요관
7. ____
   하대정맥 | 아래대정맥

8

그림 8-1 송과선 단면의 광학현미경적 소견

1. Corpora arenacea(brain sand) 사상체
2. Pinealocytes and neuroglia cells 신경교 세포와 송과체 세포

그림 8-2 전엽, 중엽, 후엽 뇌하수체 단면의 광학현미경적 소견

1. Colloid 콜로이드
2. Posterior pituitary 후엽 뇌하수체 | 신경뇌하수체
3. Blood vessels 혈관
4. Anterior pituitary 전엽 뇌하수체 | 샘뇌하수체

그림 8-3 갑상선 단면의 광학현미경적 소견

1. Parafollicular cells 소포곁세포 | 난포곁세포
2. Follicle with colloid 콜로이드를 함유한 소포
3. Follicular cells 소포세포 | 난포세포

그림 8-4 부갑상선 단면의 광학현미경적 소견

1. Capsule 막 | 피막
2. Trabecular blood vessels 망상혈관 | 잔기둥혈관

그림 8-5 췌장 조직 안에서 랑게르한스섬 단면의 광학현미경적 소견

1. Blood vessels 혈관
2. Islet of Langerhans 랑게르한스 섬
3. Pancreatic acini 췌장의 포도상
4. Connective tissue 결합조직

그림 8-6 부신 단면의 광학현미경적 소견

1. Blood vessels 혈관
2. Capsule 막 | 피막
3. Cortex 피질 | 겉질
4. Medulla 수질 | 속질

그림 8-7 부신 단면의 광학현미경적 소견

1. Blood vessel 혈관
2. Nonmyelinated nerve fibers 무수초 신경섬유
3. Medullary veins 수질정맥 | 속질정맥
4. Medulla 수질 | 속질
5. Zona reticularis 망상대
6. Zona fasciculata 속상대
7. Zona glomerulosa 사구대
8. Capsule of adrenal gland 부신막 | 부신피막

그림 8-8 후두, 갑상연골, 갑상선, 기관

1. Epiglottis 후두개 | 후두덮개
2. Greater horn of hyoid bone 설골의 돌기
3. Thyroid cartilage 갑상연골
4. Thyroid gland 갑상선
5. Trachea 기관

그림 8-9 부신(신장상부), 신장, 혈관

1. Adrenal gland 부신
2. Adrenal artery and vein 부신동맥과 정맥
3. Kidney 신장 | 콩팥
4. Renal artery 신동맥 | 콩팥동맥
5. Abdominal aorta 복부대동맥
6. Ureter 요관
7. Inferior vena cava 하대정맥 | 아래대정맥

심혈관계 _ Cardiovascular System

심혈관계의 기능은 심장이 수축과 이완을 함에 따라 온몸에 분포해 있는 혈관을 통해 혈액, 영양물, 호르몬과 산소를 운반해 주고 세포로부터의 노폐물과 이산화탄소를 제거하는 것이다.

혈관은 크게 동맥과 정맥 그리고 모세혈관으로 구성되어 있는데 모세혈관은 동맥과 정맥의 흐름을 같이 한다.

동맥과 정맥의 벽은 가장 바깥을 바깥막(외막), 중간을 중간막(중막) 그리고 안쪽을 속막(내막)이라 부르는 세 층으로 구성되어 있다.

심장의 수축으로 심장을 나온 혈액은 큰 동맥과 작은 동맥을 지나 모세혈관(동맥성)까지 흐른 다음 심장이 이완할 때 모세혈관(정맥성)에서 작은 정맥과 큰 정맥을 지나 심장으로 되돌아온다.

심장은 가로막(횡경막) 위에 놓여 있는 2개의 방과 2개의 실로 된 근육성 장기로 허파 사이의 세로벽(종격)에 자리하고 있는데 2/3 정도는 한가운데선의 왼쪽으로 치우쳐 있으며, 원뿔 모양의 뾰족한 부위를 심장 끝(심첨)이라 하고 큰 혈관이 붙어 있는 위쪽 끝을 심장바닥(심저)이라고 한다.

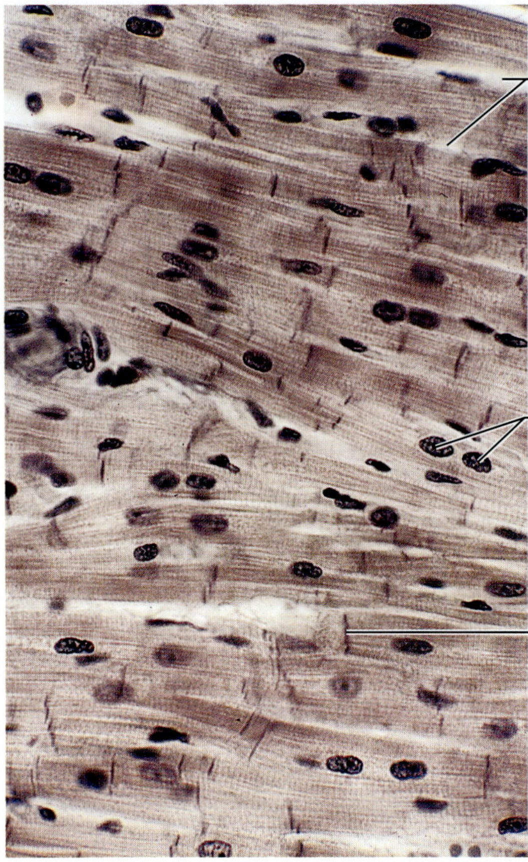

그림 9-1 심장 근육을 세로로 잘라서 광학현미경으로 본 사진 (1,000X)

1. Connective tissue
연결조직 | 결합조직
2. Nuclei of cardiac cells
심장 근육세포의 핵
3.
사이원반

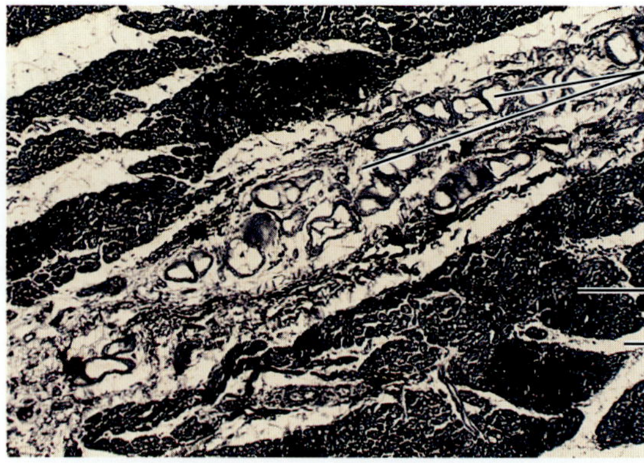

그림 9-2 심장전도계통의 한 부분인 푸르키니에섬유(심장전도근육섬유)의 광학현미경(200X)

1. Purkinje fibers
푸르키니에섬유 |
2. Regular cardiac muscle fibers
일반적인 심장근육섬유
3. Connective tissue
연결조직 | 결합조직

9

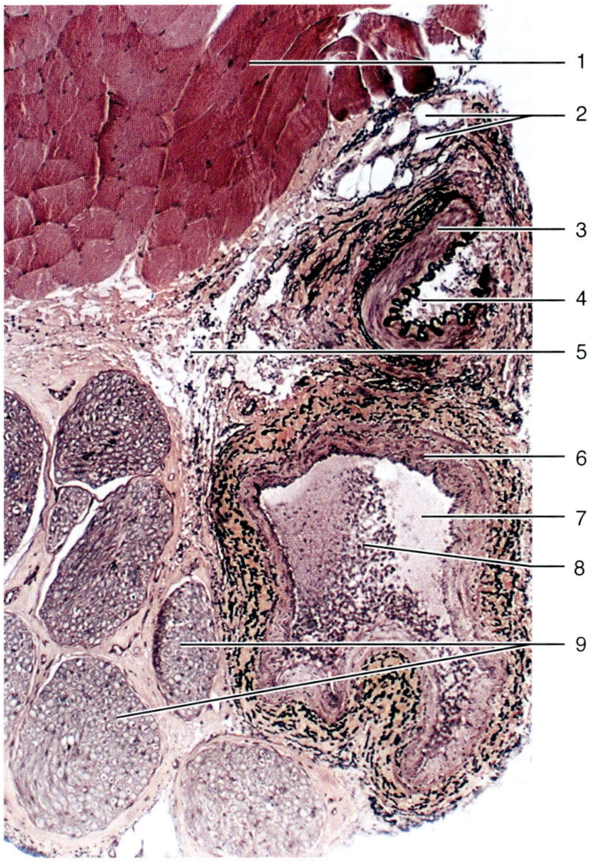

그림 9-3 신경혈관다발의 자른 면을 광학현미경으로 본 사진 (100X)

1. Skeletal muscle fibers in cross section
   골격근육 | 뼈대근육 섬유의 단면도
2. 지방세포
3. Body wall of an artery 동맥의 벽
4. Lumen of the artery
5. Connective tissue 연결조직 | 결합조직
6. Body wall of a vein
7. Lumen of a vein 정맥의 속 공간
8. Blood cells and blood plasma 혈장과 혈액세포
9. Peripheral nerves in cross section

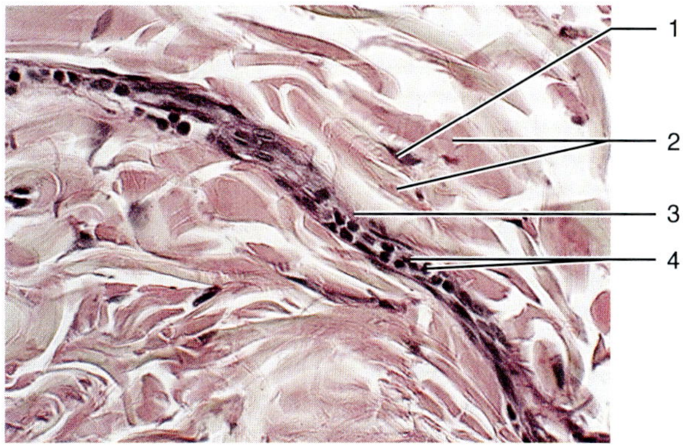

그림 9-4 동맥을 세로로 잘라서 광학현미경으로 본 사진(400X)

1. Nucleus of a fibroblast 섬유모세포들의 핵
2. Dense collagen fibers 진한 콜라겐섬유 | 아교섬유
3. 혈관
4. Red blood cells in the lumen of the arteriole
   소동맥 | 작은 동맥 공간속의 적혈구

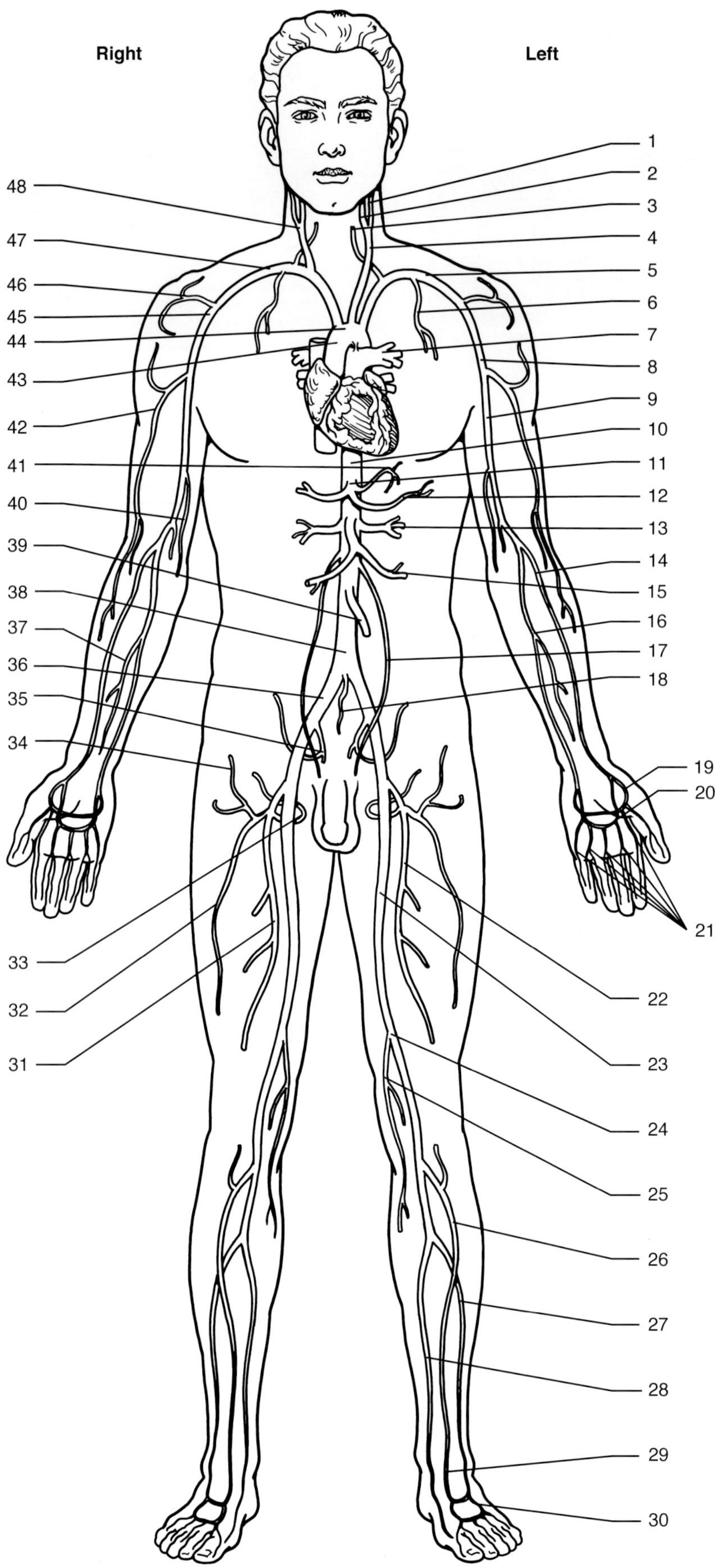
Right
Left
1
2
3
4
5
6
7
8
9
10
11
12
13
14
15
16
17
18
19
20
21
22
23
24
25
26
27
28
29
30
31
32
33
34
35
36
37
38
39
40
41
42
43
44
45
46
47
48

그림 9-5 앞에서 본 주요 동맥계

1. 외경동맥 | 왼 바깥 목 동맥
2. Left internal carotid artery 내경동맥 |
3. Left vertebral artery | 왼 척추동맥
4. Left common carotid artery 좌총경동맥 | 왼 온목동맥
5. | 왼 빗장 밑 동맥
6. Internal thoracic artery 내흉동맥 |
7. Pulmonary trunk 폐동맥 |
8. 액와동맥 | 겨드랑이동맥
9. Brachial artery | 위팔동맥
10. 흉대동맥 |
11. Celiac trunk 복강동맥 |
12. Common hepatic artery 총간동맥 |
13. 좌신동맥 | 왼콩팥동맥
14. Left radial artery 좌요골동맥 |
15. Superior mesenteric artery
| 위창자사이막동맥
16. 좌척골동맥 | 왼자동맥
17. Gonadal artery
18. Median sacral artery 중천골동맥 | 가운데엉치동맥
19. 심장동맥 | 깊은손바닥동맥
20. Superficial palmar artery 천장동맥 |
21. Common palmar digital arch
총장지동맥궁 | (가락동맥활)
22. Profundus femoris artery 심대퇴동맥 | 깊은넙다리동맥
23. 대퇴동맥 | 넙다리동맥
24. Genicular artery 슬동맥 |
25. Descending genicular artery
하행슬동맥 |
26. Left anterior tibial artery
좌전경골동맥 |
27. 좌비골동맥 | 왼종아리동맥
28. Left posterior tibial artery 좌후경골동맥 | 왼뒤정강이동맥
29. 좌족배동맥 | 왼발등동맥
30. Left dorsal arch 좌족배동맥궁 |
31. Profundus femoris artery 심대퇴동맥 |
32. Descending branch of lateral circumflex artery
| 바깥휘돌이동맥내림가지
33.
내측대퇴회선동맥 | 안쪽넙다리휘돌이동맥
34. Ascending branch of lateral circumflex artery
외측회선동맥상행지 |
35. 내장골동맥 | 속엉덩동맥
36. Right common iliac artery
우총장골동맥 |
37. Anterior and posterior interosseous artery
| 전강이뼈종아리뼈사이동맥
38. Abdominal aorta | 배의큰동맥
39. 부동맥 | 곁동맥
40. Inferior ulnar artery 하척골동맥 |
41. Left gastric artery | 왼밥통동맥
42. 심동맥지 | 깊은동맥가지
43. Ascending aorta 상행대동맥 |
44. 대동맥궁 | 큰동맥활
45. Right subclavian artery
상행쇄골하동맥 |
46. 하행견갑동맥 | 내림어깨뼈동맥
47. Brachiocephalic (innominate) trunk
| 팔머리동맥
48. Right common carotid artery
우총경동맥 |

9

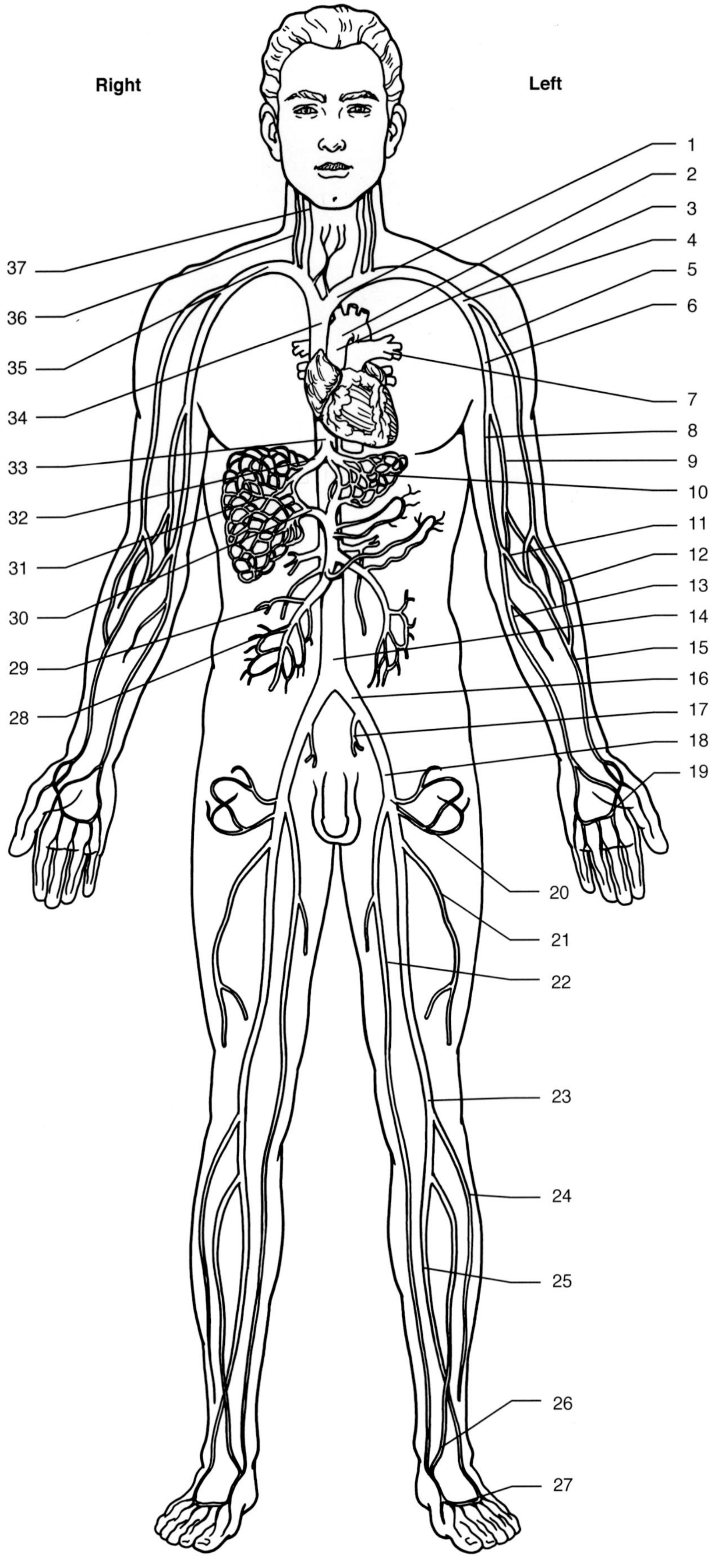
Right
Left
1
2
3
4
5
6
7
8
9
10
11
12
13
14
15
16
17
18
19
20
21
22
23
24
25
26
27
28
29
30
31
32
33
34
35
36
37

그림 9-6 앞에서 본 주요 정맥

1. Left brachiocephalic vein 좌상완정맥 | ________
2. ________ 대동맥궁 | 큰동맥활
3. Ascending aorta 상행대동맥 | ________
4. ________ 좌쇄골하정맥 | 왼빗장뼈밑정맥
5. Left cephalic vein ________ | 왼노뼈방향피부정맥
6. Left basilic vein, upper branch 척측피정맥 윗가지 | ________
7. ________ 폐동맥 | 허파동맥
8. Left basilic vein, lower branch ________ | 왼노뼈방향피부정맥 아래가지
9. Left brachial vein 좌상완정맥 | 왼우위팔정맥
10. ________ 간동공 | 간굴
11. Left radial vein 좌요골정맥 | ________
12. Left accessory cephalic vein ________ | 왼덧노피부정맥
13. Left median cubital vein 좌정중피정맥 | ________
14. ________ 하대정맥 | 아래큰정맥
15. Left ulnar vein ________ | 왼자정맥
16. Common iliac vein 총장골정맥 | ________
17. ________ 내잘골정맥 | 속엉덩정맥
18. External iliac vein 내장골정맥 | ________
19. Palmar veins ________ | 손바닥정맥
20. ________ 대퇴정맥 | 넙다리정맥
21. Profundus femoris vein ________ | 깊은넙다리정맥
22. Great saphenous vein 대복재정맥 | ________
23. ________ 슬와정맥 | 오금정맥
24. Left short saphenous vein ________ | 왼작은두렁정맥
25. Left anterior tibial vein 전경공정맥 | 앞정강정맥
26. ________ 좌족배정맥 | 왼발등정맥
27. Dorsal venous arch 족배정맥궁 | ________
28. Renal vein ________ | 콩팥정맥
29. Superior mesenteric vein 상장간막정맥 | ________
30. ________ 간문맥 | 간으로들어가는정맥
31. Liver sinuses ________ | 간굴
32. ________ 우간정맥 | 오른간정맥
33. Inferior vena cava 하대정맥 | ________
34. ________ 상대정맥 | 위큰정맥
35. Right brachiocephalic vein 우완두정맥 | ________
36. Right external jugular vein ________ | 오른바깥목정맥
37. Right internal jugular vein 우내경정맥 | ________

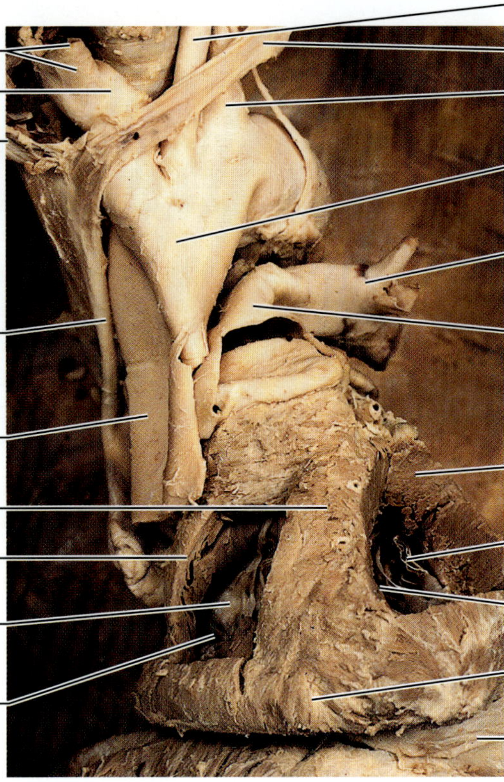

그림 9-7 심장과 연결된 혈관과 방실판의 앞에서 본 겉모양

1. Left common carotid artery
좌총경동맥 |
2. 좌완두정맥 | 왼팔머리정맥
3. Left subclavian artery
| 왼비장뼈밑동맥
4. 대동맥 | 큰동맥
5. Pulmonary artery 폐동맥 |
6. Pulmonary trunk | 허파동맥
7. 좌심실격 | 왼심실벽
8. Bicuspid (mitral) valve | 두겹판
9. Left ventricle 좌심실 |
10. 심첨 | 심장꼭지
11. 횡격막 | 가로막
12. Right ventricle 우심실 |
13. 삼첨판 | 세겹판
14. Body wall of right ventricle
| 오른심실벽
15. Interventricular sulcus 심실간구 |
16. 상대동맥 | 위큰동맥
17. Superior vena cava | 위큰정맥
18. Right brachiocephalic vein
우완두정맥 |
19. 완두동맥 | 팔머리동맥
20. Right common carotid artery
| 오른온목동맥

9

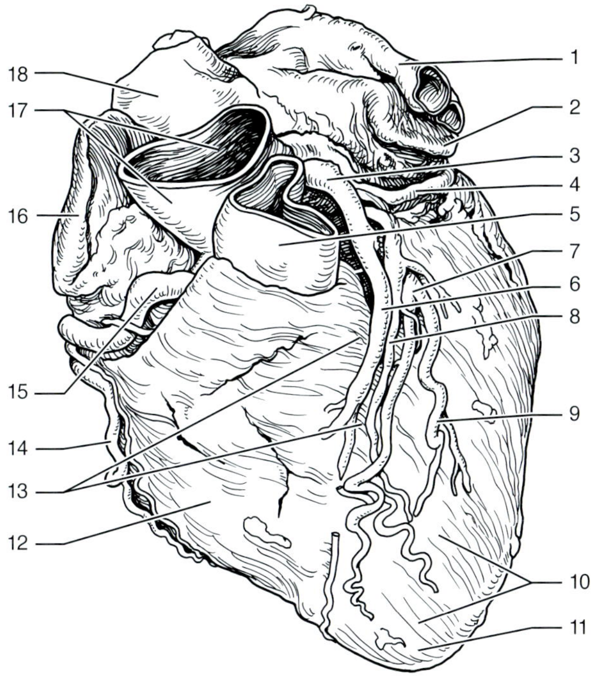

(A)

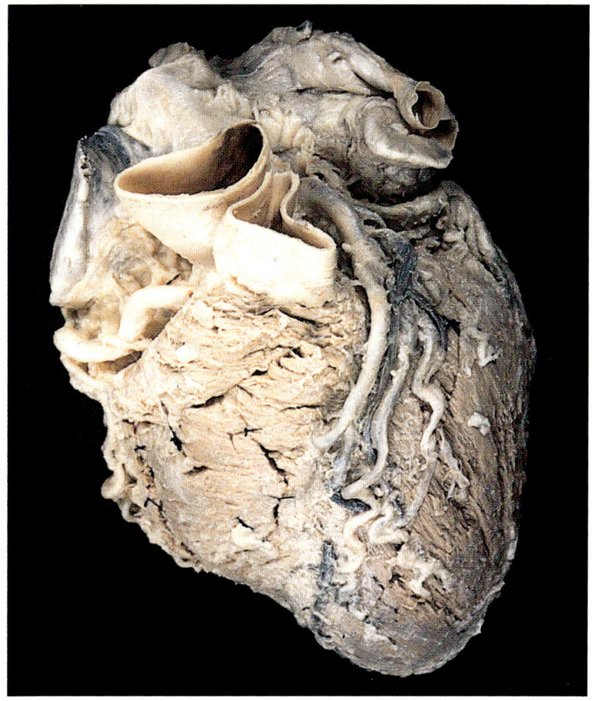

(B)

그림 9-8 심장 관모양동맥의 앞에서 본 겉모양

1. Pulmonary vein 폐정맥 |
2. 좌심이 | 왼심방귀
3. Left common coronary artery
   좌총관상동맥 |
4. 회선동맥 | 휘돌이동맥
5. Pulmonary trunk | 허파동맥
6. Anterior interventricular artery
   전심실간동맥 |
7. Branch of interventricular artery
   | 심실사이동맥가지
8. 심대정맥 | 심장큰정맥
9. Diagonal branch of left coronary artery
   좌동맥방사지 |
10. 좌심실 | 왼심실
11. Apex of the heart 심첨 |
12. 우심실 | 오른심실
13. Anterior interventricular sulcus
    | 앞심실사이고랑
14. 우연동맥 | 오른모서리동맥
15. Right common coronary artery
    | 오른온관모양동맥
16. Right auricle 우심이 |
17. 대동맥 | 큰동맥
18. 상대정맥 | 위큰정맥

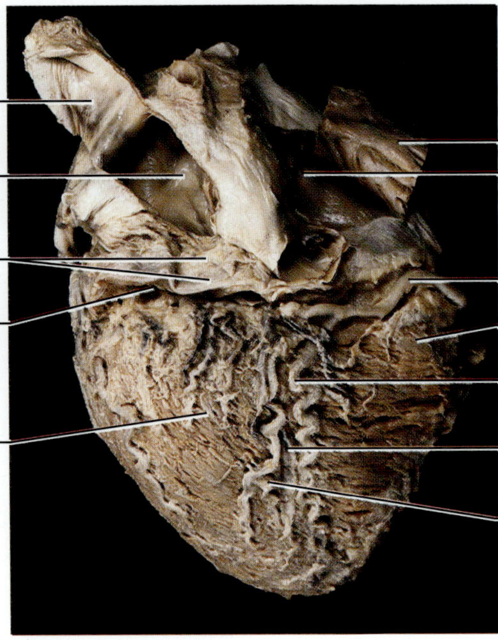

그림 9-9 심장관모양동맥의 뒤에서 본 겉모양

1. Pectinate muscles 즐상근 |
2. 우심방 | 오른심방
3. Right coronary artery | 오른관모양동맥
4. 우심실 | 오른심실
5. Posterior interventricular artery
   후실간동맥 |
6. 중심정맥 | 가운데심장정맥
7. Posterior interventricular sulcus
   | 뒤심실사이고랑
8. Left ventricle 좌심실 |
9. 방실구 | 방실고랑
10. 관상정맥동 |
11. 좌심방 | 왼심방
12. Body wall of left auricle, reflected
    좌심격 |

3. Right coronary artery	우관상동맥 | 오른관모양동맥
4. Right ventricle	우심실 | 오른심실
5. Posterior interventricular artery	후실간동맥 | 뒤심실사이동맥
6. Middle cardiac vein	중심정맥 | 가운데심장정맥
7. Posterior interventricular sulcus	후심실간구 | 뒤심실사이고랑
8. Left ventricle	좌심실 | 왼심실
9. Atrioventricular sulcus	방실구 | 방실고랑
10. Coronary sinus	관상정맥동 | 심장정맥굴
11. Left atrium	좌심방 | 왼심방
12. Body wall of left auricle, reflected	좌심격 | 왼심방귀벽

그림 9-10 오른심실과 심방의 그림

1. Left ventricle	좌심실 | 왼심실
2. Trabeculae carneae	육주 | 근육기둥
3. Body wall of right ventricle	우심실격 | 오른심실벽
4. Interventricular septum	심실중격 | 심실사이막
5. Cusps of tricuspid valve	삼첨판막 | 오른방실판막
6. Opening of coronary sinus into right atrium	관상정맥동구 | 심장정맥굴구멍
7. Right auricle	우심이 | 오른심방귀

그림 9-11 오른 왼심실을 절개한 해부사진

1. Cusps of bicuspid (mitral) valve	이첨판막 | 왼방실판막
2. Chordae tendineae for bicuspid valve	이첨판막건삭 | 왼방실판막힘줄끈
3. Papillary muscle for bicuspid valve	이첨판유두근 | 왼방실판꼭지근육
4. Purkinje fiber	푸르키니에섬유 | 심장전도근육섬유
5. Body wall of left ventricle	우심격 | 오른심실벽
6. Interventricular septum	심실중격 | 심실사이막
7. Trabeculae carneae	육주 | 근육기둥
8. Papillary muscle for tricuspid valve	삼첨판유두근 | 오른방실판판꼭지근육
9. Chordae tendineae for tricuspid valve	삼첨판건삭 | 오른방실판판막힘줄끈
10. Tricuspid valve	삼첨판막 | 오른방실판막

그림 9-12 위에서 내려다 본 심장모양으로 4개의 판막, 2개의 방실 그리고 2개의 반달판이 보인다.

1. Semilunar valve of the pulmonary trunk	폐동맥반월판 | 허파동맥반달판
2. Pulmonary trunk	폐동맥 | 허파동맥
3. Semilunar valve of the aorta	대동맥반월판 | 큰동맥반달판막
4. Right coronary artery	우관상동맥 | 오른관모양동맥
5. Marginal branch of the right coronary artery	우관상동맥연분지 | 오른관모양동맥모서리가지
6. Tricuspid valve	삼첨판막 | 오른방실판막
7. Coronary sinus	관상정맥동 | 관모양정맥굴
8. Interventricular septum	심실중격 | 심실사이막
9. Bicuspid valve	이첨판막 | 왼방실판막
10. Aorta	대동맥 | 큰동맥
11. Body wall of the aorta	대동맥격 | 큰동맥벽
12. Sinus of pulmonary trunk	폐정맥동 | 허파동맥굴

림프계 _ Lymphatic System

인체의 면역 방어기전은 림프계와 연관되어 있다. 면역계의 부분이 되는 기관들은 편도선, 가슴선(흉선), 림프절, 림프선, 지라(비장)이다. 피막없이 산재한 림프체계는 림프조직, 림프결절이라 불리우는 기관들에서 발견된다.

림프계는 부분적으로 체액균형의 유지, 소화기관으로부터 지방의 흡수와 다른 작은 분자들을 흡수하고 T 림프구 혹은 B 림프구 같은 다량의 면역특이세포들을 생산한다.

편도선 (Tonsils)

모양과 위치에 의하여 편도선은 구강 뒤편에 위치한 구개편도, 비인두의 후벽에 위치한 인두편도, 혀 아래 위치한 설편도로 구분된다. 편도선의 림프조직은 일반적으로 림프결절을 형성한다. 림프결절은 느슨하게 배열된 낭을 형성하는 결합조직에 의해 둘러싸인다. 낭은 구개편도와 설편도에서 중층편평상피세포로 덮여 있지만 인두편도에서 상피는 산재한 배상세포를 가진 위중층섬모원주로 구성되어 있다.

흉 선 (가슴선, Thymus)

흉선은 얇은 결합조직낭에 의해 둘러싸여 있고 2개의 분엽과 그 속에 포함된 소엽들로 구성된다. 각 소엽은 느슨하게 배열된 T 림프구를 포함하고 밀집된 림프구를 가진 피질을 둘러싸는 분명한 수질경계에 의해 구분된다. 수질에서 독특한 것은 가슴샘소체(Hassall's corpuscle)로서 이것은 망상상피세포의 박편구조의 집합이다. 흉선소체의 기능은 알려져 있지 않다.

림프절 (Lymph Nodes)

림프절은 인체에서 발견되는 피막 안에 들어있는 기관으로서 경부(목부위), 흉부(가슴부위), 요부(허리부위)에서 작은 집합체의 형태로 존재한다. 기능은 림프에 들어온 미생물을 걸러내고 T 림프구와 B 림프구의 분화와 증식하고 결절의 형태에서 림프구를 저장하는 것이다. 형태학적으로 림프절은 소결절이 모여있는 외피와 단단하게 싸여있는 망상섬유소와 조직구를 포함한 내측수질부로 구성된다. 피질과 수질에서 결합조직의 섬유주가 림프의 흐름을 위한 수로를 형성한다.

비 장 (지라, Spleen)

비장은 복강에 있는 피막 속에 들어있는 기관이다. 비장 피막은 편평중피에 의해 이루어진 밀도있는 결합조직으로 구성되어 있다. 망상섬유소로 짜여진 피막의 결합조직은 비장의 개구부까지 확장하여 기둥(섬유주, trabeculae)을 형성한다. 비장(지라)실질은 림프구가 모여 백색수질를 형성하는 부분과 비장(지라)의 정맥동과 연관된 적혈구의 거대한 집락인 적색수질로 구성된다. 망상내피세포와 지지세포는 비장코드(splenic cords)를 형성하고 있다.

림프관 (Lymphatic Vessels)

림프관은 정맥혈관과 모양이 유사하다. 이것은 림프본관, 수집관, 맹관형태의 모세림프관으로 구성되어 있다. 림프본관은 림프관의 가장 거대한 형태이고 거대한 정맥과 모양이 유사하다. 내막(속막, tunica intima)은 내피세포로 구성되어 있고 중막(중간막, tunica media)은 평활근, 콜라겐, 탄력섬유로 구성되며 외막(바깥막, tunica externa)은 평활근에 산재한 콜라겐, 탄력섬유로 구성되어 있다.

파이어반 (Peyer's Patches)

이는 소장과 충수(막창자 꼬리)의 점막에서 발견되는 림프소결절의 집합체를 말한다. 이차소결절은 파이어반의 근처에서 발견될 수 있다.

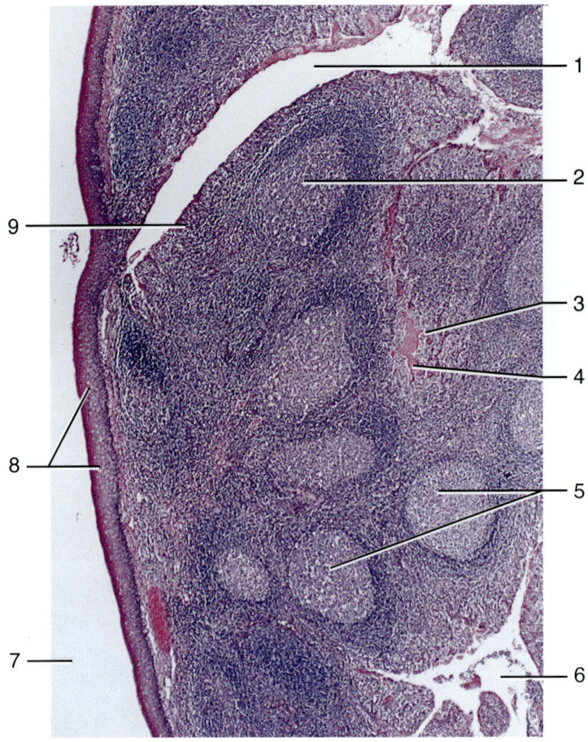

그림 10-1 구개편도의 절단을 통한 광학현미경 사진(45X)

1. ______ 소낭선 | 움
2. Marginal lymph nodule 가장자리 림프결절
3. Lamina propria 고유층 | ______
4. ______ 혈관
5. Lymph nodules with germinal centers 종자중심을 포함한 림프결절
6. Connective tissue of the capsule 피막의 결합조직
7. ______ 인두의 관내강
8. Stratified squamous epithelium ______
9. ______ 움의 중층편평상피

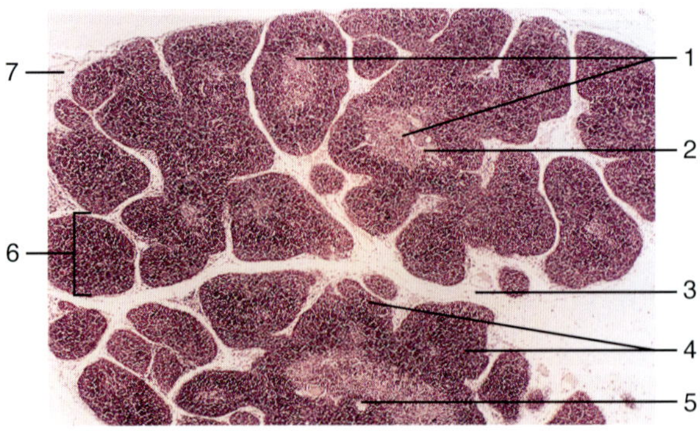

그림 10-2 흉선의 광학현미경 사진(40X)

1. Medulla of lobule 소엽의 수질 | ______
2. ______ 지방조직
3. ______ 기둥
4. Cortex of lobule 소엽의 피질 | ______
5. Blood vessel 혈관
6. ______ 소엽
7. ______ 흉선 | 가슴샘의 피막

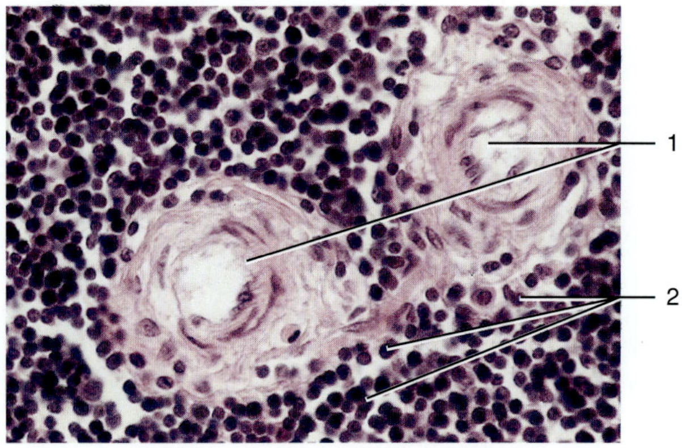

그림 10-3 망상외피세포를 가진 가슴샘피막(Hassall's corpuscles)의 광학현미경 사진(400X)

1. Hassall's(thymic) corpuscles 가슴샘 소체
2. ______ 림프구

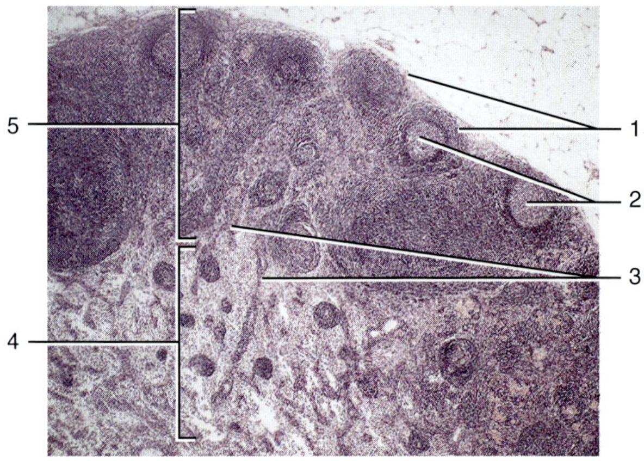

그림 10-4 림프절 단면의 광학현미경 사진(40X)

1. ______ 피막
2. Germinal center in a nodule 결절에서의 종자중심
3. ______ 기둥
4. Medulla ______ | 속질
5. ______ 피질 | 겉질

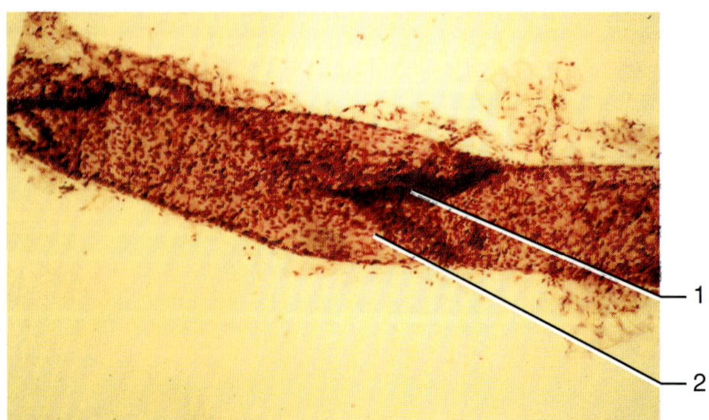

그림 10-5 일방향으로 작용하는 림프 판막을 가진 림프관의 광학현미경 사진(100X)

1. Valve ______
2. ______ 내피세포

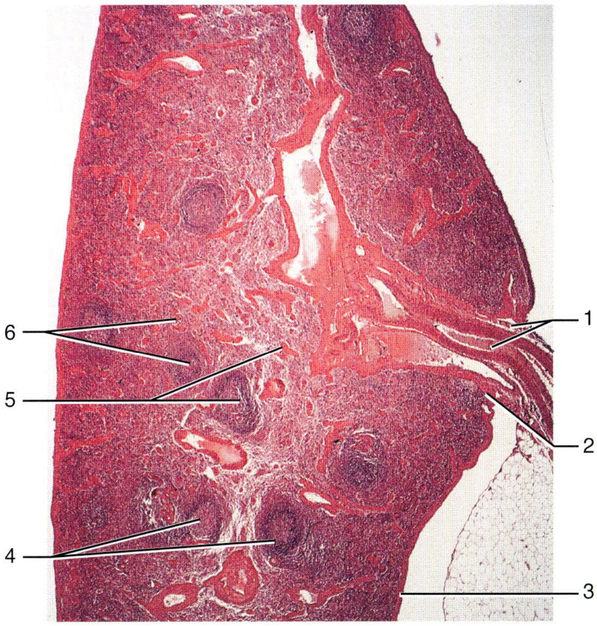

그림 10-6 **비장(지라) 절단면의 광학현미경 사진**(20X)

1. Splenic artery and vein
2. 비장의 문 | 지라의 문
3. Capsule
4. Splenic nodules(white pulp) 비장결절(백색속질)
5. 기둥
6. Venous sinuses (red pulp)

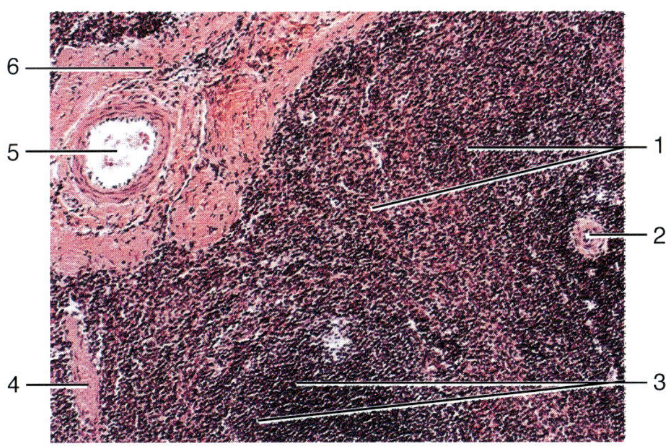

그림 10-7 **적색속질과 백색속질을 나타내는 비장(지라)조직의 광학현미경 사진**(100X)

1. Red pulp
2. Central artery in splenic nodule 비장결절에서의 중심 동맥
3. 백색속질
4. Trabecula
5. 기둥 동맥
6. Lamina propria

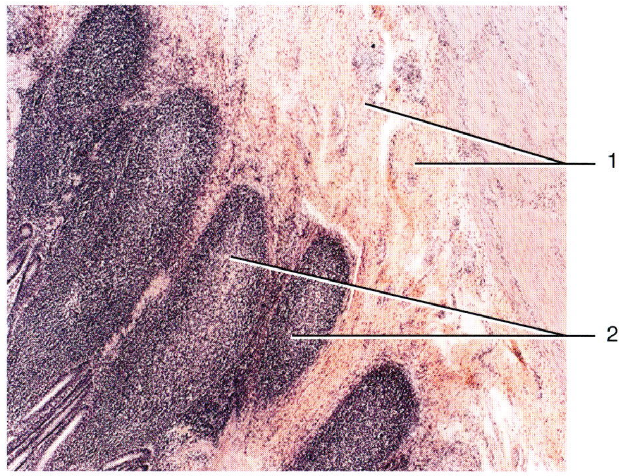

그림 10-8 **소장의 체벽 절단면에서 보여지는 파이어판(림프결절)의 광학현미경 사진**(40X)

1. Villi of mucosa
2. Peyer's patches (lymphoid nodules) 파이어판(림프 결절)

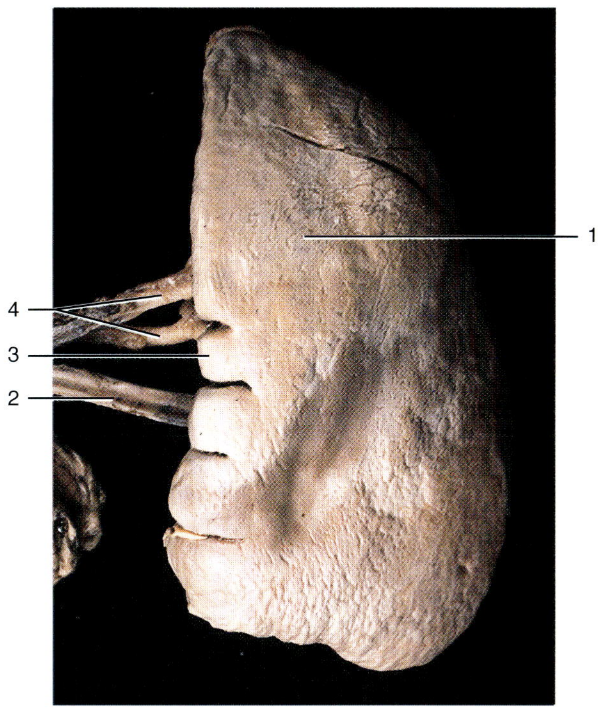

그림 10-9 **비장(지라) : 상부단면**

1. Superior surface of spleen 비장의 상부면
2. 비장정맥 | 지라정맥
3. Hilum of spleen 비장의 문 |
4. 비장동맥 | 지라동맥

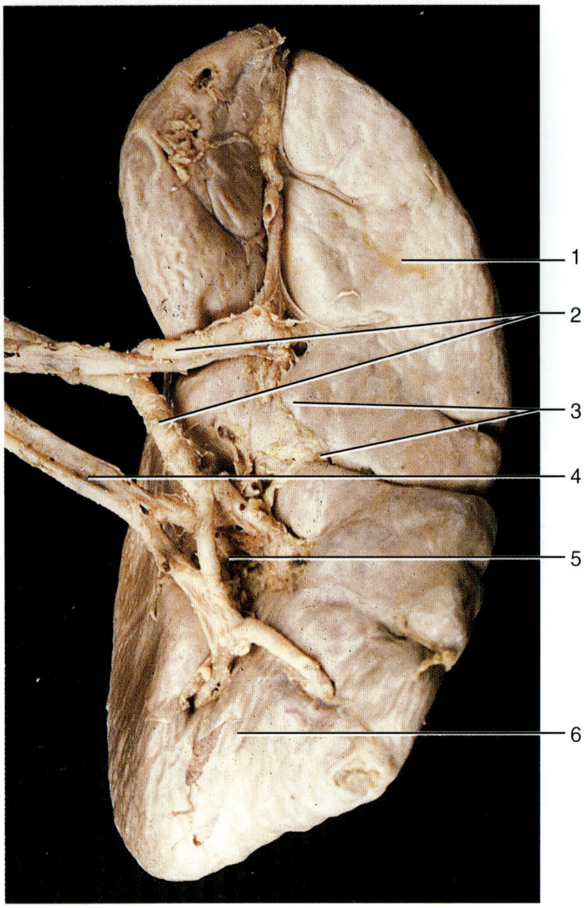

그림 10-10 **비장(지라)의 하부단면**

1. Gastrosplenic surface 위비장 | 위지라의 표면
2. | 지라동맥
3. Remanents of gastrosplenic ligament 위지라 인대의 잔류
4. 비장정맥 | 지라정맥
5. Hilum of spleen | 지라의 문
6. 결장 | 큰창자 표면

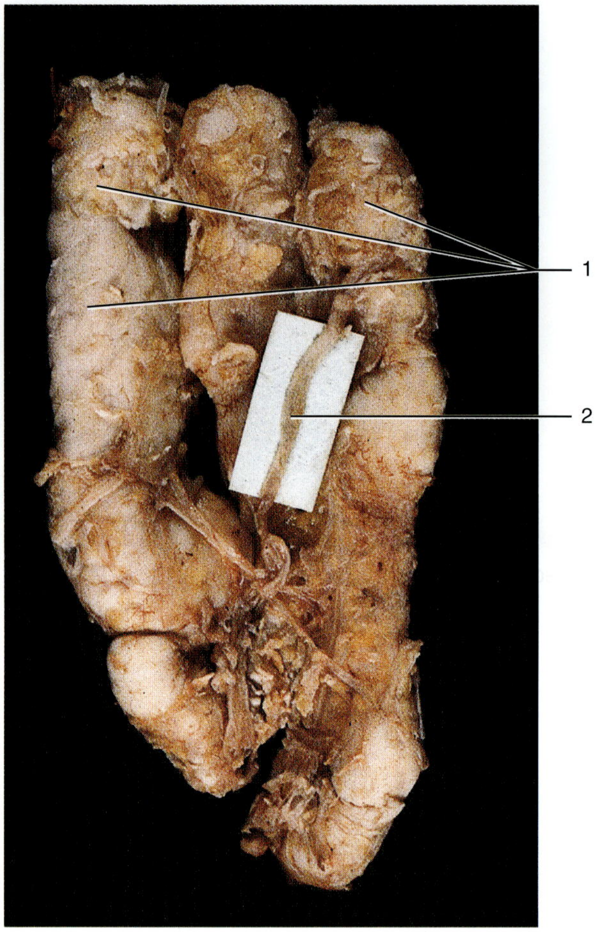

그림 10-11 **림프절의 집락**

1. Lymph nodes
2. 림프관

그림 10-1 구개편도의 절단을 통한 광학현미경 사진

1. Crypt 소낭선 | 움
2. Marginal lymph nodule 가장자리 림프결절
3. Lamina propria 고유층 | 고유판
4. Blood vessel 혈관
5. Lymph nodules with germinal centers 종자중심을 포함한 림프결절
6. Connective tissue of the capsule 피막의 결합조직
7. Lumen of pharynx 인두의 관내강
8. Stratified squamous epithelium 중층편평상피
9. Stratified squamous epithelium of crypt 움의 중층편평상피

그림 10-2 흉선의 광학현미경 사진

1. Medulla of lobule 소엽의 수질 | 소엽의 속질
2. Adipose tissue 지방조직
3. Trabecula 기둥
4. Cortex of lobule 소엽의 피질 | 소엽의 겉질
5. Blood vessel 혈관
6. Lobule 소엽
7. Capsule of thymus 흉선 | 가슴샘의 피막

그림 10-3 망상외피세포를 가진 가슴샘피막(Hassall' s corpuscles)의 광학현미경 사진

1. Hassall's(thymic) corpuscles 가슴샘 소체
2. Lymphocytes 림프구

그림 10-4 림프절 단면의 광학현미경 사진

1. Capsule 피막
2. Germinal center in a nodule 결절에서의 종자중심
3. Trabeculae 기둥
4. Medulla 수질 | 속질
5. Cortex 피질 | 겉질

그림 10-5 일방향으로 작용하는 림프 판막을 가진 림프관의 광학현미경 사진

1. Valve 판막
2. Endothelium 내피세포

그림 10-6 비장(지라) 절단면의 광학현미경 사진

1. Splenic artery and vein 비장동맥과 정맥
2. Hilum of the spleen 비장의 문 | 지라의 문
3. Capsule 피막
4. Splenic nodules(white pulp) 비장결절(백색속질)
5. Trabeculae 기둥
6. Venous sinuses (red pulp) 정맥동(적색속질)

그림 10-7 적색속질과 백색속질을 나타내는 비장(지라)조직의 광학현미경 사진

1. Red pulp 적색속질
2. Central artery in splenic nodule 비장결절에서의 중심 동맥
3. White pulp 백색속질
4. Trabecula 기둥
5. Trabecular artery 기둥 동맥
6. Lamina propria 고유판

그림 10-8 소장의 체벽 절단면에서 보여지는 파이어판(림프결절)의 광학현미경 사진

1. Villi of mucosa 점막의 융모
2. Peyer's patches (lymphoid nodules) 파이어판(림프 결절)

그림 10-9 비장(지라) : 상부단면

1. Superior surface of spleen 비장의 상부면
2. Splenic vein 비장정맥 | 지라정맥
3. Hilum of spleen 비장의 문 | 지라의 문
4. Splenic artery 비장동맥 | 지라동맥

그림 10-10 비장(지라)의 하부단면

1. Gastrosplenic surface 위비장 | 위지라의 표면
2. Splenic artery 비장동맥 | 지라동맥
3. Remanents of gastrosplenic ligament 위지라 인대의 잔류
4. Splenic vein 비장정맥 | 지라정맥
5. Hilum of spleen 비장의 문 | 지라의 문
6. Colic surface 결장 | 큰창자 표면

그림 10-11 림프절의 집락

1. Lymph nodes 림프절
2. Lymph vessel 림프관

호흡기계 _ Respiratory System

호흡기는 외부 공기에서 산소를 흡수하는 원천이며 동시에 혈액의 이산화탄소를 제거하는 기능을 한다. 이산화탄소는 세포신진대사를 하는 과정에서 나오는 부산물이다. 가스의 교환은 두 가지 방법으로 발생한다. 즉, 이산화탄소가 세포에서 혈액으로 퍼지고 혈액의 산소가 세포로 이동하는 내호흡과 폐환기의 산소가 혈액으로 이동하고 혈액 내 이산화탄소가 폐환기로 움직이는 외호흡이 그것이다. 형태론적으로 말하면 호흡기는 외비공, 전정, 비강, 갑개골(또는 갑개), 부비동, 비인두, 인두와 같은 상기도 구성물과 후두, 기관지, 폐포관, 폐포, 폐 내부 기타 연골, 이들 주변의 모세혈관을 포함하는 하기도로 구성되어 있다.

갑개골(갑개), 비강, 부비동(전두동, 상악동, 사골동 접형동)은 호흡상피로 덮여 있으며 이것을 혈관이 많은 하부 점막고유판이 뒷받침하고 있다. 혈관, 점액선과 장액선, 상기도의 점막고유판 연결조직은 해면성 발기조직을 형성한다. 후각상피는 또한 공기가 기관지와 폐로 들어오기 전에 내호흡 공기를 데워주는 역할과도 관련이 있다.

인두는 공기가 비강과 구강을 통해 들어오는 곳으로 커다란 공동형태이다. 인두로 이어지는 것은 비인두를 위한 두 개의 통로, 한 개의 구인두 통로, 후두인두 통로 한 개, 유키타키관 통로 두 개, 식도 통로 한 개다.

후두는 연골구조로 인두와 기관지 사이에 위치한다. 후두를 형성하는 연골에는 후두개, 갑상선, 윤상, 각형, 피열, 설상골이 있다. 바꾸어 말하면 후두의 연골은 갑상선, 방형골, 윤상 골막과 연결된다. 후두의 상피층은 위치에 따라 변한다. 후두의 상위부분에서 상피층은 비각질 중층편평상피인데 반해 하위부에서는 배상세포가 집중된 거짓 단층원주상피로 바뀐다.

기 관 (Trachea)

기관은 10~12cm 길이의 관으로 C 형태를 띠는 약 20개의 연골고리로 구성되어 있으며 이는 기관이 무너지지 않도록 지탱해주는 역할을 한다. 기관은 좌, 우 1차기관지로 나뉘며 이것은 폐로 들어가 각각의 폐에서 2차, 3차 기관지로 나뉜다. 3차기관지는 각 폐의 10개 호흡 분절에 공기를 공급한다.

3차 기관지는 다시 세기관지로 하부 분할된다. 세기관지는 체벽에 어떠한 형태의 연골을 가지고 있지 않다. 체벽은 외 섬유외막과 매끄러운 근육세포 및 탄성섬유를 갖춘 점막고유판으로 구성된다. 상피층은 배상세포와 혼합된 단층원주상피를 포함한다. 세기관지는 더 나아가 말단세기관지와 호흡 세기관지로 나누어지는데 이 부분에서 상피층은 낮은 원주세포 또는 입방세포로 바뀌며 입방세포는 존재하지 않는다.

폐포관과 폐포낭 (Alveolar Ducts and Sacs)

폐포낭(폐포)은 호흡기 나무의 말단 구성물이다. 폐포로 이어지는 좁은 폐포관은 단층편평상피에 따라 정렬되어 있다. 폐포는 얇은 낭이며 세망섬유, 탄성섬유, 단층편평상피 세포, 모세혈관망, 먼지세포(대식세포), 중격세포, 기저관에 의해 지지된다.

폐까지 이어지는 혈액공급이 이루어지는 과정은 탈산소혈이 폐동맥을 타고 폐로 이동하고 산소를 공급받은 후 폐정맥을 타고 다시 폐에서 심장으로 돌아오는 것이다.

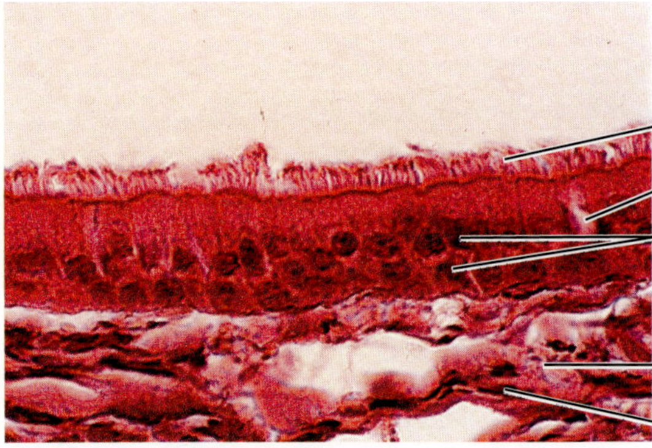

그림 11-1 **코 점막층의 광학현미경 단면사진**(1,000X)

1. Cilia
2. 배상세포 | 술잔세포
3. Pseudostratified ciliated columnar epithelium
4. Lamina propria 고유층 |
5. 섬유모세포

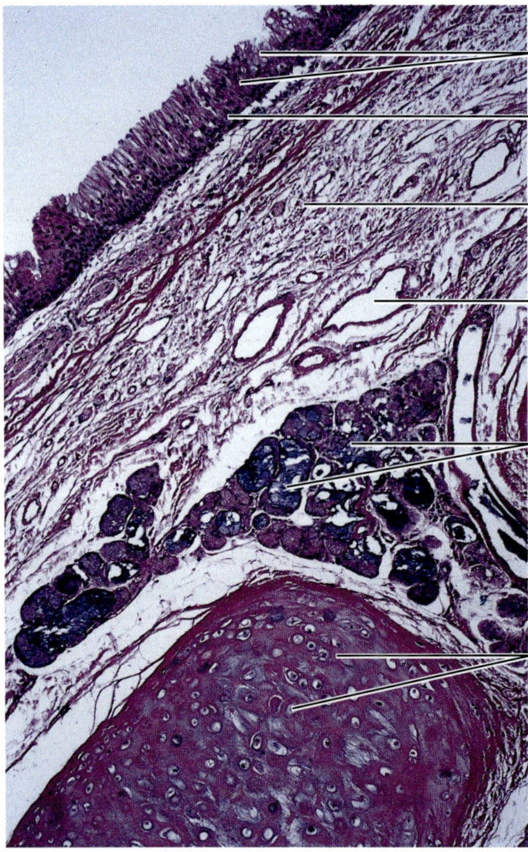

그림 11-2 **후두의 광학현미경 단면사진**(200X)

1. Cilia
2. Pseudostratified ciliated columnar epithelium
3. Lamina propria 고유층 |
4. Blood vessel
5. 혼합선 | 혼합샘
6. | 성대근육

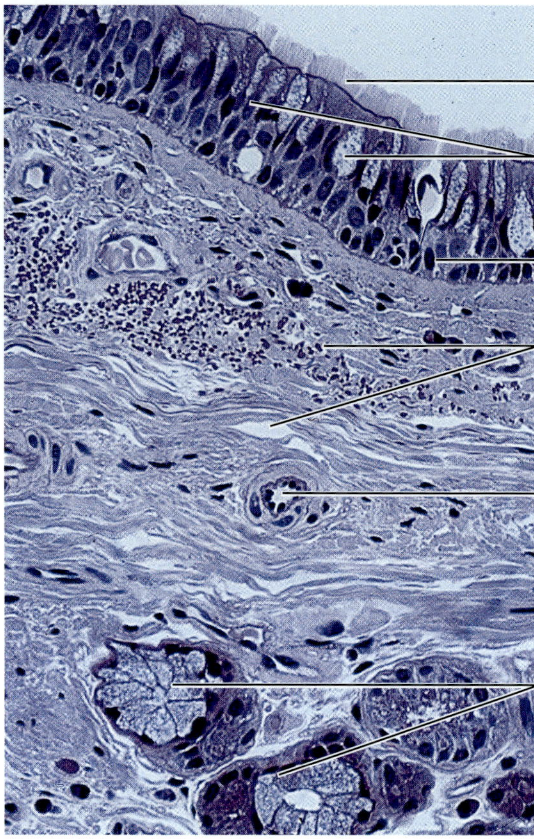

그림 11-3 **기관의 체벽 광학현미경 사진**(400X)

초자연골을 포함하지 않은 단면사진

1. Cilia 섬모
2. 배상세포 | 술잔세포
3. Pseudostratified ciliated columnar epithelium 위중층섬모원주상피
4. Lamina propria 고유층 | 고유판
5. Blood vessel 혈관
6. 기관선 |

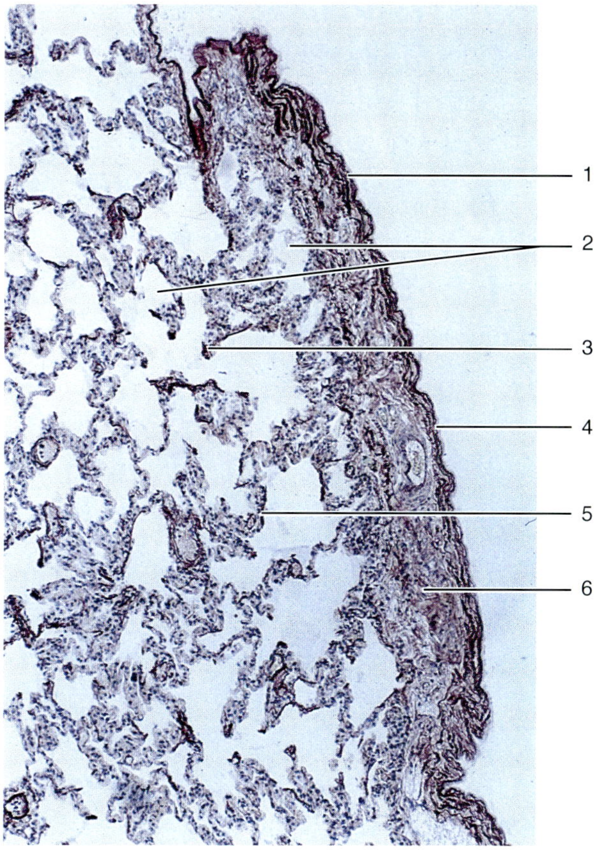

그림 11-4 **허파조직의 광학현미경 사진**(100X)

1. Elastic fibers in visceral pleura 허파쪽 가슴막의 탄력섬유
2. 폐포 | 꽈리
3. Body wall of alveolus | 체벽의 꽈리
4. Visceral pleura 폐흉막 | 허파쪽
5. 중격 |
6. Fibrous tissue with elastic and collagen fibers 탄력성과 아교섬유를 가진 섬유조직

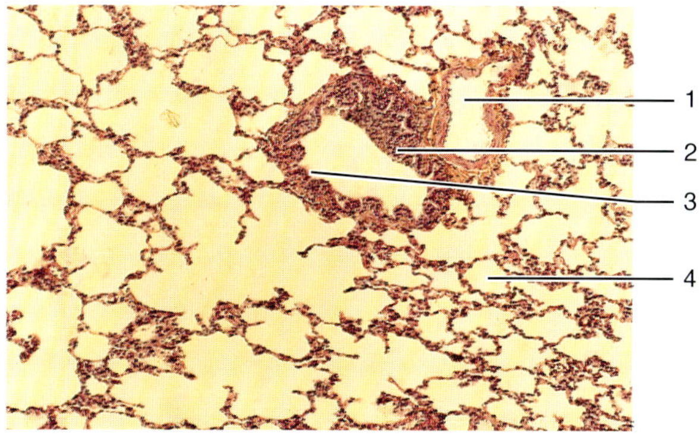

그림 11-5 **허파조직의 광학현미경 사진**(100X)

1. Pulmonary artery(branch) 폐동맥 | (가지)
2. Lamina propria 고유층 | 고유판
3. 섬모상피
4. 폐포 |

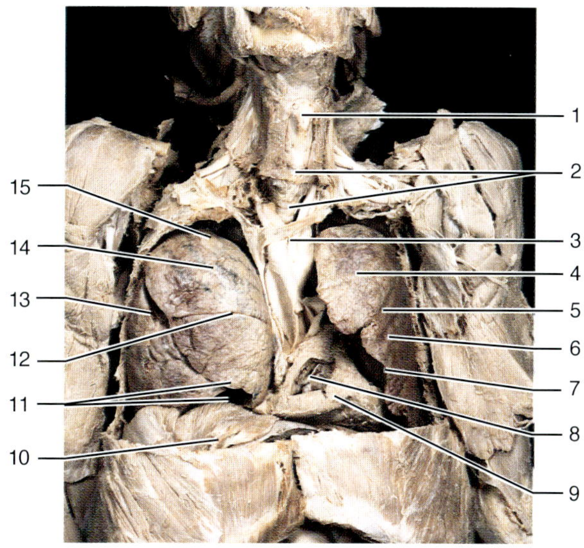

그림 11-6 **흉강(가슴안)과 내장**

1. Larynx(thyroid cartilage) 후두(갑상연골 |)
2. 기관
3. Aorta
4. Left lung(superior lobe) 좌폐 | 왼허파(상엽 |)
5. 경사틈새 | 빗틈새
6. Inferior lobe 하엽 |
7. 심장패임
8. Tricuspid valve of the heart 심장의 삼첨판막 |
9. Heart
10. 횡격막 | 가로막
11. Base of right lung 우폐기저부 |
12. 수평틈새
13. Oblique fissure 경사틈새 |
14. Superior lobe of right lung 우폐상엽 | 오른허파의 위엽
15. 우폐첨 | 오른허파꼭대기

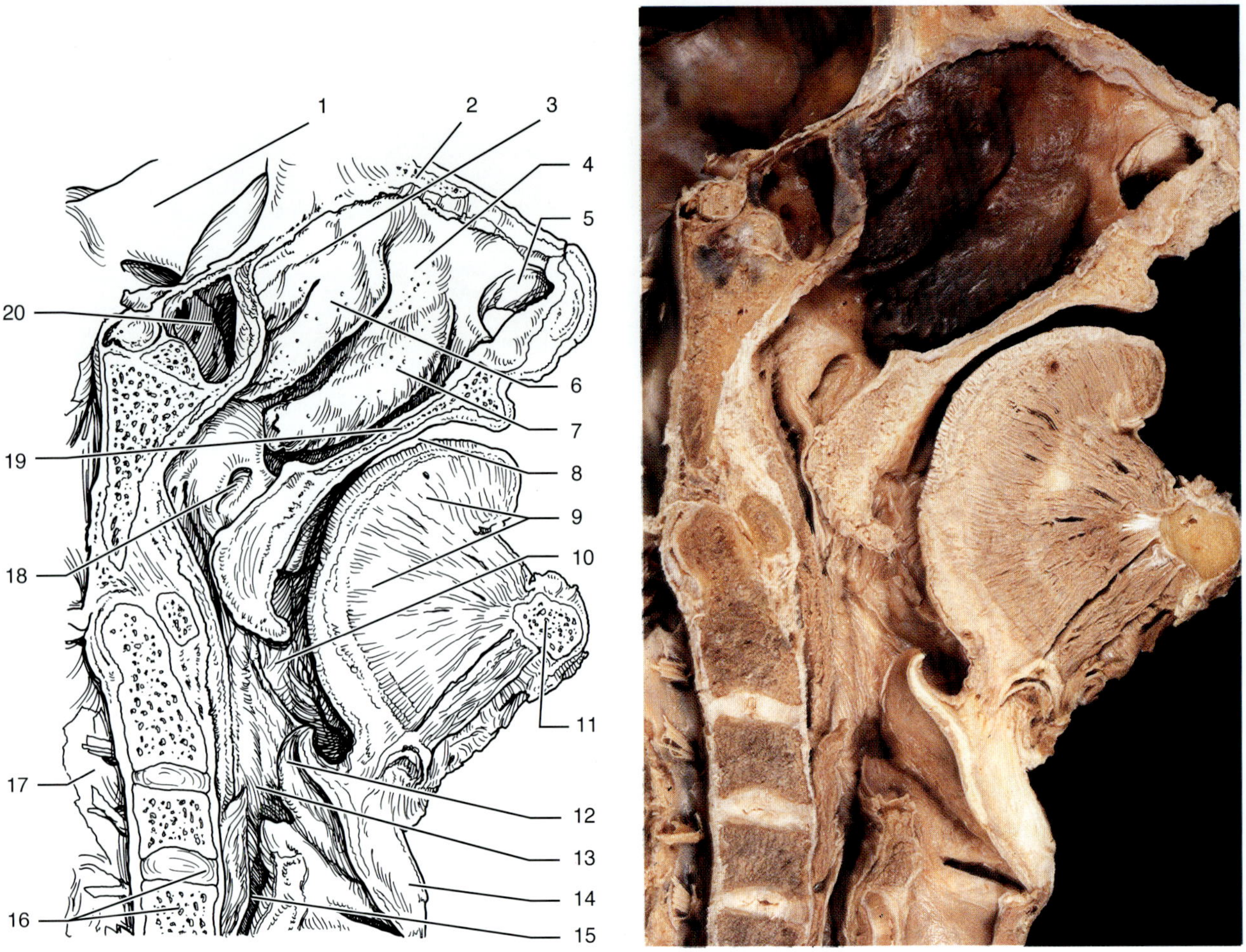

(A) (B)

그림 11-7 머리뼈 부위의 호흡기계 내측(안쪽) 시상면

1. ______ 두개골 | 머리뼈
2. Nasal bone ______ | 코뼈
3. Superior concha 상비갑개 | ______
4. ______ 비강 | 코안
5. Vestibule ______ | 안뜰
6. Middle concha 중비갑개 | ______
7. ______ 하비갑개 | 아래코 선반
8. Oral cavity 구강 | ______
9. Tongue 설 | ______
10. ______ 인두
11. Mandible(cut) 하악골 | ______
12. Epiglottis 후두개 | ______
13. Pharynx ______
14. Thyroid cartilage of larynx 후두의 갑상연골 | ______
15. ______ 식도
16. Vertebrae in sagittal section ______
17. ______ 척수
18. Opening for the eustachian tube ______
19. Palatine process of maxilla 상악골의 구개돌기 | ______
20. ______ 접형골동 | 나비굴

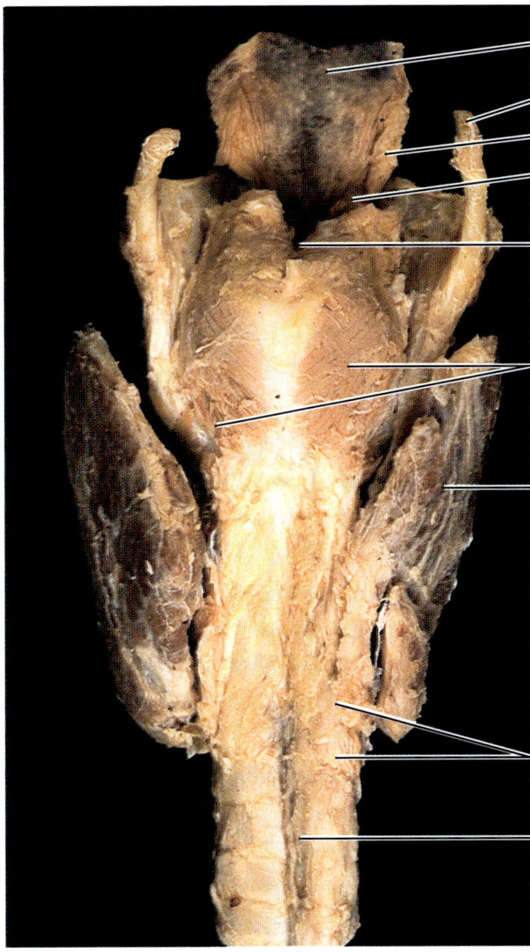

그림 11-8 **후두, 갑상샘의 뒷면**

1. 후두개 | 후두덮개
2. Superior cornu of hyoid bone
3. Margin of epiglottis
4. 후두실
5. Glottis fissure 성문 |
6. Posterior cricoarytenoid muscle
7. Thyroid gland(lobe-posterior aspect) 갑상선 |
8. 기관연골
9. Trachea

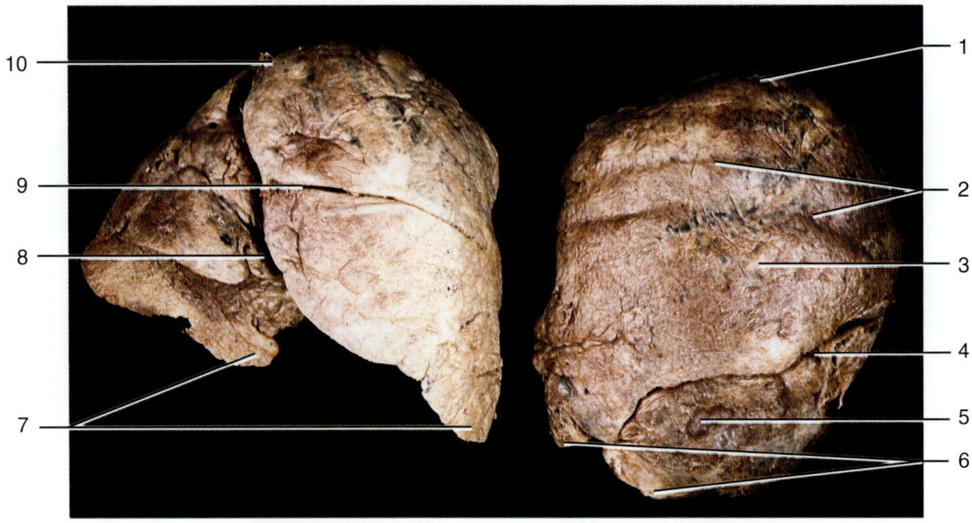

그림 11-9 좌우(왼, 오른)폐의 외측(가쪽)면

1. Apex of left lung 좌폐첨 |
2. 늑골절흔 | 갈비패임
3. Superior lobe of left lung | 왼허파위엽
4. 경사틈새 | 빗틈새
5. Inferior lobe of left lung | 왼허파아래엽
6. 좌폐기저부 | 왼허파바닥
7. Base of right lung 우폐기저부 |
8. 우폐의 경사틈새 | 오른허파의 빗틈새
9. 수평틈새
10. Apex of right lung 우폐첨 |

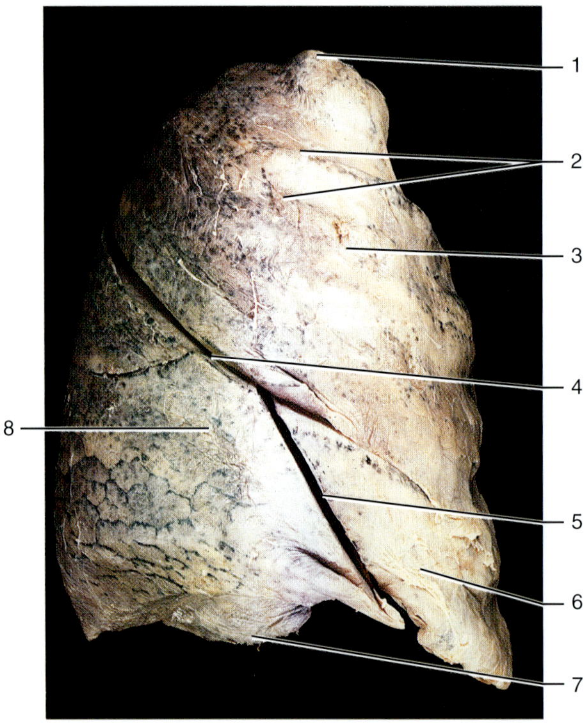

그림 11-10 오른허파의 외측(가쪽)면

1. Apex of right lung 우폐첨 |
2. 늑골절흔 | 갈비패임
3. 상엽
4. Horizontal fissure
5. Oblique fissure 경사틈새 |
6. 하엽
7. Base of right lung 우폐기저부 |
8. 우폐의 중엽 |

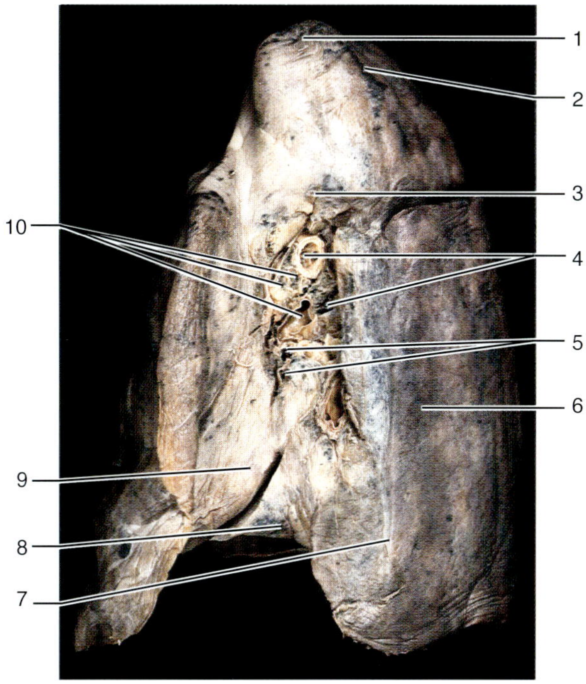

그림 11-11 오른허파의 내측(안쪽)면

1. Apex of right lung
   우폐첨 |
2. Groove for subclavian artery
   쇄골하동맥구 |
3. Groove for azygos vein arch
   기정맥활구 |
4. 기관지
5. 우폐정맥 | 오른허파동맥
6. Inferior lobe of right lung
   | 오른허파하엽
7. 폐인대 | 폐간막
8. Diaphragmatic surface | 가로막의 표면
9. 중엽 | 중간엽
10. Right pulmonary
    | 오른허파동맥가지

그림 11-1 코 점막층의 광학현미경 단면사진

1. Cilia 섬모
2. Goblet cells 배상세포 | 술잔세포
3. Pseudostratified ciliated columnar epithelium 위중층섬모원주상피
4. Lamina propria 고유층 | 고유판
5. Fibroblast 섬유모세포

그림 11-2 후두의 광학현미경 단면사진

1. Cilia 섬모
2. Pseudostratified ciliated columnar epithelium 위중층섬모원주상피
3. Lamina propria 고유층 | 고유판
4. Blood vessel 혈관
5. Mixed glands 혼합선 | 혼합샘
6. Vocal muscle 성대근 | 성대근육

그림 11-3 기관의 체벽 광학현미경 사진

1. Cilia 섬모
2. Goblet cells 배상세포 | 술잔세포
3. Pseudostratified ciliated columnar epithelium 위중층섬모원주상피
4. Lamina propria 고유층 | 고유판
5. Blood vessel 혈관
6. Tracheal gland 기관선 | 기관샘

그림 11-4 허파조직의 광학현미경 사진

1. Elastic fibers in visceral pleura 허파쪽 가슴막의 탄력섬유
2. Alveoli 폐포 | 꽈리
3. Body wall of alveolus 체벽의 폐포 | 체벽의 꽈리
4. Visceral pleura 폐흉막 | 허파쪽 가슴막
5. Septum 중격 | 사이막
6. Fibrous tissue with elastic and collagen fibers 탄력성과 아교섬유를 가진 섬유조직

그림 11-5 허파조직의 광학현미경 사진

1. Pulmonary artery(branch) 폐동맥 | 허파동맥 (가지)
2. Lamina propria 고유층 | 고유판
3. Ciliated epithelium 섬모상피
4. Alveolus 폐포 | 꽈리

그림 11-6 흉강(가슴안)과 내장

1. Larynx(thyroid cartilage) 후두(갑상연골 | 방패연골)
2. Trachea 기관
3. Aorta 대동맥
4. Left lung(superior lobe) 좌폐 | 왼허파(상엽 | 위엽)
5. Oblique fissure 경사틈새 | 빗틈새
6. Inferior lobe 하엽 | 아래엽
7. Cardiac notch 심장패임
8. Tricuspid valve of the heart 심장의 삼첨판막 | 심장의 오른방실판막
9. Heart 심장
10. Diaphragm 횡격막 | 가로막
11. Base of right lung 우폐기저부 | 오른허파바닥
12. Horizontal fissure 수평틈새
13. Oblique fissure 경사틈새 | 빗틈새
14. Superior lobe of right lung 우폐상엽 | 오른허파의 위엽
15. Apex of right lung 우폐첨 | 오른허파꼭대기

그림 11-7 머리뼈 부위의 호흡기계 내측(안쪽) 시상면

1. Cranium 두개골 | 머리뼈
2. Nasal bone 비골 | 코뼈
3. Superior concha 상비갑개 | 위코선반
4. Nasal cavity 비강 | 코안
5. Vestibule 전정 | 안뜰
6. Middle concha 중비갑개 | 중간코 선반
7. Inferior concha 하비갑개 | 아래코 선반
8. Oral cavity 구강 | 입안
9. Tongue 설 | 혀
10. Pharynx 인두
11. Mandible(cut) 하악골 | 아래턱뼈
12. Epiglottis 후두개 | 후두덮개
13. Pharynx 인두
14. Thyroid cartilage of larynx 후두의 갑상연골 | 후두의 방패연골
15. Esophagus 식도
16. Vertebrae in sagittal section 척추의 시상면
17. Spinal cord 척수
18. Opening for the eustachian tube 귀인두관 개구
19. Palatine process of maxilla 상악골의 구개돌기 | 위턱뼈의 입천장돌기
20. Sphenoidal sinus 접형골동 | 나비굴

그림 11-8 후두, 갑상샘의 뒷면

1. Epiglottis 후두개 | 후두덮개
2. Superior cornu of hyoid bone 설골의 위각
3. Margin of epiglottis 후두개 모서리

11

4. Ventricle	후두실
5. Glottis fissure	성문 | 성대문 틈새
6. Posterior cricoarytenoid muscle	후반지모뿔근
7. Thyroid gland(lobe-posterior aspect)	갑상선 | 갑상샘
8. Tracheal cartilage	기관연골
9. Trachea	기관

그림 11-9 좌우(왼, 오른)폐의 외측(가쪽)면

1. Apex of left lung	좌폐첨 | 왼허파꼭대기
2. Rib indentations	늑골절흔 | 갈비패임
3. Superior lobe of left lung	좌폐상엽 | 왼허파위엽
4. Oblique fissure	경사틈새 | 빗틈새
5. Inferior lobe of left lung	좌폐하엽 | 왼허파아래엽
6. Base of left lung	좌폐기저부 | 왼허파바닥
7. Base of right lung	우폐기저부 | 오른허파바닥
8. Oblique fissure of right lung	우폐의 경사틈새 | 오른허파의 빗틈새
9. Horizontal fissure	수평틈새
10. Apex of right lung	우폐첨 | 오른허파꼭대기

그림 11-10 오른허파의 외측(가쪽)면

1. Apex of right lung	우폐첨 | 오른허파꼭대기
2. Rib indentations	늑골절흔 | 갈비패임
3. Superior lobe	상엽
4. Horizontal fissure	수평틈새
5. Oblique fissure	경사틈새 | 빗틈새
6. Inferior lobe	하엽
7. Base of right lung	우폐기저부 | 오른허파바닥
8. Middle lobe of right lung	우폐의 중엽 | 오른허파의 중간엽

그림 11-11 오른허파의 내측(안쪽)면

1. Apex of right lung	우폐첨 | 오른허파꼭대기
2. Groove for subclavian artery	쇄골하동맥구 | 빗장밑 동맥고랑
3. Groove for azygos vein arch	기정맥활구 | 홀정맥활고랑
4. Bronchi	기관지
5. Right pulmonary vein	우폐정맥 | 오른허파동맥
6. Inferior lobe of right lung	우폐하엽 | 오른허파하엽
7. Pulmonary ligament	폐인대 | 폐간막
8. Diaphragmatic surface	횡격막의 표면 | 가로막의 표면
9. Middle lobe	중엽 | 중간엽
10. Right pulmonary artery branches	우폐동맥가지 | 오른허파동맥가지

소화기계 _ Digestive System

소화기계는 구강(입안, oral cavity)에서 항문(anus)에 이르는 긴 관상의 위장관 또는 소화관과 타액선(침샘), 간, 담낭(쓸개), 췌장(이자) 등의 부속소화장기로 구성되어 있다. 소화기계의 전체 구조를 이해하기 위해서는 구강 구조로부터 시작하여 식도, 위, 소장(작은창자), 대장(큰창자), 항문 및 항문관의 조직을 알아야 한다.

구강에는 어릴 때는 20개의 탈락치(젖니)를 갖고, 성인이 되면 32개의 영구치를 갖는다. 또한, 자유로 움직일 수 있는 혀(설, tongue)가 있고, 중층편평상피로 되어 있는 점액선이 있다. 구강 밖에 위치한 악하선(턱밑샘), 설하선(혀밑샘), 이하선(귀밑샘)으로부터 타액선관(침샘관)이 구강으로 개구하고 있으며, 이하선이 가장 크다. 이하선은 Stenson관, 설하선은 Rivinus관, 악하선은 Wharton관을 통하여 구강내로 침을 분비한다.

설 (혀, Tongue)

혀는 근육성 구조로 혀의 뒤쪽은 각화된 중층편평상피로 되어 있다. 혀에는 사상유듀(실유두, filiform papillae), 심상유두(버섯유두, fungiform papillae), 성곽유두(유곽유두, vallate papillae)의 세 종류가 있다. 미뢰(맛봉우리, taste bud)는 버섯유두와 성곽유두의 외측면에 위치하고 있고, 혀의 상피세포 아래에는 고유층이 있고, 고유층의 결합조직 속에는 설하선과 중층근육섬유가 있다. 혀의 하면은 구강바닥의 전측 중앙부와 설소대(혀주름띠, lingual frenulum)에 의해서 연결되어 있다.

치 (치아, Teeth)

치아는 외부에 노출된 치관(치아머리, dental crown)과 치조골(이틀뼈)에 박힌 치근(치아뿌리, dental root)으로 구성되어 있으며, 치아의 대부분은 뼈와 유사한 조성을 지니나 경도가 보다 단단한 조직인 상아질(dentine)로 구성되어 있다. 상아질의 바깥에는 치관부위에서는 사기질(enamel)로, 치근부위에는 시멘트질(cementum)로 되어 있다. 상아질로 둘러싸인 치아의 중심에 있는 빈 공간을 치수강(치수공간, pulp cavity)이라 하며, 이 속에는 혈관, 림프관, 신경 및 결합조직으로 구성된 치수(dental pulp)가 채워져 있다.

식 도 (Esophagus)

식도는 인두(pharynx)와 위의 분문부(들문)를 연결하는 관상장기이다. 식도의 점막은 비각질화 중층편평상피로 피복되어 있으며, 상부 1/3은 골격근으로 구성되고, 가운데 부위는 골격근과 평활근이 섞여 있으며, 하부 1/3은 평활근으로만 구성되어 있다.

위 (Stomach)

위는 분문부(들문, cardia), 위저부(바닥, fundus), 위체부(몸통, body) 및 유문부(날문, pylorus)의 네 부분으로 되어 있다. 위벽은 위장관의 다른 부위와 유사한 네 층(점막, 점막하층, 근층 및 장막)으로 구성되어 있으나, 근층에는 다른 소화관에는 없는 사근층(빗근육층, oblique muscle layer)이 부수적으로 발달되어 있으며, 점막에는 위추벽(위점막주름, gastric fold)이 형성되어 있으며, 위소와(위오목, gastric pit)와 위선(위샘, gastric gland)이 발달되어 있다. 위선은 각각 특이한 물질을 분비하는데, 배상세포(술잔세포, goblet cell)는 점액을, 벽세포(parietal cell)는 염산과 내인자를, 주세포(으뜸세포, chief cell)는 펩시노겐을, 은친화세포(argentaffin cell)는 세로토닌과 히스타민을 그리고 내분비세포 또는 G 세포(endocrine cell or G cell)는 가스트린을 분비한다.

장 관 (Intestinal Tract)

장관은 위의 유문괄약근(날문조임근)에서 항문에 이르는 긴 관상의 장기이다. 소장(작은창자)은 십이지장(샘창자, duodenum), 공장(빈창자, jejunum) 및 회장(돌창자, ileum)으로 구성되며 음식물의 소화가 완성되고 영양분을 흡수하는 장소이다. 십이지장은 점막하에 점액을 분비하는 십이지장선(샘창자샘, Brunner's gland)이 있어서 소장의 다른 부위와는 조직학적인 차이를 보이며, 회장(돌창자)벽에는 림프소절의 집단인 페이어판(Peyer's patch)이 잘 발달되어 있다. 대장(큰창자)은 길이 약 1.5m, 직경 6.5cm에 달하는 관상장기로 맹장(막창자, cecum), 결장

(주름창자, colon; 상행결장, 횡행결장, 하행결장, S상결장), 직장(곧창자, rectum)으로 구성된다. 대장은 소장과 동일한 층을 지니고 있으나 다소간 구조적 차이를 가지고 있다. 대장은 소장에서와 같은 장융모가 없으나 점막층에 무수히 많은 배상세포(술잔세포, goblet)가 발달되어 있다. 외형상으로도 대장은 소장과 큰 차이를 보인다. 대장의 전체에 걸쳐서 종주근층(세로근육층)이 세 부위에서 뚜렷하게 발달되어 결장뉴(주름창자띠, taeniae coli)를 형성하며, 장벽은 반월상으로 팽대되어 결장팽기(주름창자팽대, haustra coli)를 형성한다. 또한, 결장뉴를 덮고 있는 복막에 지방조직이 집적되어 늘어져 있는 복막수(복막주렁, epiploic appendices)가 여러 부위에 형성되어 있는 것도 소장과 구별되는 특징이다.

간 (Liver)

간은 신체 내에서 가장 큰 기관이며, 횡격막(가로막, diaphragm)의 바로 아래에 놓여 있다. 간은 우엽(오른엽, right lobe), 좌엽(왼엽, left lobe), 방형엽(네모엽, quadrate lobe), 미상엽(꼬리엽, caudate lobe)으로 구분된다. 우엽이 가장 크다. 조직학적으로 간은 육면체 형태의 기능적 단위인 간소엽(hepatic loblue)으로 구성되어 있으며, 간소엽의 중심에는 중심정맥이 위치하며, 간삼각에 있는 간동맥 및 간문맥의 분지들은 간세포판 사이에 있는 동양혈관(동굴모양모세혈관, sinusoids)과 연결된다. 동양혈관의 내피세포들 사이사이에 탐식기능이 있는 쿠퍼세포(별모양큰포식세포, Kupffer cell)가 산재되어 있다. 담즙(쓸개즙, bile)은 간세포에서 생성되어 간세포관 내에 위치한 미세한 관인 담세관(쓸개모세관)으로 분비된다.

췌 장 (이자, Pancreas)

췌장은 내분비 및 외분비 기능을 함께 가지고 있는 장기이다. 내분비 기능으로는 췌도(이자섬, pancreatic islets, islets of Langerhans)에서 인슐린, 글루카곤, 소마토스타틴의 3가지 호르몬을 분비하여 혈당조절에 관여하고, 외분비 기능으로는 췌액(이자액, pancreatic juice)이라는 소화액(각종 소화효소, 염산, 중탄산나트륨 등 포함)을 췌관(이자관)을 통하여 십이지장(샘창자)으로 분비하여 음식물의 소화에 관여한다.

담 낭 (쓸개, Gall bladder)

담낭(쓸개, 쓸개주머니, gall bladder)은 간의 우엽 밑에 위치하며 담즙(쓸개즙)을 저장, 농축하는 기능을 한다. 담낭벽을 구성하는 근육층이 수축되면 담즙은 담낭으로부터 십이지장으로 배출된다. 담즙은 간에서 지속적으로 생산되며 간관(hepatic duct)과 총담관(온쓸개관, common bile duct)을 지나 십이지장으로 배출된다.

12

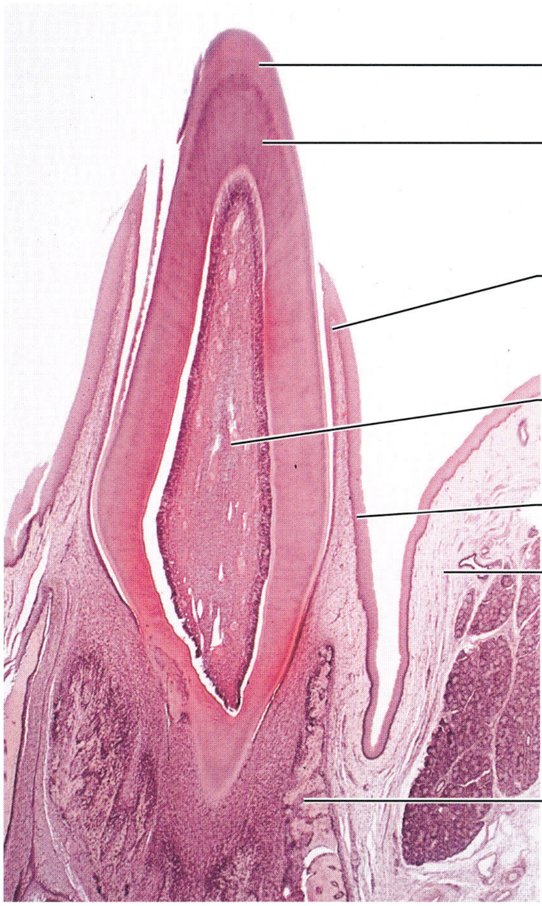

그림 12-1 **견치(송곳니)와 지지구조의 시상단면의 광학현미경 사진**(20X)

1. 　　　　 법랑질 | 사기질
2. 　　　　 상아질
3. 　　　　 치은 | 　　　　
4. Pulp and pulp cavity
   치수와 치수강 | 　　　　
5. Stratified squamous epithelium 　　　　
6. Connective tissue
   결합조직
7. 　　　　 치조골 | 　　　　

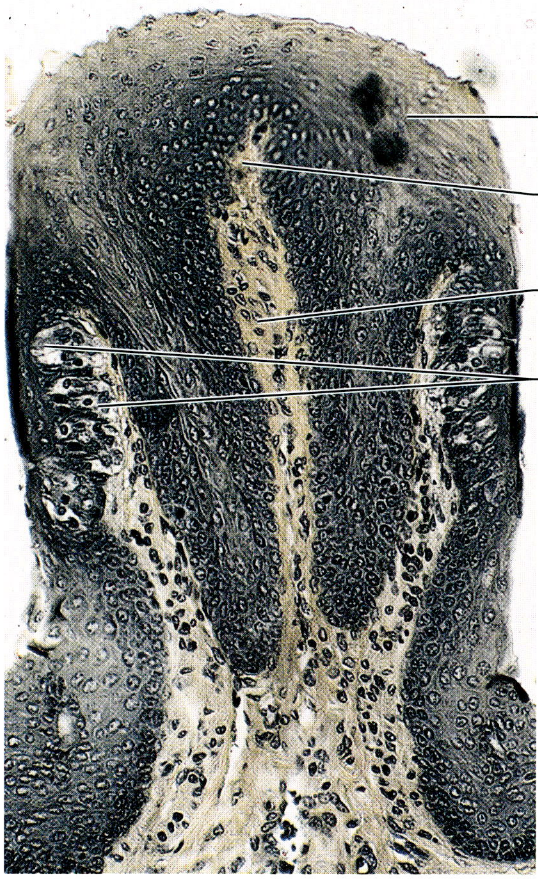

그림 12-2 **성곽유두 단면의 광학현미경 사진**(200X)

1. Stratified squamous epithelium 중층편평상피
2. 　　　　
   피부의 유두
3. 　　　　
   고유층 | 고유판
4. Taste buds
   미뢰 | 맛봉우리

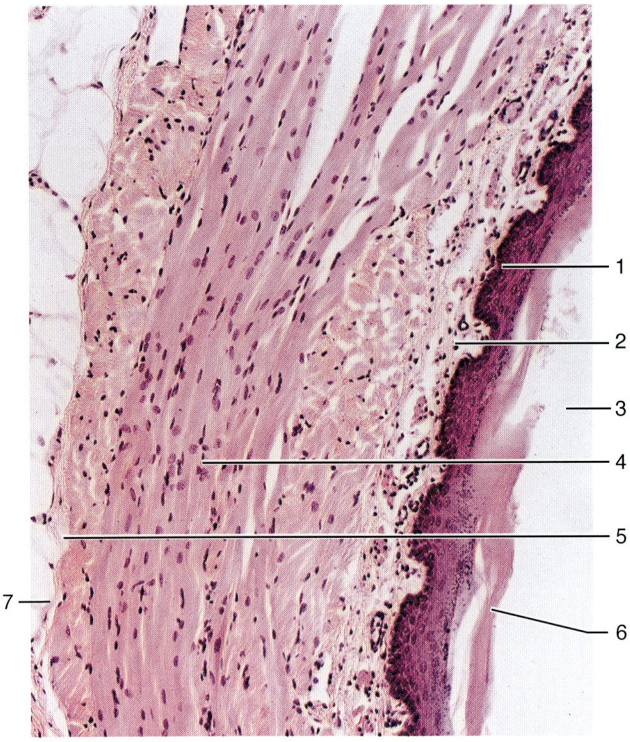

그림 12-3 식도체(몸통)벽 단면의 광학현미경 사진(40X)

1. Stratified squamous epithelium
2. Lamina propria
   | 고유판
3.
   장의 내강
4.
   윤주근층 | 돌림근육층
5. Longitudinal muscle layer
   종주근층 |
6. Mucus
7. 외막 |

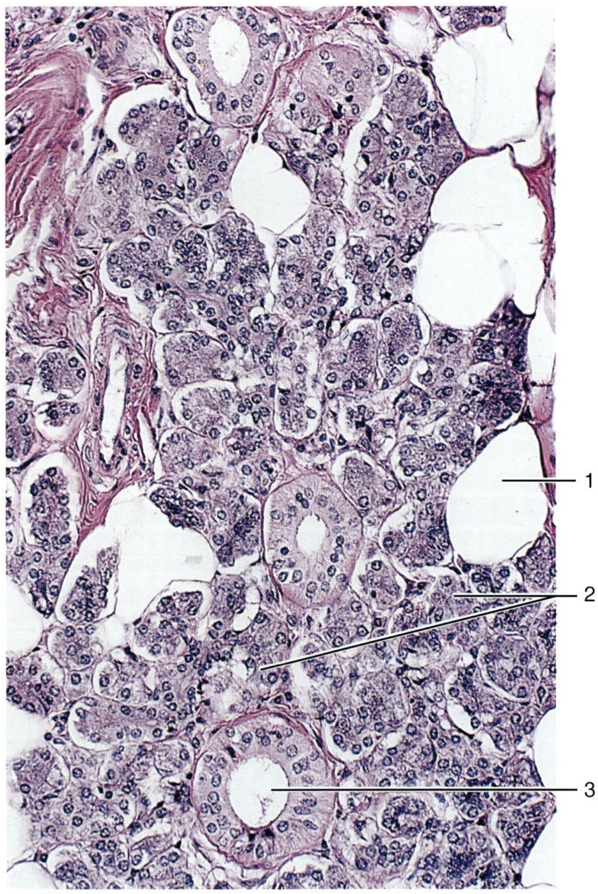

그림 12-4 악하선(턱밑샘) 단면의 광학현미경 사진(100X)

1. Connective tissue with adipose cells
   지방세포가 있는 결합조직
2.
   분비소엽
3. 배출관

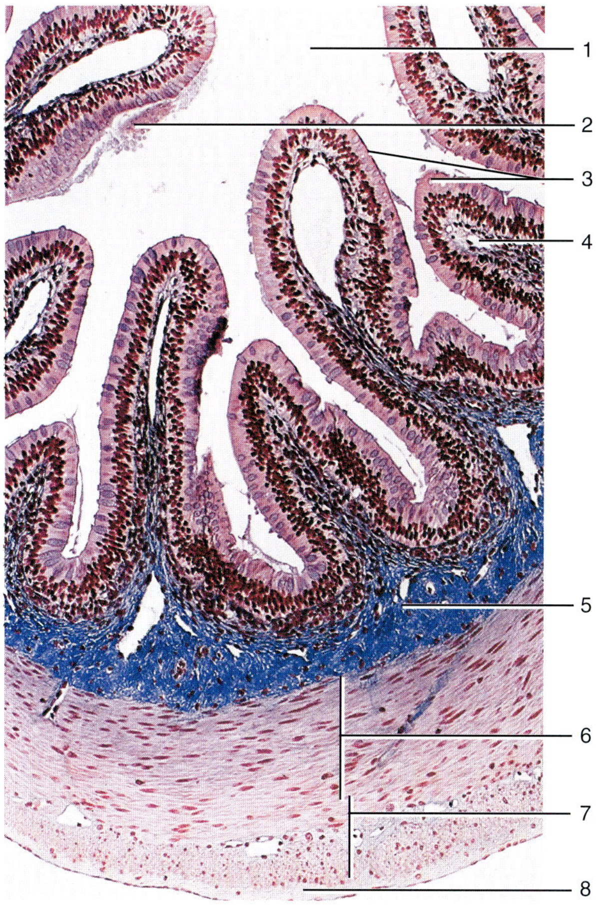

그림 12-5 소장(작은창자) 절단면의 광학현미경 사진(40X)

1. Lumen of the gut
   장의 내강
2. ______ 점액
3. Columnar cells ______
4. Lamina propria of mucosa
   ______
5. ______
   점막하층 | 점막밑조직
6. Circular muscle layer
   윤주근층 | ______
7. ______
   종주근층 | 세로근육층
8. ______ 외막 | 바깥막

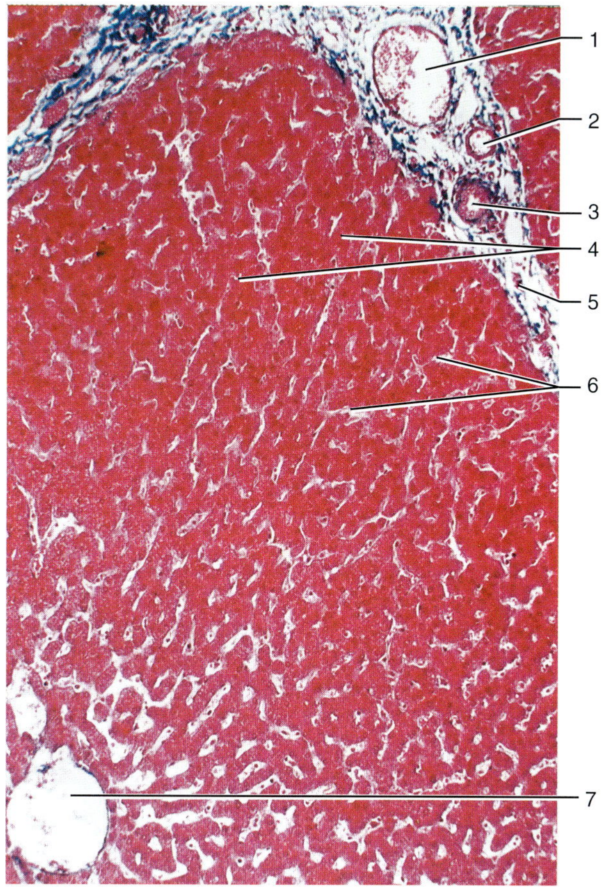

그림 12-6 간조직 단면의 광학현미경 사진(100X)

1. ______
   간문맥
2. Bile collecting duct
   ______
3. ______ 간동맥
4. ______ 간세포
5. Connective tissue
   결합조직
6. ______ 간정맥동
7. ______ 중심정맥

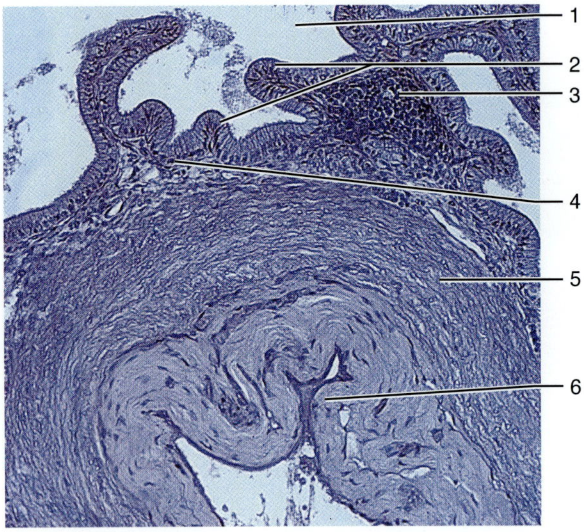

그림 12-7 담낭(쓸개) 절단면의 광학현미경 사진(200X)

1. Lumen of gall bladder
2. 원주세포
3. Mucosa
4. 점막하층 | 점막밑조직
5. Muscle layer
6. 외막 | 바깥막

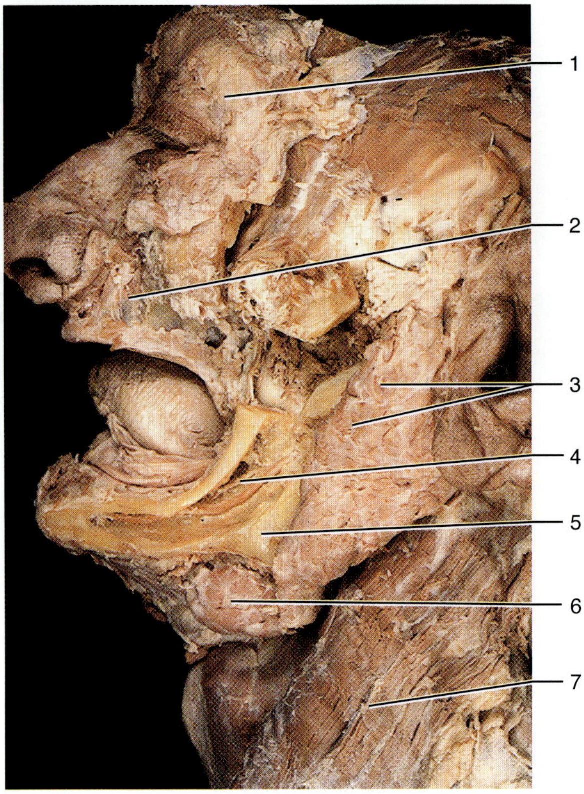

그림 12-8 이하선(귀밑샘)과 악하선(턱밑샘)을 보여주기 위한 해부 사진

1. Orbicularis oculi muscle 안륜근 |
2. 구륜근 |
3. Parotid gland 이하선 |
4. 안면신경의 볼분지
5. Mandible 하악골 |
6. 악하선 | 턱밑샘
7. Sternocleidomastoid muscle 흉쇄유돌근 |

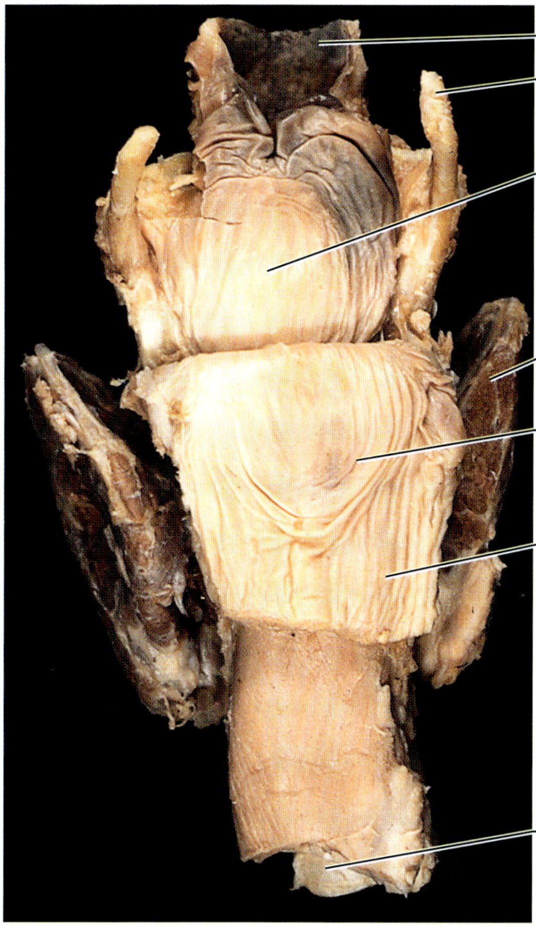

그림 12-9 **내부구조를 보여주기 위한 식도체(몸통)벽 사진**

1. 후두개 |
2. Cornu of hyoid bone 설골각 |
3. 후두
4. Lobe of thyroid, posterior aspect 갑상선의 대엽, 뒤쪽면
5. Esophagus body wall, reflected
6. Rugae of esophagus internal wall 식도 내벽의 주름
7. 기관

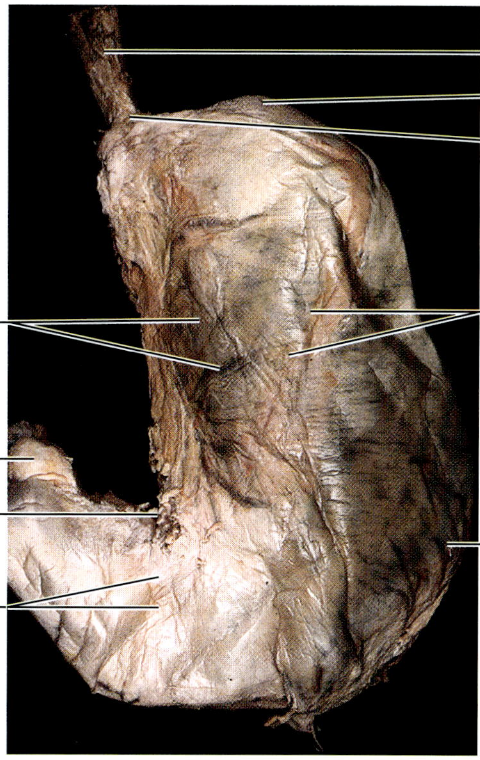

그림 12-10 **위의 앞(복부)면 사진**

1. 식도
2. Fundus of stomach 위저부 |
3. Cardiac end of stomach | 위의 들문
4. 위체부 | 위몸통
5. Greater curvature of stomach 위의 대만 |
6. 유문강 | 날문방
7. Angular notch of stomach 각흔절 |
8. 유문괄약근 | 날문조임근
9. Lesser curvature of stomach | 위의 작은굽이

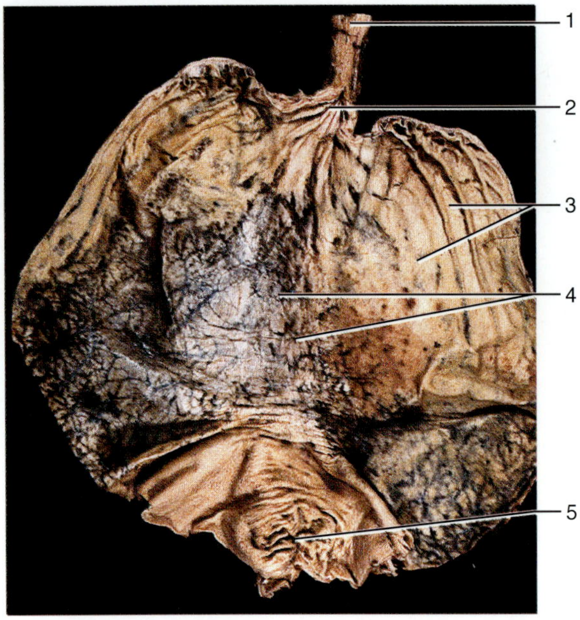

그림 12-11 위의 내부를 보여주기 위한 해부도

1. 식도
2. Cardiac sphincter
   분문괄약근 |
3. 위주름
4. 위체부 | 위몸통
5. 유문괄약근 |

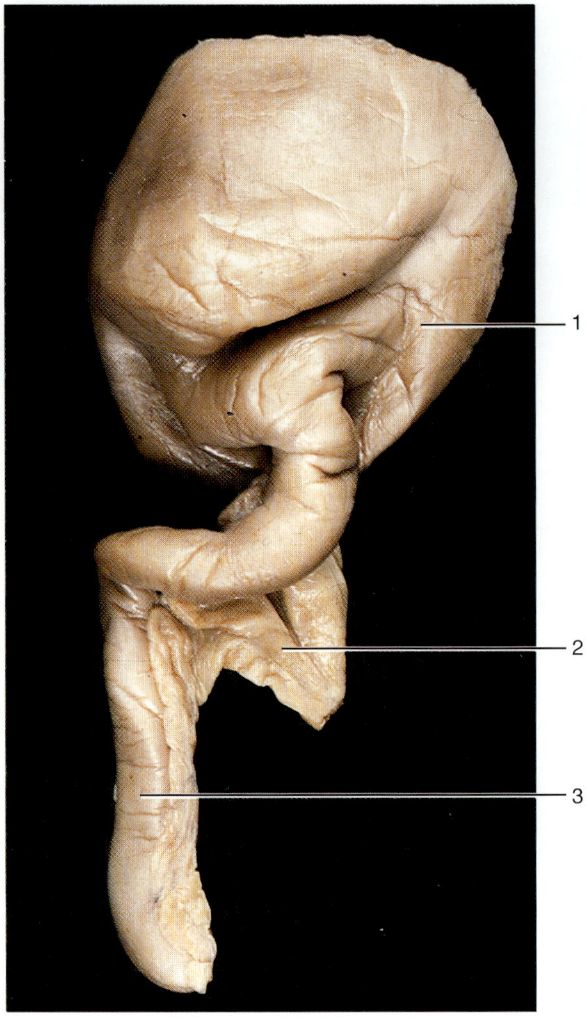

그림 12-13 맹장(막창자)과 충수(막창자꼬리)

1. 맹장 | 막창자
2. Mesentery
   장간막 |
3. 충수 | 막창자꼬리

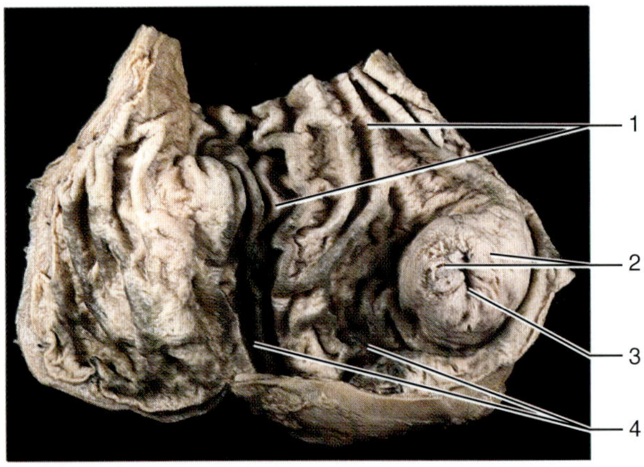

그림 12-12 회맹판(돌막창자판막)을 보여주기 위해 절개된 맹장

1. Folds of mucous membrane of cecum (rugae)
   맹장 점액막의 주름
2. 회맹판 | 돌막창자판막
3. Opening of ileocecal valve 회맹판막공 |
4. 맹장동 | 막창자방

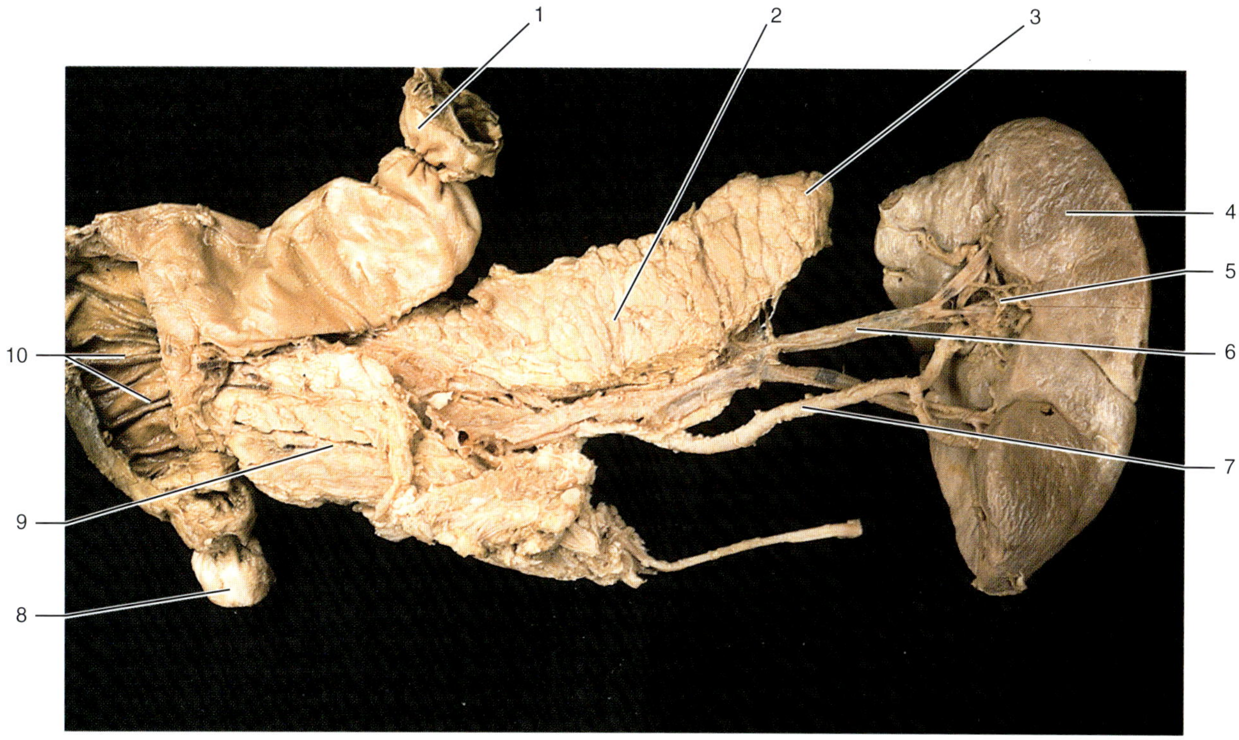

그림 12-14 **비장(지라), 췌장(이자) 및 십이지장(샘창자)**

1. Duodenum, superior end 십이지장 | (상부)
2. 췌체 | 이자몸통
3. Tail of pancreas 췌미 |
4. 비장 | 지라
5. 비문 |
6. 비정맥 | 지라정맥
7. Splenic artery 비동맥 |
8. , inferior end 십이지장 | 샘창자 (하부)
9. Head of pancreas 췌두 |
10. 십이지장 주름 | 샘창자 주름

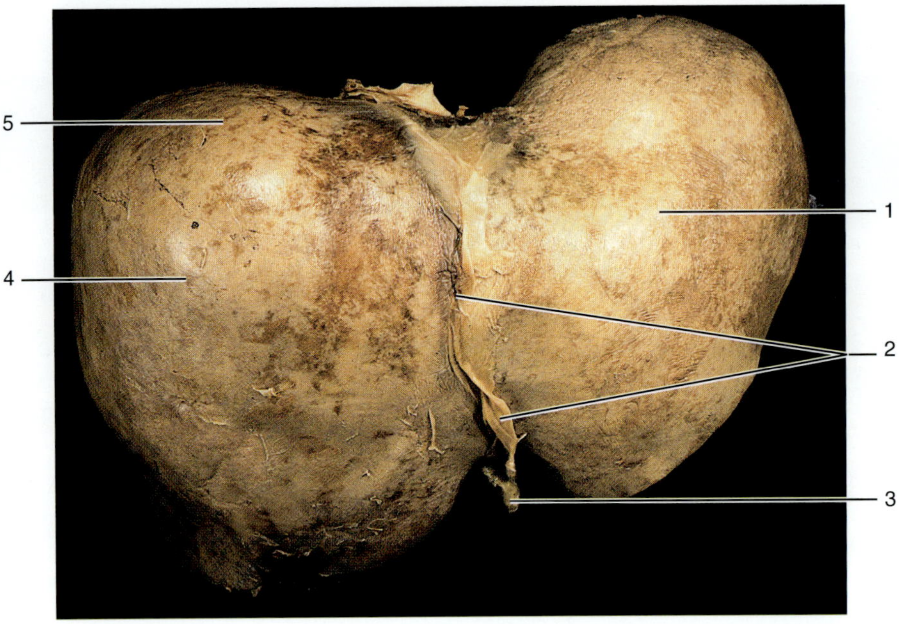

그림 12-15 **간 : 상면**

1. Left lobe of the liver 간의 좌엽 | 왼엽
2. Falciform ligament of the liver 간의 낫인대 |
3. Ligamentum teres 간원삭 |
4. Right lobe of the liver 간의 우엽 |
5. 간의 횡격막면 |

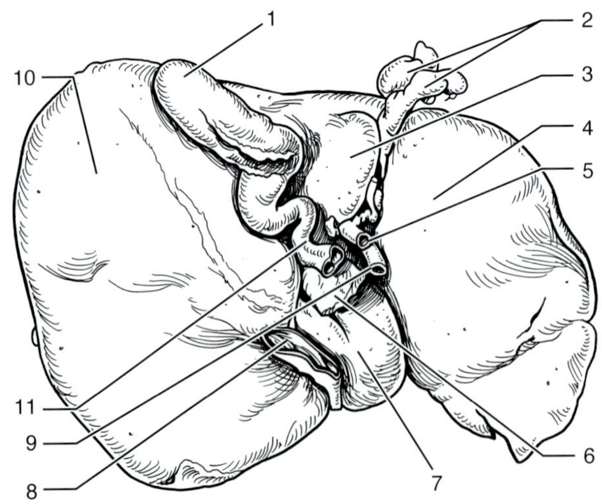

(A)

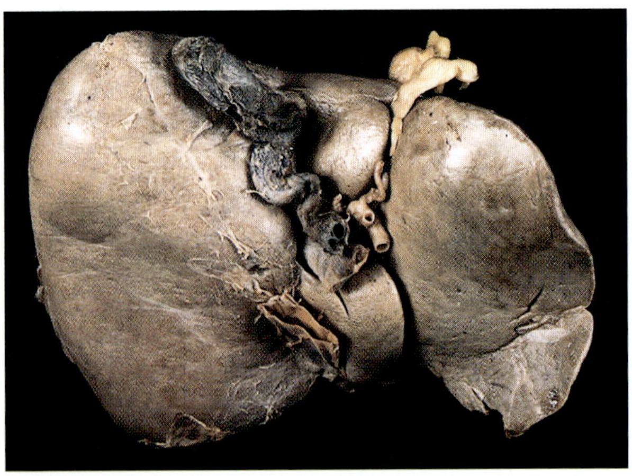

(B)

그림 12-16 **간 : 하면**

1. Gall bladder 담낭 |
2. Ligamentum teres 간원삭 |
3. 간의 방형엽 | 네모엽
4. Left lobe of the liver | 왼엽
5. 간동맥
6. 간정맥
7. Caudate lobe 미상엽 |
8. Inferior vena cava | 아래대정맥
9. 간문맥
10. Right lobe of liver 간의 우엽 |
11. 담낭의 담낭관 | 쓸개의 쓸개관

그림 12-1 견치(송곳니)와 지지구조의 시상단면의 광학현미경 사진

1. Enamel	법랑질 | 사기질
2. Dentine	상아질
3. Gingiva	치은 | 잇몸
4. Pulp and pulp cavity	치수와 치수강 | 치아속질 및 치아속질공간
5. Stratified squamous epithelium	중층편평상피
6. Connective tissue	결합조직
7. Alveolar bone	치조골 | 이틀뼈

그림 12-2 성곽유두 단면의 광학현미경 사진

1. Stratified squamous epithelium	중층편평상피
2. Dermal papilla	피부의 유두
3. Lamina propria	고유층 | 고유판
4. Taste buds	미뢰 | 맛봉우리

그림 12-3 식도체(몸통)벽 단면의 광학현미경 사진

1. Stratified squamous epithelium	중층편평상피
2. Lamina propria	고유층 | 고유판
3. Lumen of the gut	장의 내강
4. Circular muscle layer	윤주근층 | 돌림근육층
5. Longitudinal muscle layer	종주근층 | 세로근육층
6. Mucus	점액
7. Adventitia	외막 | 바깥막

그림 12-4 악하선(턱밑샘) 단면의 광학현미경 사진

1. Connective tissue with adipose cells	지방세포가 있는 결합조직
2. Secretory lobule	분비소엽
3. Excretory duct	배출관

그림 12-5 소장(작은창자) 절단면의 광학현미경 사진

1. Lumen of the gut	장의 내강
2. Mucus	점액
3. Columnar cells	원주세포
4. Lamina propria of mucosa	점막의 고유층
5. Submucosa	점막하층 | 점막밑조직
6. Circular muscle layer	윤주근층 | 돌림근육층
7. Longitudinal muscle layer	종주근층 | 세로근육층
8. Adventitia	외막 | 바깥막

그림 12-6 간조직 단면의 광학현미경 사진

1. Hepatic portal vein	간문맥
2. Bile collecting duct	담즙수집관
3. Hepatic artery	간동맥
4. Hepatocytes	간세포
5. Connective tissue	결합조직
6. Liver sinuses	간정맥동
7. Central vein	중심정맥

그림 12-7 담낭(쓸개) 절단면의 광학현미경 사진

1. Lumen of gall bladder	쓸개의 내강
2. Columnar cells	원주세포
3. Mucosa	점막
4. Submucosa	점막하층 | 점막밑조직
5. Muscle layer	근육층
6. Adventitia	외막 | 바깥막

그림 12-8 이하선(귀밑샘)과 악하선(턱밑샘)을 보여주기 위한 해부 사진

1. Orbicularis oculi muscle	안륜근 | 눈둘레근
2. Orbicularis oris	구륜근 | 입둘레근
3. Parotid gland	이하선 | 귀밑샘
4. Buccal branch of facial nerve	안면신경의 볼분지
5. Mandible	하악골 | 아래턱뼈
6. Submandibular gland	악하선 | 턱밑샘
7. Sternocleidomastoid muscle	흉쇄유돌근 | 목빗근

그림 12-9 내부구조를 보여주기 위한 식도체(몸통)벽 사진

1. Epiglottis	후두개 | 후두덮개
2. Cornu of hyoid bone	설골각 | 목뿔뼈
3. Larynx	후두
4. Lobe of thyroid, posterior aspect	갑상선의 대엽, 뒤쪽면
5. Esophagus body wall, reflected	식도 몸통벽
6. Rugae of esophagus internal wall	식도 내벽의 주름
7. Trachea	기관

그림 12-10 위의 앞(복부)면 사진

1. Esophagus	식도
2. Fundus of stomach	위저부 | 위바닥
3. Cardiac end of stomach	분문부 | 위의 들문

4. Body of stomach — 위체부 | 위몸통
5. Greater curvature of stomach — 위의 대만 | 위의 큰굽이
6. Pyloric antrum — 유문강 | 날문방
7. Angular notch of stomach — 각흔절 | 위의 모패임
8. Pyloric sphincter — 유문괄약근 | 날문조임근
9. Lesser curvature of stomach — 위의 소만 | 위의 작은굽이

그림 12-11 위의 내부를 보여주기 위한 해부도

1. Esophagus — 식도
2. Cardiac sphincter — 분문괄약근 | 들문조임근
3. Gastric rugae — 위주름
4. Gastric canal — 위체부 | 위몸통
5. Pyloric sphincter — 유문괄약근 | 날문조임근

그림 12-12 회맹판(돌막창자판막)을 보여주기 위해 절개된 맹장

1. Folds of mucous membrane of cecum (rugae) — 맹장 점액막의 주름
2. Ileocecal valve — 회맹판 | 돌막창자판막
3. Opening of ileocecal valve — 회맹판막공 | 돌막창자판막구멍
4. Antrum of cecum — 맹장동 | 막창자방

그림 12-13 맹장(막창자)과 충수(막창자꼬리)

1. Cecum — 맹장 | 막창자
2. Mesentery — 장간막 | 창자간막
3. Appendix — 충수 | 막창자꼬리

그림 12-14 비장(지라), 췌장(이자) 및 십이지장(샘창자)

1. Duodenum, superior end — 십이지장 | 샘창자 (상부)
2. Body of pancreas — 췌체 | 이자몸통
3. Tail of pancreas — 췌미 | 이자꼬리
4. Spleen — 비장 | 지라
5. Hilum of spleen — 비문 | 지라의 입구
6. Splenic vein — 비정맥 | 지라정맥
7. Splenic artery — 비동맥 | 지라동맥
8. Duodenum, inferior end — 십이지장 | 샘창자 (하부)
9. Head of pancreas — 췌두 | 이자머리
10. Duodenal rugae — 십이지장 주름 | 샘창자 주름

그림 12-15 간 : 상면

1. Left lobe of the liver — 간의 좌엽 | 왼엽
2. Falciform ligament of the liver — 간의 낫인대 | 겸상인대
3. Ligamentum teres — 간원삭 | 간원인대
4. Right lobe of the liver — 간의 우엽 | 오른엽
5. Diaphragmatic surface of the liver — 간의 횡격막면 | 가로막면

그림 12-16 간 : 하면

1. Gall bladder — 담낭 | 쓸개
2. Ligamentum teres — 간원삭 | 간원인대
3. Quadrate lobe of the liver — 간의 방형엽 | 네모엽
4. Left lobe of the liver — 간의 좌엽 | 왼엽
5. Hepatic artery — 간동맥
6. Hepatic vein — 간정맥
7. Caudate lobe — 미상엽 | 꼬리엽
8. Inferior vena cava — 하대정맥 | 아래대정맥
9. Hepatic portal vein — 간문맥
10. Right lobe of liver — 간의 우엽 | 오른엽
11. Cystic duct of gall bladder — 담낭의 담낭관 | 쓸개의 쓸개관

비뇨기계 _ Urinary System

전해질과 질소화합물, 물과 기타 다른 독성물질과 같이, 혈장 안에 축적되는 신진대사 부산물들은 체계적으로 비뇨기계에 의해 제거된다. 혈액의 여과는 콩팥 내에서 네프론이라 불리는 미세한 여과 구조물에 의해 이루어진다. 콩팥 하나당 대략 백만 개의 네프론이 존재한다. 동맥혈과 혈액 여과 정수압(blood hydrostatic filtration pressure)을 끊임없이 공급함으로써 콩팥은 하루당 180 리터의 혈액을 여과해낼 수 있다. 변함없는 여과압(filtration pressure)을 유지하기 위해 콩팥의 사구체 근접 세포는 혈관 수축제인 레닌(renin)을 내보낸다. 콩팥은 또한 골수 세포가 더 많은 적혈구를 생산해내도록 촉진하는 호르몬인, 분비를 촉진하는 적혈구생성인자(erythropoietin)의 역할을 담당한다.

형태학상 콩팥의 시상면 절단시 가장자리에 있는 피질은 기저가 되는 속질과 차별화될 수 있다. 속질에는 두 개의 큰 콩팥잔과 8~12개의 작은 콩팥잔이 콩팥 외투막 부근에 위치해 있다. 10~25개의 집합관이 각각의 돌기에 접해 있다. 혈관과 작은 관들이 나란히 있는 속질피라미드와 콩팥 기둥 또한 콩팥의 속질에서 확인할 수 있다. 세뇨관은 신장여과와 결합되어 있다. 긴 관 구조로 되어 있는 각각의 세뇨관은 네프론과 집합관으로 구분될 수 있다. 혈액여과에서 네프론은 집합관을 통과한 혈액의 여과에 기능한다. 집합관으로부터 혈액이 여과되면 이는 작은 콩팥잔(calyx minor)으로 전해지고, 작은콩팥잔으로부터 큰콩팥잔(calyx major), 큰콩팥잔으로부터 콩팥깔대기(신우)로, 수뇨관, 방광으로 전달되고 최종적으로 소변의 형태로 체외로 배뇨된다.

신장의 혈액 흐름 (Blood Flow through Kidneys)

혈액의 흐름(혈액순환)은 콩팥 동맥혈을 통해 흐른 혈액은 다시 콩팥동맥을 경유하여 콩팥에 들어오게 된다. 여기에서부터 혈액은 구역동맥, 엽사이(간)동맥, 활꼴(궁상)동맥, 소엽사이(간)동맥, 들(수입)세동맥으로 흐르게 되고, 들(수입)세동맥으로부터 사구체로 흘러 혈액이 여과된다. 여과 후 혈액은 유사한 과정을 거쳐 흐르게 되지만 이번에는 정맥을 통해 흐르게 된다. 일단 사구체에 의해 혈액이 보우먼주머니(Bowman's capsule)에서 여과되면, 여과된 혈액은 날(수출)소동맥으로 유입되어 이번에는 여기에서 세뇨관 주위 모세혈관(peritubular capillaries)과 곧(직)혈관속으로 혈액을 배출시키게 된다. 여기에서 혈액은 계속하여 소엽사이(소엽간)정맥과 활꼴정맥, 사이정맥, 구역정맥으로 계속하여 흐르게 되고, 최종적으로 콩팥정맥에 의해 콩팥에서 배출된다.

요 관 (Ureters)

관 모양의 구조로 이루어진 요관은 대략 25~30cm의 길이를 가진다. 요관은 신우와 방광에 연결되어 있다. 요관 점막은 기저막과 기저 공유층에 의해 지탱되는 이행상피에 의해 주름이 잡혀 있다. 요관 점막 아래에는 결합조직과 매끄러운 근육세포로 이루어진 점막 근층이 놓여 있다.

방 광 (Urinary Bladder)

콩팥에서 여과된 혈액은 두 개의 콩팥으로부터 쭉 뻗어 있는 요관을 거쳐 방광에 모이게 된다. 방광의 체벽은 요관의 형태와 유사하지만, 몇 가지 다른 점이 있다. 즉, 방광의 이행상피는 좀 더 두껍고 공유층은 잘 구성되어 있지 않으며 복막은 방광의 상피만을 덮고 있을 뿐이다.

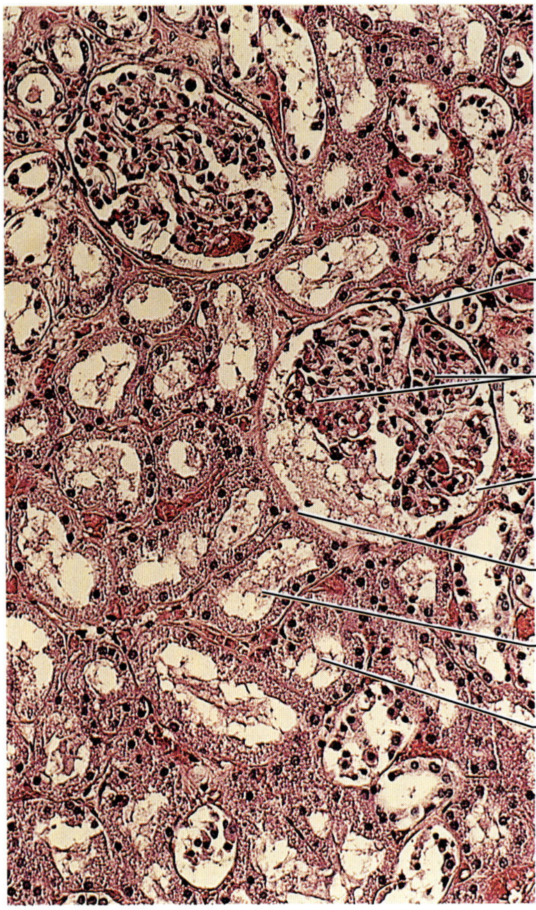

그림 13-1 **콩팥겉질(피질) 단면 광학현미경 사진**(200X)

1. Vascular pole 혈관 극 | 혈관 끝
2. 사구체 | 토리
3. 관절주머니 공간
4. 보우만씨 주머니
5. 근위세뇨관
6. 원위세뇨관

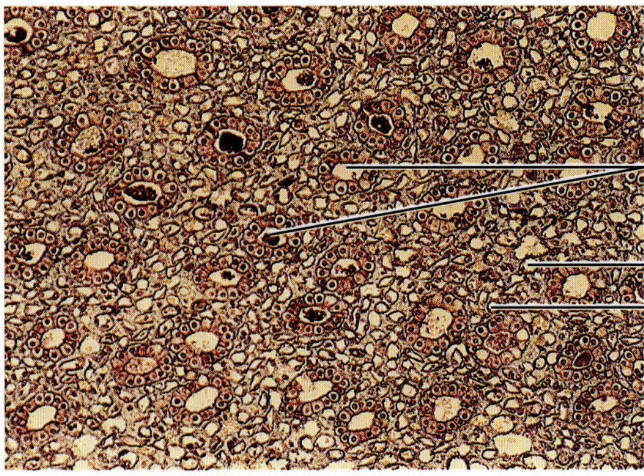

그림 13-2 **콩팥속질의 단면 광학현미경 사진**(100X)

1. 집합세뇨관
2. Descending Henle's loop 하행헨리고리 |
3. Ascending Henle's loop 상행헨리고리 | 올림헨리고리

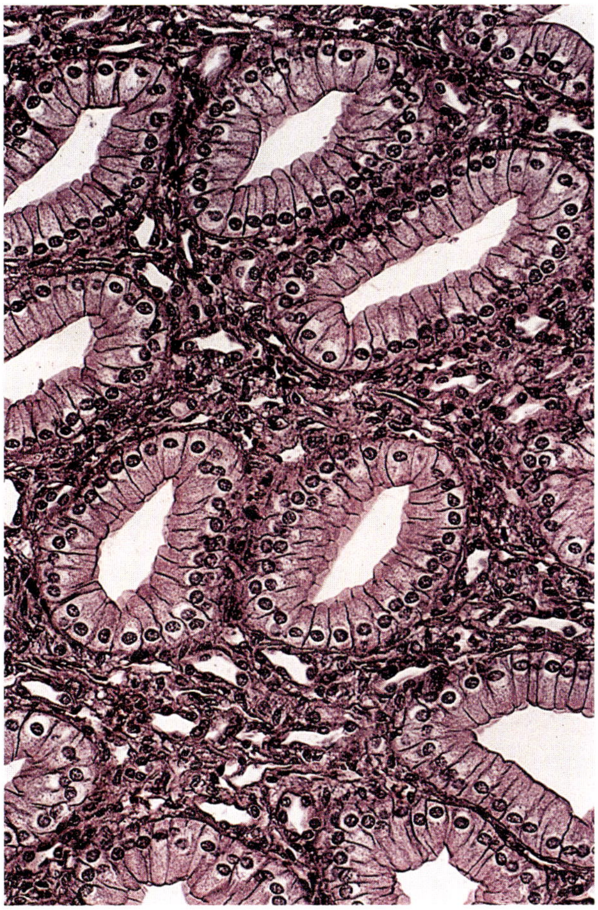

그림 13-3 에 위치한 집합관의 가로단면 광학현미경 사진(400X)

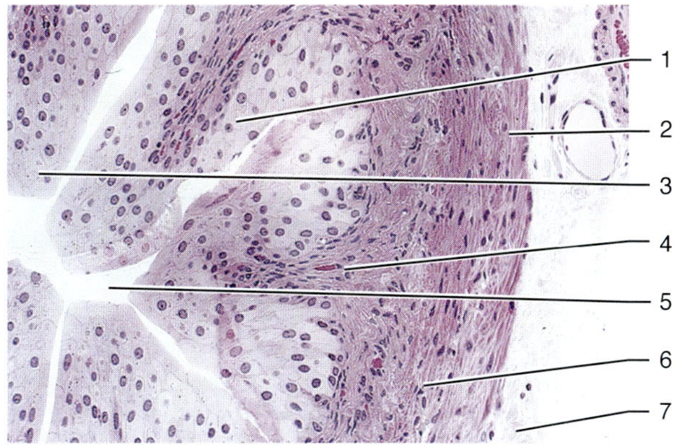

그림 13-4 **요관 단면 광학현미경 사진**(200X)

1. Transitional epithelium (basal layer)
   이행상피 (ㅣ바닥층)
2. 윤주근ㅣ돌림근육
3. (superficial layer) 이행상피(표재층)
4. Lamina propria 고유층ㅣ고유판
5. Lumen of the ureter 요관내강
6. 종주근ㅣ세로근육
7. Adventitia 외막ㅣ바깥막

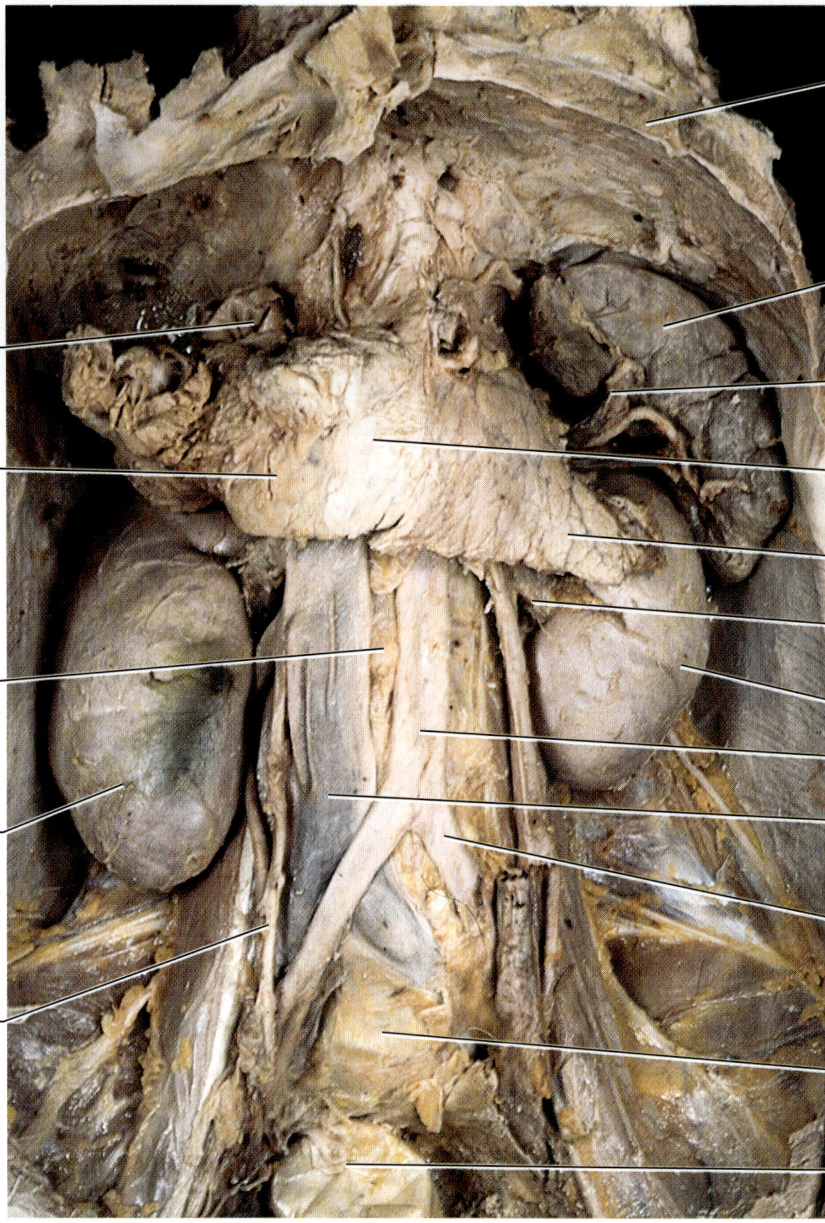

그림 13-5 **복막 뒤의 장기들**

1. 횡격막 |
2. Spleen | 지라
3. | 지라동맥
4. Body of pancreas | 췌장몸통
5. Tail of pancreas 췌장미 |
6. 신장동맥 | 콩팥동맥
7. Left kidney 좌콩팥 |
8. 복대동맥 | 배대동맥
9. 하대정맥 |
10. 외장골동맥 | 바깥엉덩동맥
11. Rectum 직장 |
12. Urinary bladder
13. 우요관 | 오른요관
14. Right kidney 우콩팥 |
15. 요근 |
16. Head of pancreas
17. 십이지장 |

13

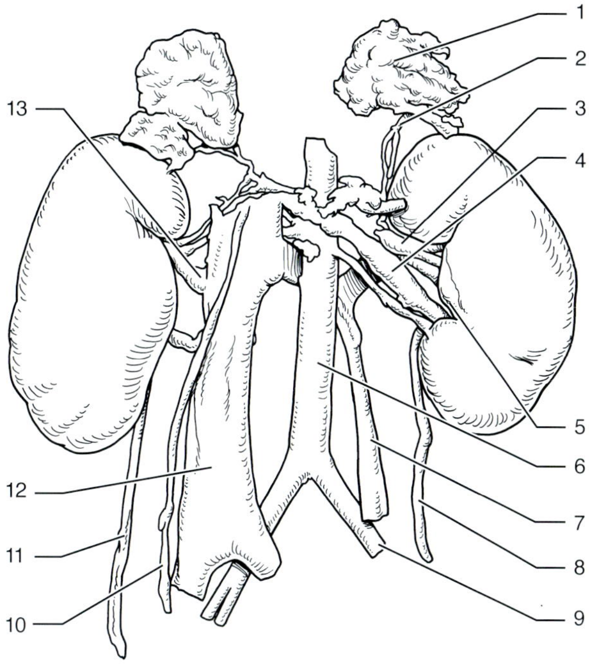

(A)

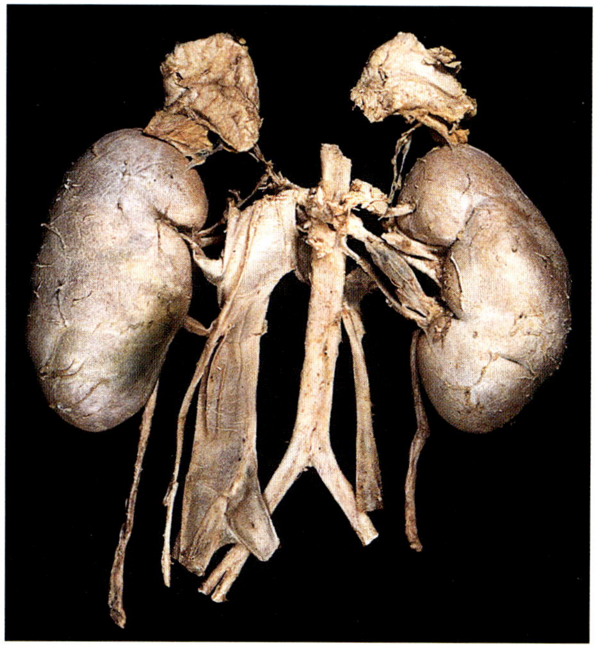

(B)

그림 13-6 **신장(콩팥), 부신, 혈관들**

1. Suprarenal (adrenal) gland ______
2. Adrenal artery ______
3. ______ 신동맥 | 콩팥동맥
4. Renal vein 신정맥 | ______
5. ______ 신장문
6. Abdominal aorta 복대동맥 | ______
7. ______ 좌생식동맥 | ______
8. Left ureter ______ | 왼요관
9. External iliac artery 외장골동맥 | ______
10. ______ 오른생식동맥
11. Right ureter ______
12. ______ 하대정맥 | 아래대정맥
13. ______ 우신정맥 | 오른신장정맥

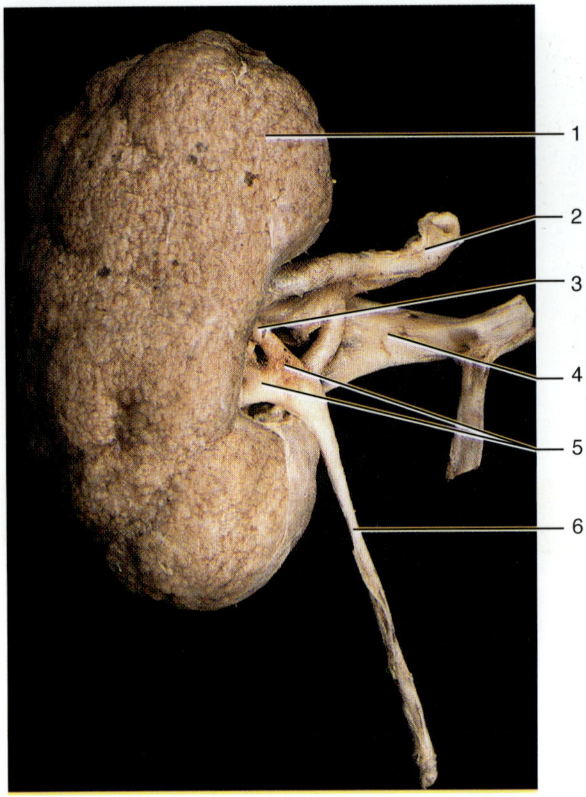

그림 13-7 **콩팥 : 측면**

1. Renal capsule
   신장막 | 콩팥주머니
2. Renal artery
   신동맥 | ______
3. ______
   신장문 | 콩팥문
4. ______
   신정맥 | 콩팥정맥
5. Pelvis 신우 | ______
6. ______ 요관

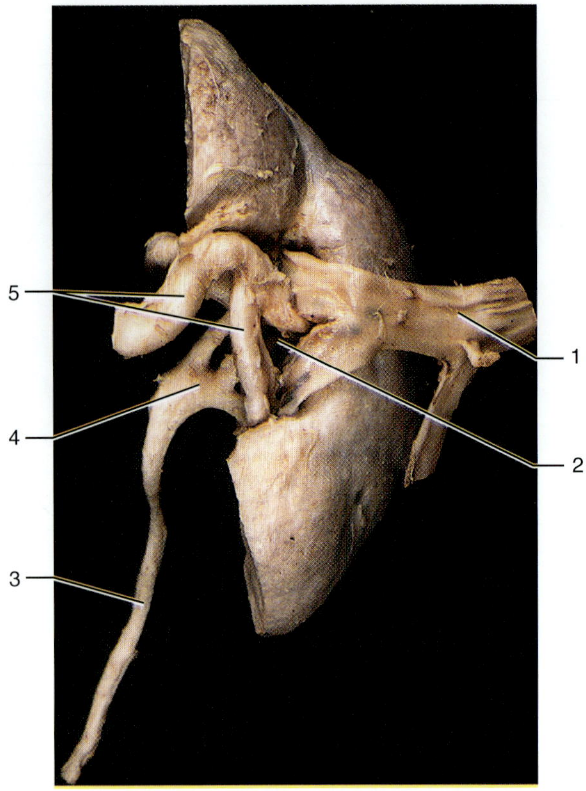

그림 13-8 **콩팥문, 요관과 혈관 : 안쪽면**

1. Renal vein
   신정맥 | ______
2. ______
   신장문 | 콩팥문
3. Ureter 요관
4. Pelvis of kidney
   신우 | ______
5. ______
   신동맥 | 콩팥동맥

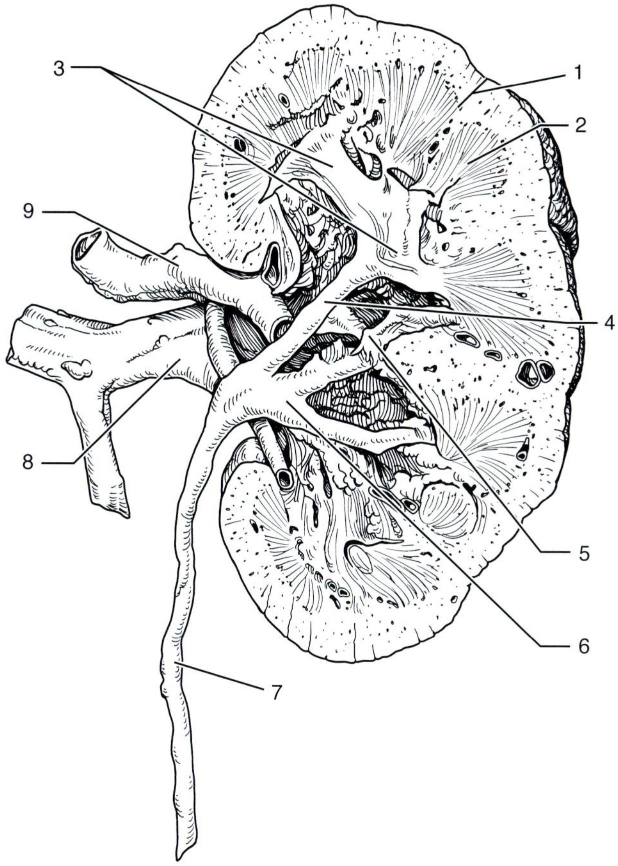

(A)

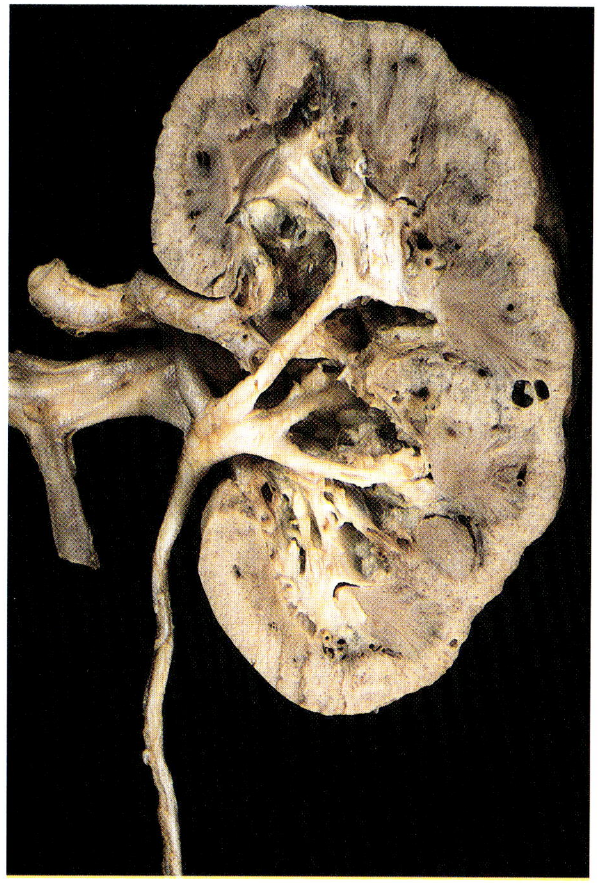

(B)

그림 13-9 콩팥의 정중시상면

1. ______ 신피질 | 콩팥겉질
2. Renal pyramid ______
3. ______ 작은콩팥잔
4. Calyx major ______
5. ______ 신수실 | 콩팥속질
6. ______ 신우 | ______
7. Ureter ______
8. ______ 신정맥 | 콩팥정맥
9. ______ 신동맥 | 콩팥동맥

그림 13-1 콩팥겉질(피질) 단면 광학현미경 사진

1. Vascular pole	혈관 극 | 혈관 끝
2. Glomerulus	사구체 | 토리
3. Capsular space	관절주머니 공간
4. Bowman's capsule	보우만씨 주머니
5. Proximal tubule	근위세뇨관
6. Distal tubule	원위세뇨관

그림 13-2 콩팥속질의 단면 광학현미경 사진

1. Collecting tubules	집합세뇨관
2. Descending Henle's loop	하행헨리고리 | 내림헨리고리
3. Ascending Henle's loop	상행헨리고리 | 올림헨리고리

그림 13-3 콩팥속질에 위치한 집합관의 가로단면 광학현미경 사진

그림 13-4 요관 단면 광학현미경 사진

1. Transitional epithelium (basal layer)	이행상피 (기저층 | 바닥층)
2. Circular muscle	윤주근 | 돌림근육
3. Transitional epithelium (superficial layer)	이행상피(표재층)
4. Lamina propria	고유층 | 고유판
5. Lumen of the ureter	요관내강
6. Longitudinal muscle	종주근 | 세로근육
7. Adventitia	외막 | 바깥막

그림 13-5 복막 뒤의 장기들

1. Diaphragm	횡격막 | 가로막
2. Spleen	비장 | 지라
3. Splenic artery	비장동맥 | 지라동맥
4. Body of pancreas	췌장체 | 췌장몸통
5. Tail of pancreas	췌장미 | 췌장꼬리
6. Renal artery	신장동맥 | 콩팥동맥
7. Left kidney	좌콩팥 | 왼신장
8. Abdominal aorta	복대동맥 | 배대동맥
9. Inferior vena cava	하대정맥 | 아래대정맥
10. External iliac artery	외장골동맥 | 바깥엉덩동맥
11. Rectum	직장 | 곧창자
12. Urinary bladder	방광
13. Right ureter	우요관 | 오른요관
14. Right kidney	우콩팥 | 오른신장
15. Psoas muscle	요근 | 허리근
16. Head of pancreas	췌장머리
17. Duodenum	십이지장 | 샘창자

그림 13-6 신장(콩팥), 부신, 혈관들

1. Suprarenal (adrenal) gland	부신
2. Adrenal artery	부신동맥
3. Renal artery	신동맥 | 콩팥동맥
4. Renal vein	신정맥 | 콩팥정맥
5. Hilum of kidney	신장문
6. Abdominal aorta	복대동맥 | 배대동맥
7. Left gonadal artery	좌생식동맥 | 왼생식동맥
8. Left ureter	좌요관 | 왼요관
9. External iliac artery	외장골동맥 | 바깥엉덩동맥
10. Right gonadal vein	오른생식동맥
11. Right ureter	오른요관
12. Inferior vena cava	하대정맥 | 아래대정맥
13. Right renal vein	우신정맥 | 오른신장정맥

그림 13-7 콩팥 : 측면

1. Renal capsule	신장막 | 콩팥주머니
2. Renal artery	신동맥 | 콩팥동맥
3. Hilum of kidney	신장문 | 콩팥문
4. Renal vein	신정맥 | 콩팥정맥
5. Pelvis	신우 | 콩팥깔때기
6. Ureter	요관

그림 13-8 콩팥문, 요관과 혈관 : 안쪽면

1. Renal vein	신정맥 | 콩팥정맥
2. Hilum of kidney	신장문 | 콩팥문
3. Ureter	요관
4. Pelvis of kidney	신우 | 콩팥깔때기
5. Renal artery	신동맥 | 콩팥동맥

그림 13-9 콩팥의 정중시상면

1. Renal cortex	신피질 | 콩팥겉질
2. Renal pyramid	콩팥피라밋
3. Calyx minor	작은콩팥잔
4. Calyx major	큰콩팥잔
5. Renal medulla	신수실 | 콩팥속질
6. Renal pelvis	신우 | 콩팥깔때기
7. Ureter	요관
8. Renal vein	신정맥 | 콩팥정맥
9. Renal artery	신동맥 | 콩팥동맥

남성생식계 _ Male Reproductive System

남성생식계는 주로 정자(sperm) 생산하는 기관이다 : 고환 내부에는 각각 1쌍인 세정관(seminiferous tubules), 고환망(rete testis), 부고환관(ductus epididymis), 피막(tunics), 정관(ductus deferens) 포함된다. 그 외 부속기로는 1쌍의 정낭(seminal vesicles), 1쌍의 사정관(ejaculatory duct), 요도해면체(corpora cavernosum urethrae), 음경요도(penile urethra), 음경(penis), 구부요도(bulbourethral gland), 전립선(prostate gland)이 포함된다.

고 환 (Testes)

두 개의 고환은 음낭 안에 위치하여 초막으로 둘러싸져 있다. 각 고환은 촘촘한 연결조직 피막인 백막(tunica vaginalis)에 의해 둘러싸져 있으며, 혈관이 풍부한 결합조직피막이다. 백막으로 나누어진 고환 내부는 대략 250개의 피라미드 모양의 고환소엽으로 구성되어 있다. 각 고환소엽에는 1~4개의 정세관이 들어 있고 결합조직에 의해 둘러싸여 있는데 그 결합조직 속에는 남성호르몬 테스토스테론을 분비하는 내분비세포인 Leyding 세포라 하는 간질세포가 분포되어 있다. 굴곡이 심한 정세관에는 생식세포로 이루어진 배아상피에 의해 정자로 분화된다. 지주세포 Sertoli cell는 정자를 성숙한 상태로 만드는 역할을 한다.

고환망(Rete Testis)

정세관에서 만들어진 정자는 고환망을 통하여 들어간 후 수출관(efferent ductule)으로 들어간다. 고환의 정세관에서 분비되어진 정자는 고환망을 통하여 수출관으로 이동한 후 꼬불꼬불한 부고환관으로 들어간다. 정자는 부고환미부(tail of epididymis)를 지난 후 정관으로 들어간다.

정 관 (Ductus Deferens)

정관은 음낭(scrotum)에서 상행하여 서혜부(inguinal region)를 통과하고 골반(pelvis)의 내측벽을 따라 하강한 후 요도(urethra)를 만나는 긴 관의 구조이다. 정낭은 전립선과 구부요도를 통과하여 요도로 이어지며, 아스코르빈산, 프로스타글라딘, 글로블린, 과당 등 정자의 대사를 위해 필요한 영양분을 분비하여 정자를 성숙을 돕는다.

음 경 (Penis)

음경은 정자를 여성 생식기관으로 전달하는 생식과 소변과 정액을 요도로 방출하는 기능을 한다. 음경의 주체는 3개의 원주형 발기성 조직으로 되어있다: 1쌍의 음경해면체와 1개의 요도해면체로 되어 있고 피부는 얇고 느슨하여 신축성을 가지고 있다. 음경에는 아주 얇은 포피주름(prepuce)이 귀두를 보호하고 있으며 한선과 피지선이 분포되어 있다.

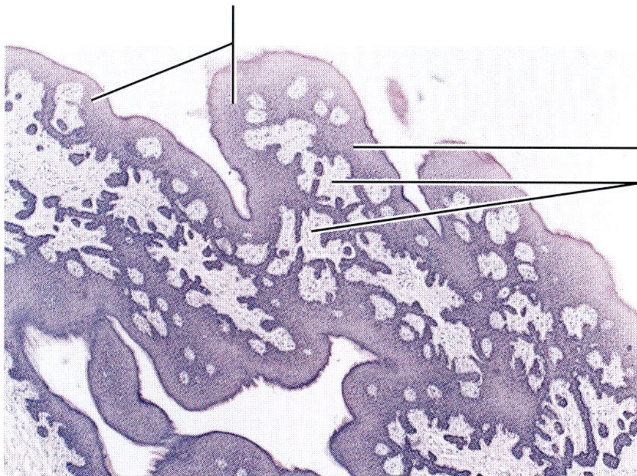

그림 14-1 음경 포피의 단면(45X)

1. ________ 포피 주름
2. Stratified squamous epithelium ________
3. Connective tissue ________

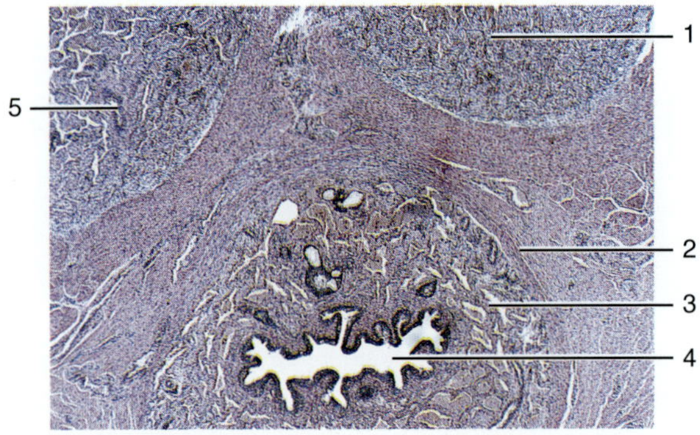

그림 14-2 **음경의 횡단면**(45X)

1.
   음경해면체
2.
   백막|백색막
3.
   요도해면체
4.
   해면체요도
5. Deep artery

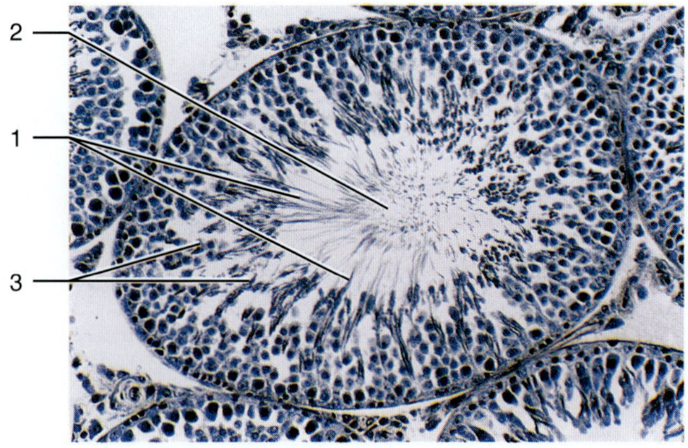

그림 14-4 **고배율 정세관의 횡단면**(400X)

1. Spermatozoa
2. Lumen of tubule
   정세관의 내강
3.
   서톨라이 세포

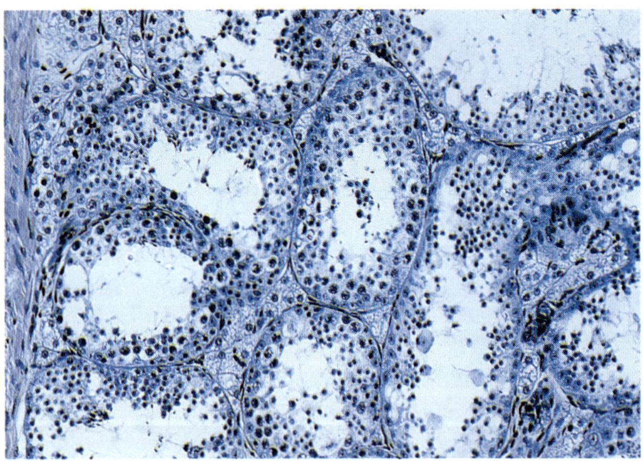

그림 14-3 **저배율 정세관의 횡단면**(200X)

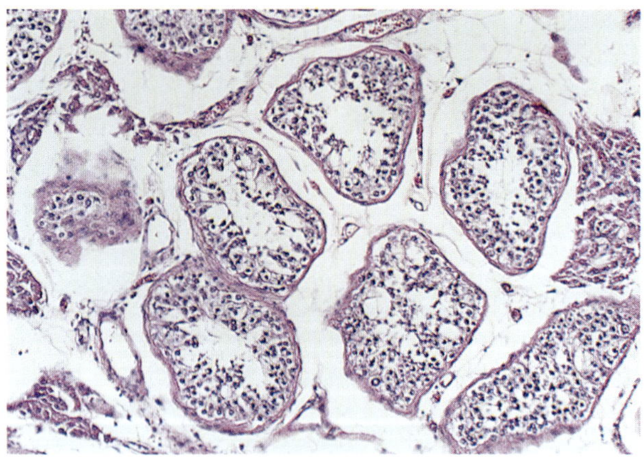

그림 14-5 **세관망의 횡단면**(100X)

관 안에서 정자가 보인다.

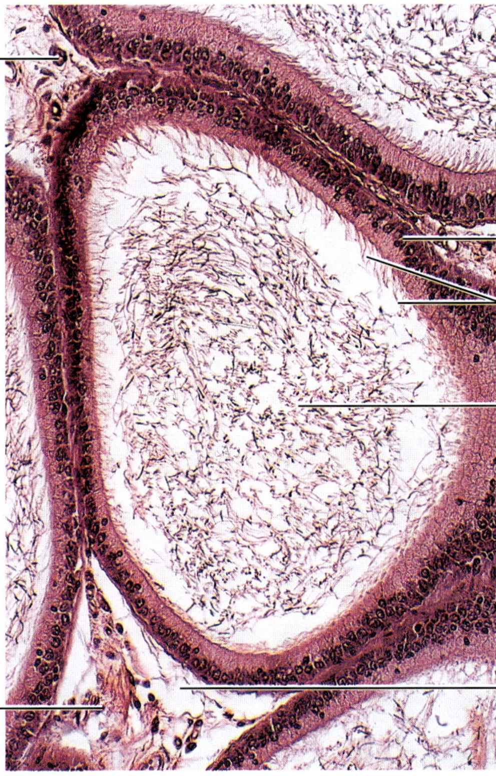

그림 14-6 **부고환의 횡단면**(200X)

1. Pseudostratified columnar epithelium
2. 부동모 | 부동섬유
3. Spermatozoa in the lumen 내강안의 정자
4. Lamina propria 고유층 |
5. Smooth muscle fibers 평활근 섬유
6. Blood vessel

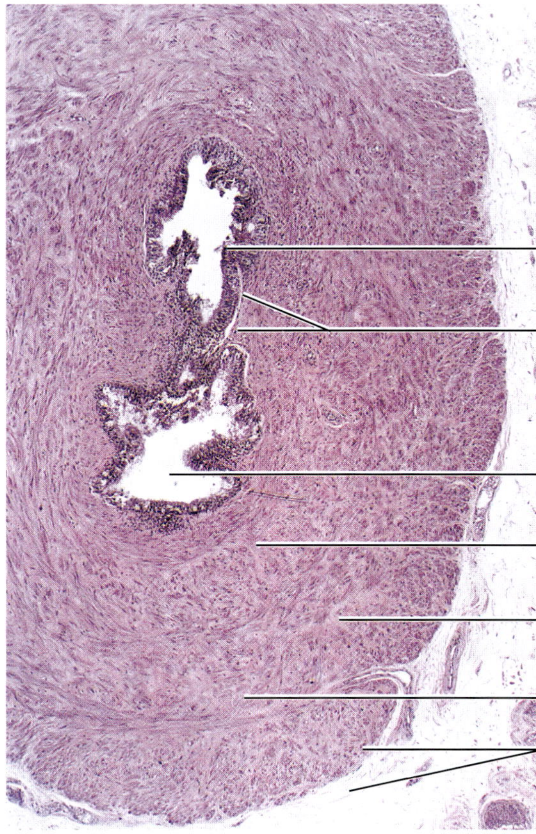

그림 14-7 **정관의 횡단면**(45X)

1. 분비원주상피
2. Lamina propria 고유층 | 고유판
3. Lumen of ductus deferens
4. Inner longitudinal muscle layer 내평활근층 | 안세로근육층
5. 중순환층 | 중간돌림근육
6. Outer longitudinal muscle layer | 바깥세로근육층
7. 외막 | 장막

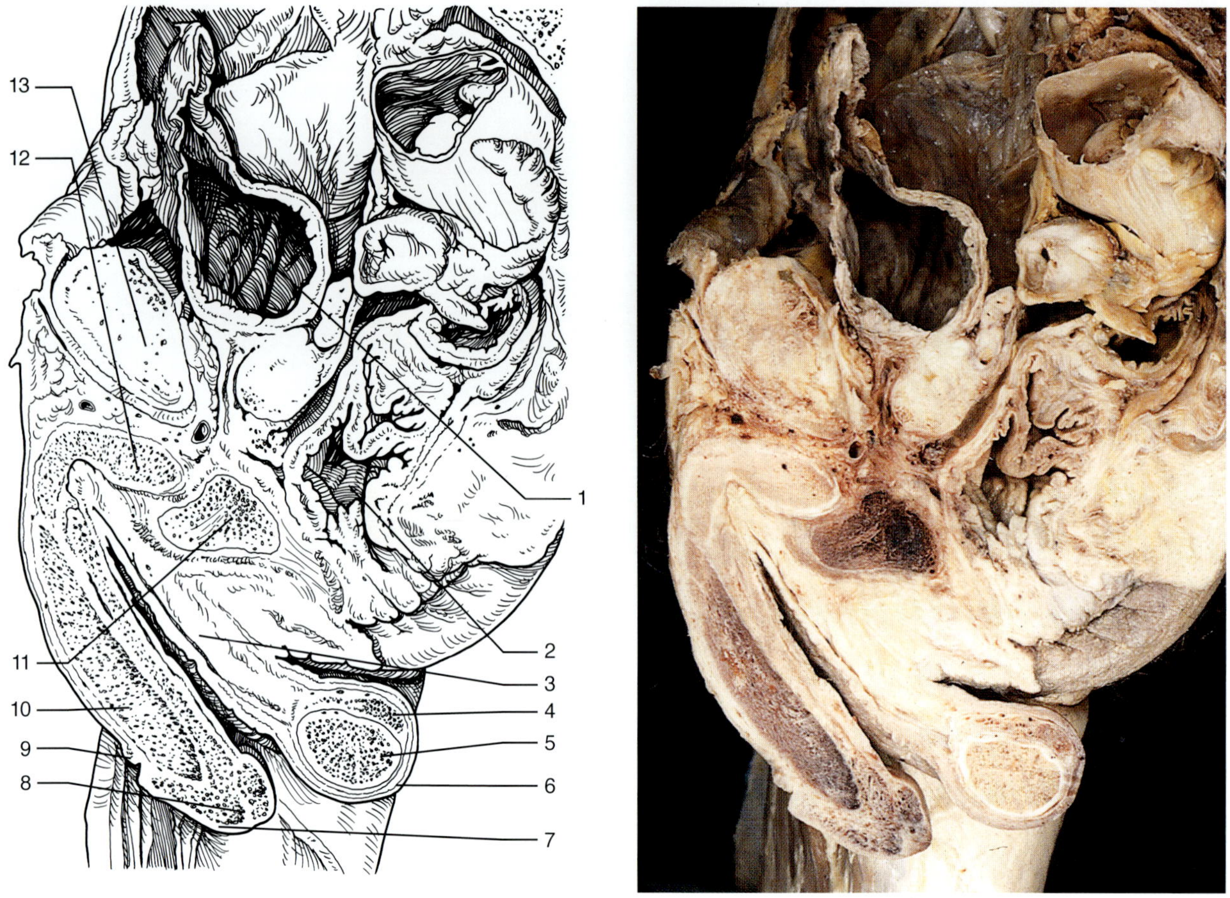

(A) (B)

그림 14-8 남성생식계의 시상단면

1. 방광
2. Colon ㅣ큰창자(잘록창자)
3. 정관
4. 부고환
5. Seminiferous tubules of testis
6. 음낭
7. Preputial opening
8. 음경 귀두
9. Foreskin of prepuce
10. Corpus cavernosum penis
11. (cut) 직장ㅣ곧창자
12. 전립선ㅣ전립샘
13. 치골결합

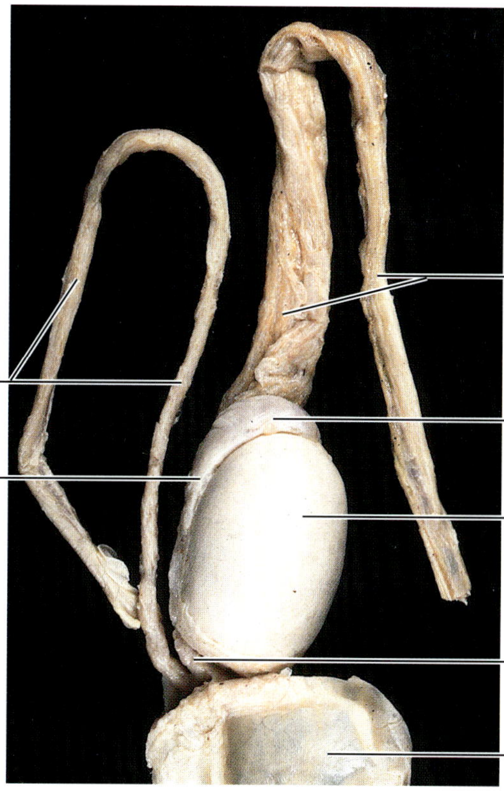

그림 14-9 고환의 지지 구조물

1. ______ 정삭
2. Head of epididymis ______ | 부고환머리
3. ______ (visceral layer)
   고환초막(내측) | 고환집막(안쪽층)
4. Gubernaculum testis 고환도대 | ______
5. Tunica vaginalis — parietal layer (reflected)
   ______ | 고환집막(외측)
6. ______ 부고환체 | 부고환몸통
7. ______ 정관

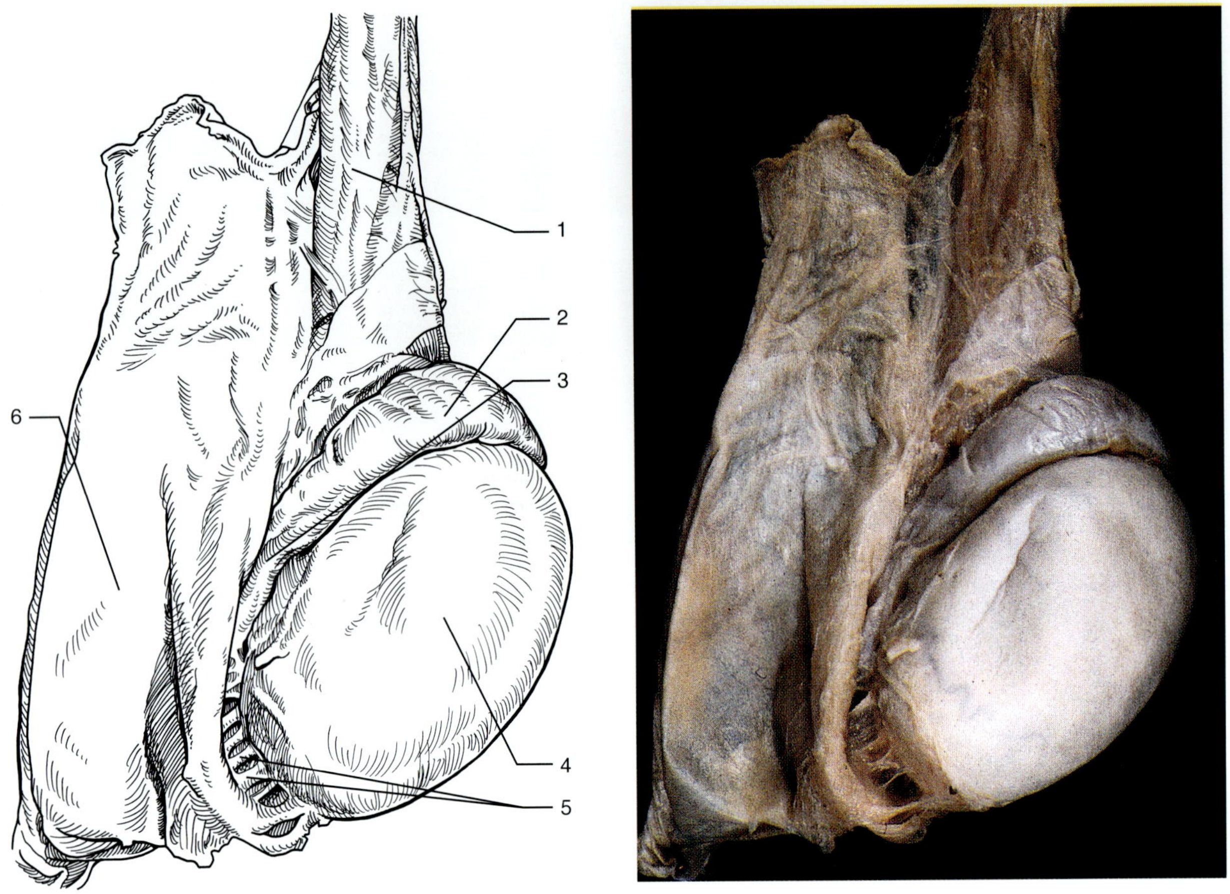

그림 14-10 고환 지지 구조물 : 정삭과 초막

1. Spermatic cord
2. Head of epididymis | 부고환머리
3. 부고환체 | 부고환몸통
4. —
초막(내측) | 고환집막(안쪽층)
5. Efferent ductules | 날세관
6. —
초막(벽측) | 고환집막(외측층)

그림 14-1 음경 포피의 단면

1. Folds of prepuce 포피 주름
2. Stratified squamous epithelium 중층편평상피
3. Connective tissue 결합조직

그림 14-2 음경의 횡단면

1. Corpus cavernosum 음경해면체
2. Tunica albuginea 백막 | 백색막
3. Corpus spongiosum 요도해면체
4. Cavernous urethra 해면체요도
5. Deep artery 심부동맥

그림 14-3 저배율 정세관의 횡단면

그림 14-4 고배율 정세관의 횡단면

1. Spermatozoa 정자
2. Lumen of tubule 정세관의 내강
3. Sertoli cells 서톨라이 세포

그림 14-5 세관망의 횡단면

그림 14-6 부고환의 횡단면

1. Pseudostratified columnar epithelium 거짓중층원주상피
2. Stereocilia 부동모 | 부동섬유
3. Spermatozoa in the lumen 내강안의 정자
4. Lamina propria 고유층 | 고유판
5. Smooth muscle fibers 평활근 섬유
6. Blood vessel 혈관

그림 14-7 정관의 횡단면

1. Columnar secretory epithelium 분비원주상피
2. Lamina propria 고유층 | 고유판
3. Lumen of ductus deferens 정관의 내강
4. Inner longitudinal muscle layer 내평활근층 | 안세로근육층
5. Middle circular layer 중순환층 | 중간돌림근육
6. Outer longitudinal muscle layer 외평활근층 | 바깥세로근육층
7. Adventitia 외막 | 장막

그림 14-8 남성생식계의 시상단면

1. Urinary bladder 방광
2. Colon 대장 | 큰창자(잘록창자)
3. Ductus deferens 정관
4. Epididymis 부고환
5. Seminiferous tubules of testis 고환의 정세관
6. Scrotum 음낭
7. Preputial opening 포피구
8. Glans penis 음경 귀두
9. Foreskin of prepuce 귀두 포피
10. Corpus cavernosum penis 음경해면체
11. Rectum (cut) 직장 | 곧창자
12. Prostate gland 전립선 | 전립샘
13. Symphysis pubis 치골결합

그림 14-9 고환의 지지 구조물

1. Spermatic cord 정삭
2. Head of epididymis 부고환두 | 부고환머리
3. Tunica vaginalis (visceral layer) 고환초막(내측) | 고환집막(안쪽층)
4. Gubernaculum testis 고환도대 | 고환길잡이
5. Tunica vaginalis—parietal layer (reflected) 고환초막(벽측) | 고환집막(외측)
6. Body of epididymis 부고환체 | 부고환몸통
7. Ductus deferens 정관

그림 14-10 고환 지지 구조물 : 정삭과 초막

1. Spermatic cord 정삭
2. Head of epididymis 부고환두 | 부고환머리
3. Body of epididymis 부고환체 | 부고환몸통
4. Tunica vaginalis—visceral layer 초막(내측) | 고환집막(안쪽층)
5. Efferent ductules 도출관 | 날세관
6. Tunica vaginalis—parietal layer (reflected) 초막(벽측) | 고환집막(외측층)

여성생식계 _ Female Reproductive System

여성생식계는 난자를 생산하고, 남성으로부터 정자를 받아들이고, 난자의 수정 장소와 포배의 착상 장소를 제공하며, 임신 후 분만과 유즙을 분비하는 역할을 한다. 여성생식계의 구성은 난소, 난관(자궁관), 자궁, 자궁경부(자궁목), 질, 대음순, 소음순, 음핵, 그리고 젖을 생산하고 분비하는 유선(젖샘)이 있다.

난 소 (Ovaries) 난자와 여성호르몬을 생산하는 역할을 한다.

자궁관 (난관, Oviducts) 난자를 자궁으로 이동시키고, 수정이 이루어지며, 발생중인 배를 자궁으로 이동한다.

자 궁 (Uterus) 착상 장소이며, 임신기간 동안 배와 태아의 보호와 유지, 분만 시 수축기능을 한다.

자궁경부 (자궁목, Cervix) 자궁에서 질 쪽으로 열리는 아래쪽 수축된 부위이다.

질 (Vagina) 자궁 분비물을 체외로 배출하고, 성교하는 동안 발기된 음경과 사정된 정액을 받아들이며, 분만 시 태아의 통로이다.

대음순 (Labium major) 외음부열의 가장자리를 형성하고 소음순을 에워싸서 보호한다.

소음순 (Labium minor) 질전정 가장자리를 형성하고 질구와 요도구를 보호한다.

음 핵 (Clitoris) 음핵 귀두에는 성적자극을 하는 동안 쾌락을 느끼게 하는 감각신경말단이 풍부하게 존재한다.

유 선 (젖샘, Mammary Glands) 영아의 보육을 위한 젖을 생산하고 분비한다.

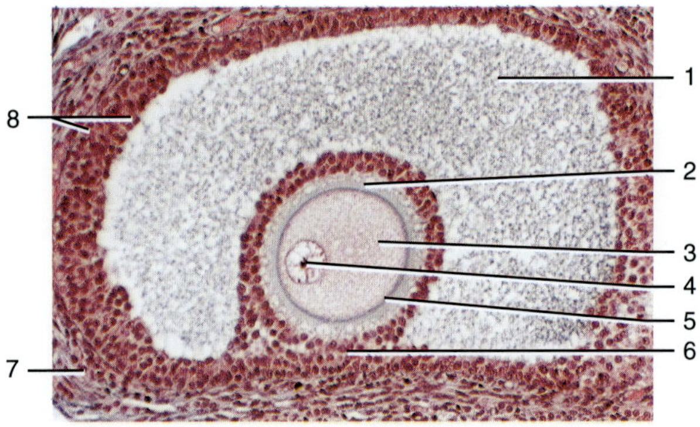

그림 15-1 **2차 난모세포 단면의 광학현미경 사진**(200X)

1. 난포강 |
2. Corona radiata
   방사관 |
3. 난자
4. Nucleus
5. 투명대
6. 난구 | 난포세포더미
7. 난소피질 |
8. Theca interna and externa
   난포내막과 외막
   |

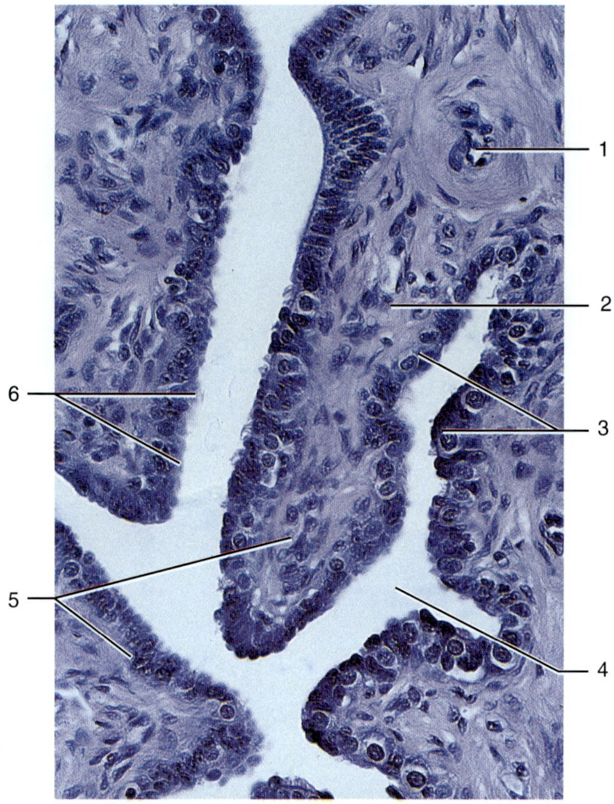

그림 15-3 **난관점막주름의 광학현미경 사진**(40X)

1. Blood vessel
2. 고유층 | 고유판
3. 섬모원주상피
4. Lumen of oviduct
   자궁관내강( )
5. 점막주름
6. Cilia

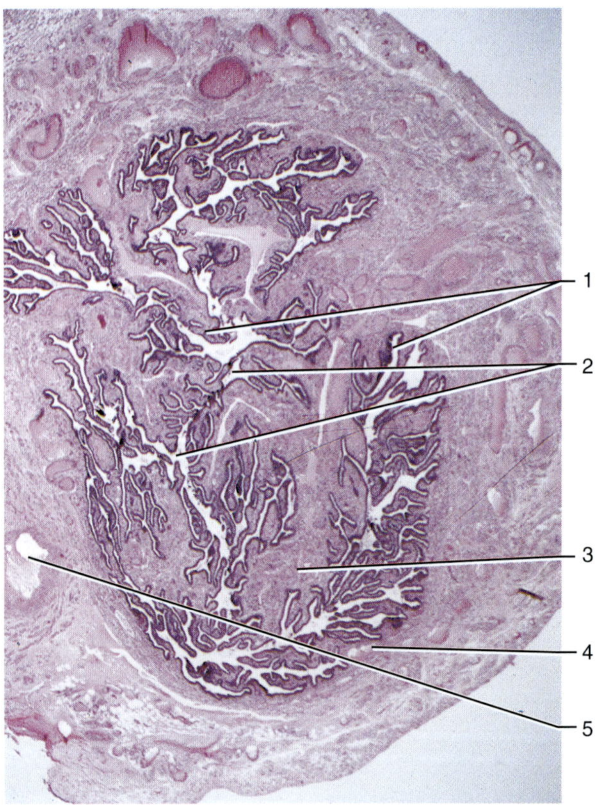

그림 15-2 **자궁관 팽대부 가로 단면의 광학현미경 사진**(20X)

1. Ciliated columnar epithelium
2. Lumen of oviduct
   자궁관내강(난관내강)
3. 고유층 |
4. 윤상근 섬유(원형근 섬유, 돌림근 섬유)
5. Blood vessel
   혈관(핏줄)

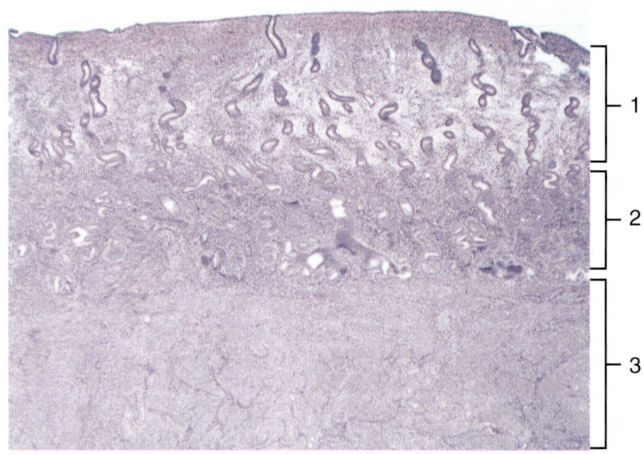

그림 15-4 **자궁내막 : 증식기(난포기)의 광학현미경 사진**(100X)

1. 기능층
2. | 바닥층
3. 자궁근층(자궁근육층)

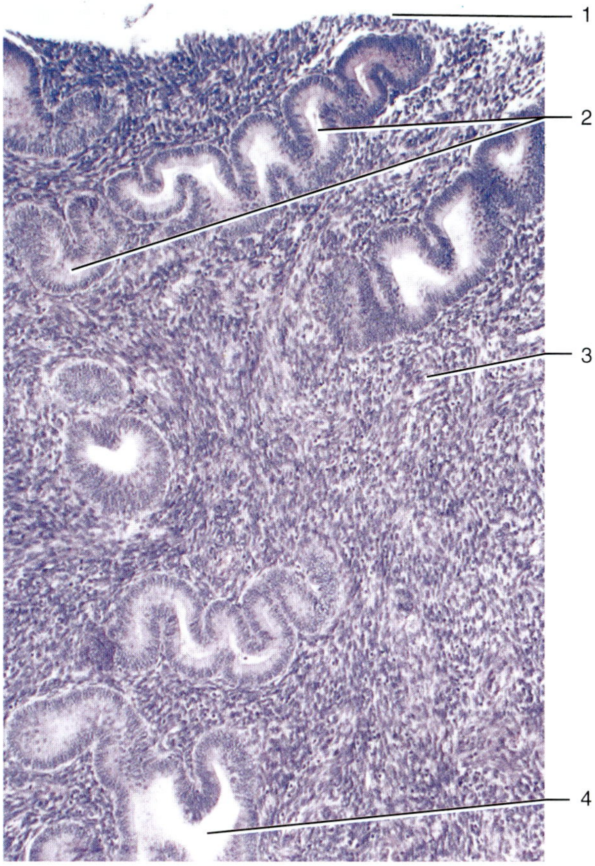

그림 15-5 **자궁내막 : 분비기의 광학현미경 사진**(100X)

1. Intact columnar epithelium
2. 자궁내막선(자궁속막샘, 자궁선) | 자궁샘
3. Intergranular lamina propria
   과립층간 고유층 |
4. Dilated uterine gland with secretion 분비물과 확장된 자궁관

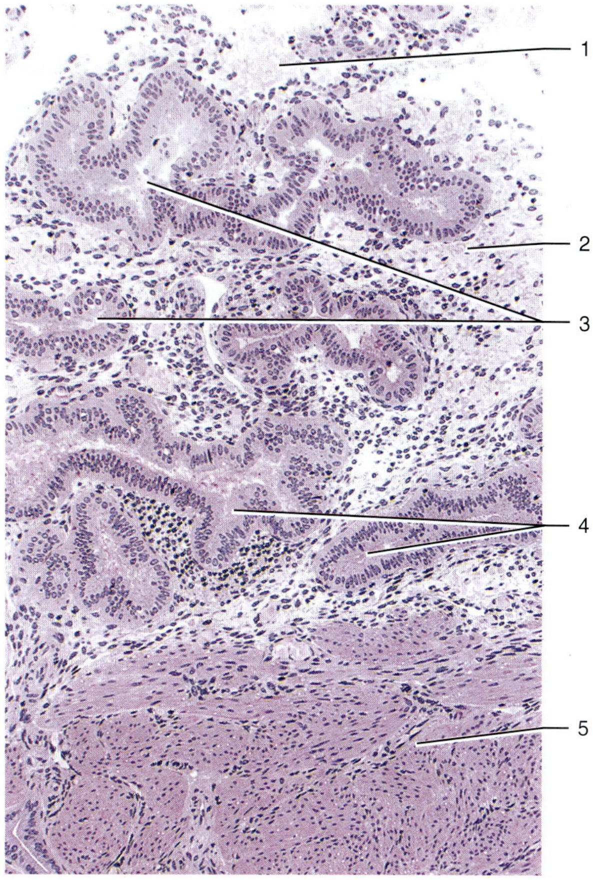

그림 15-6 **자궁내막 : 월경기의 광학현미경 사진**(100X)

1. Endometrium with disintegrated epithelium
2. 붕괴된 기질 | 붕괴된 간질
3. Disintegrating glands 붕괴중인 샘
4. 혈액으로 찬 샘 내강
5. Smooth muscle fibers of myometrium
   자궁근층의 평활근 섬유 |

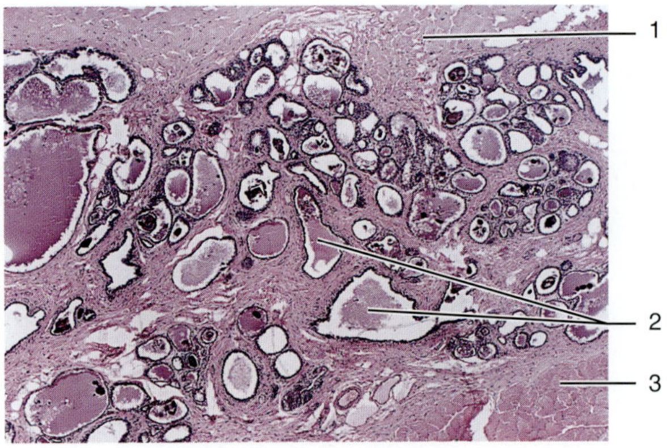

그림 15-7 젖샘 단면의 광학현미경 사진(40X)

1. Adipose tissue 지방조직
2. 분비물과 활성꽈리
3. Lamina propria 고유층 |

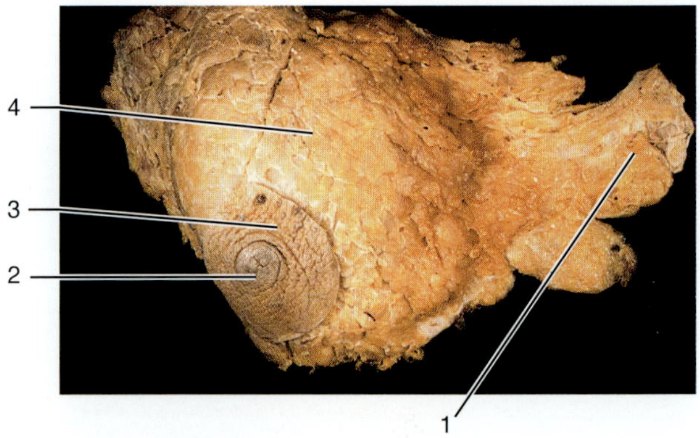

그림 15-8 유선(젖샘)

1. 외측돌기 | 젖샘 가쪽돌기
2. 유두(젖유두) |
3. Areola (유륜)
4. 유선 |

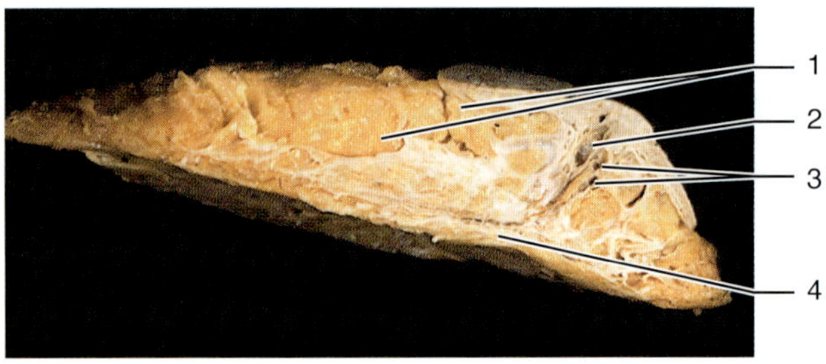

그림 15-9 젖샘 시상단면

1. Mammary tissue
2. 유관 |
3. Lactiferous sinus 유관동(젖샘관동) |
4. 대흉근 | 큰가슴근

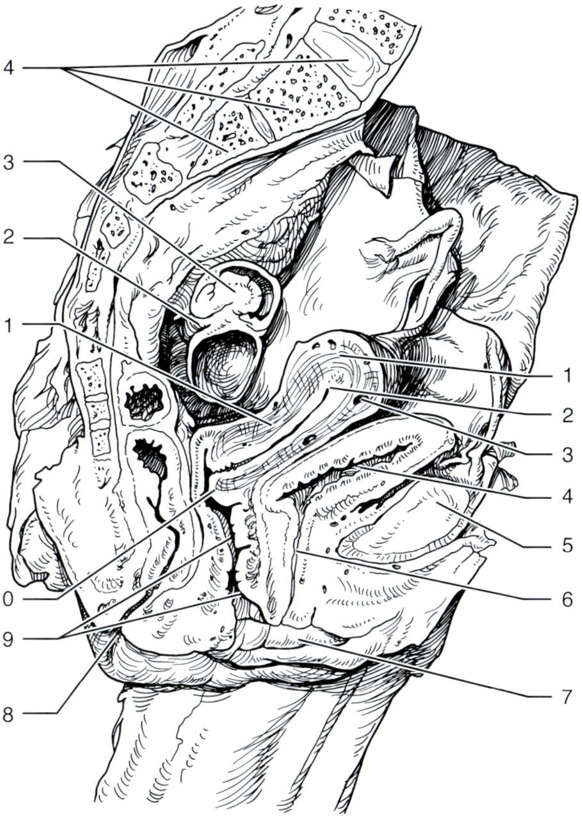

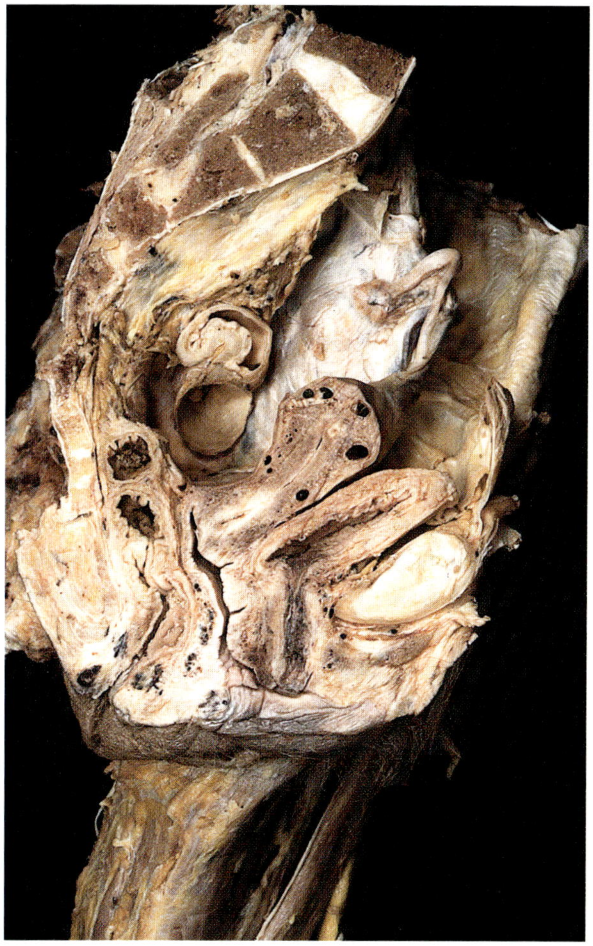

그림 15-10 여성골반 정중시상단면

1. Myometrium of fundus | 자궁근육층 바닥
2. 자궁내막 | 자궁속막
3. Blood vessel 혈관(핏줄)
4. 방광
5. 치골결합
6. 요도
7.
8. Anus
9. 질
10. Cervix 자궁경부 |
11. 자궁
12. Oviduct 난관 |
13. 난소
14. Vertebrae 척추골 |

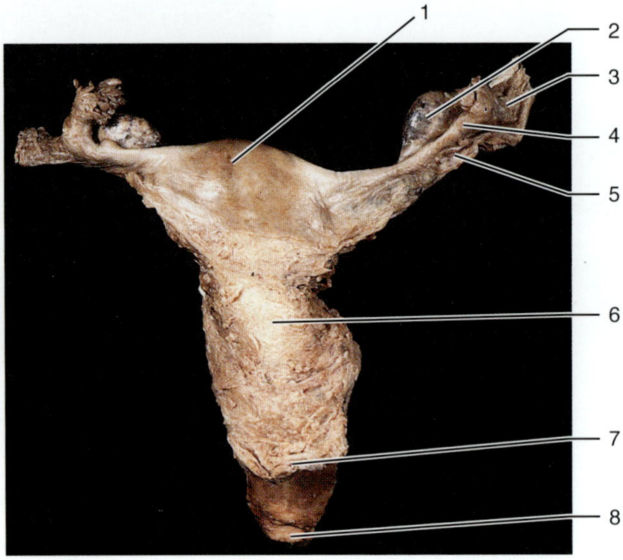

그림 15-11 난소, 자궁관 그리고 자궁

1. Fundus of uterus 자궁저 |
2. 난소
3. Fimbriae of uterine tube 난관채(난관술) |
4. 난관 | 자궁관
5. 광인대 | 자궁넓은인대
6. Body of uterus 자궁체 |
7. 자궁경부 | 자궁목
8. Vaginal wall

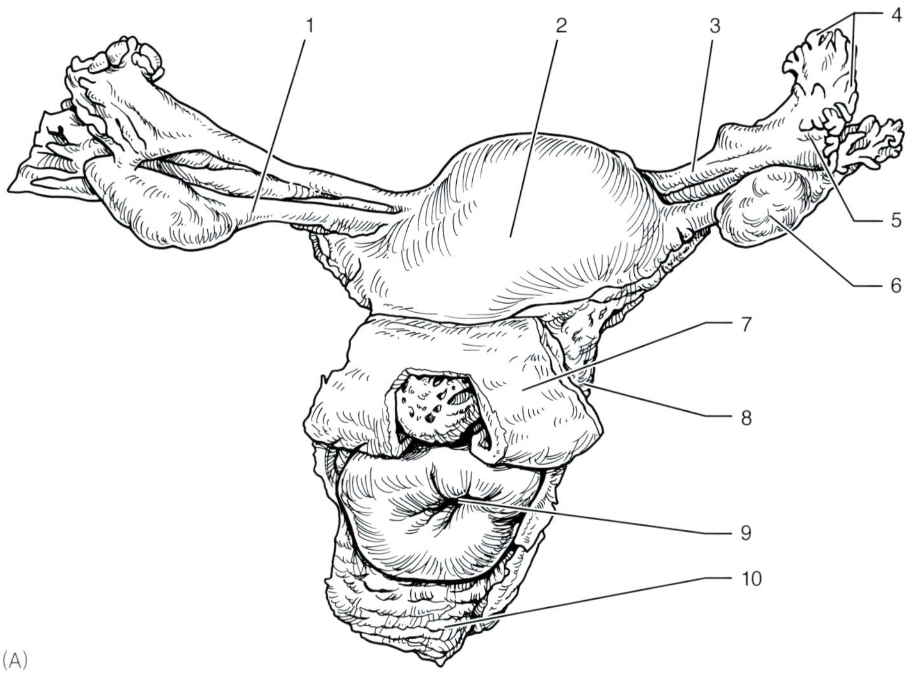

(A)

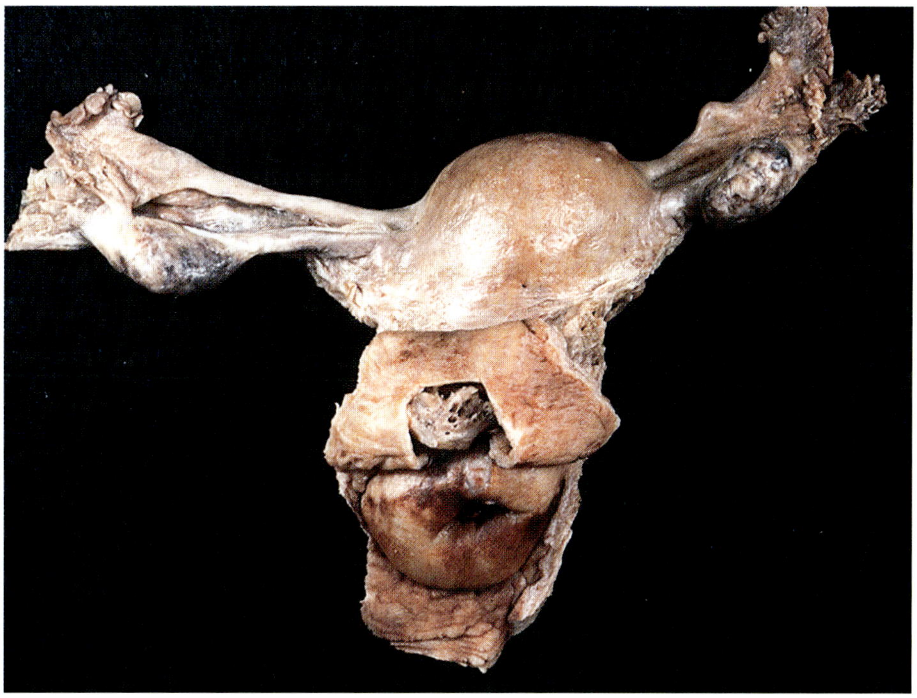

(B)

그림 15-12 자궁목을 드러내기 위해 질벽을 자르고 젖힘

1. 난소인대
2. Fundus of uterus
3. 난관 | 자궁관
4. Fimbriae of uterine tube 난관채(난관술) |
5. 누두부 | 깔대기
6. 난소
7. Vaginal wall, reflected
8. Body of uterus 자궁체 |
9. 자궁경부 | 자궁목
10. 질벽

그림 15-1 2차 난모세포 단면의 광학현미경 사진

1. Antrum 난포강 | 난포방
2. Corona radiata 방사관 | 부챗살관
3. Ovum 난자
4. Nucleus 핵
5. Zona pellucida 투명대
6. Cumulus oophorus 난구 | 난포세포더미
7. Ovary cortex 난소피질 | 난소겉질
8. Theca interna and externa 난포내막과 외막 | 난포속막과 바깥막

15-2 자궁관 팽대부 가로 단면의 광학현미경 사진

1. Ciliated columnar epithelium 섬모원주상피
2. Lumen of oviduct 자궁관내강(난관내강)
3. Lamina propria 고유층 | 고유판
4. Circular muscle fiber 윤상근 섬유(원형근 섬유, 돌림근 섬유)
5. Blood vessel 혈관(핏줄)

15-3 난관점막주름의 광학현미경 사진

1. Blood vessel 혈관(핏줄)
2. Lamina propria 고유층 | 고유판
3. Ciliated columnar epithelium 섬모원주상피
4. Lumen of oviduct 자궁관내강(난관내강)
5. Mucosal folds 점막주름
6. Cilia 섬모

그림 15-4 자궁내막 : 증식기(난포기)의 광학현미경 사진

1. Functionalis 기능층
2. Basalis layer 기저층 | 바닥층
3. Myometrium 자궁근층(자궁근육층)

그림 15-5 자궁내막 : 분비기의 광학현미경 사진

1. Intact columnar epithelium 완전원주상피
2. Uterine gland 자궁내막선(자궁속막샘, 자궁선) | 자궁샘
3. Intergranular lamina propria 과립층간 고유층 | 과립층간 고유판
4. Dilated uterine gland with secretion 분비물과 확장된 자궁관

그림 15-6 자궁내막 : 월경기의 광학현미경 사진

1. Endometrium with disintegrated epithelium 붕괴된 상피의 자궁내막
2. Fragmented stroma 붕괴된 기질 | 붕괴된 간질
3. Disintegrating glands 붕괴중인 샘
4. Glandular lumen filled with blood 혈액으로 찬 샘 내강
5. Smooth muscle fibers of myometrium 자궁근층의 평활근 섬유 | 자궁근층의 민무늬 근육섬유

그림 15-7 젖샘 단면의 광학현미경 사진

1. Adipose tissue 지방조직
2. Active alveoli with secretion 분비물과 활성꽈리
3. Lamina propria 고유층 | 고유판

그림 15-8 유선(젖샘)

1. Axillary tail 외측돌기 | 젖샘 가쪽돌기
2. Nipple 유두(젖유두) | 젖꼭지
3. Areola 젖꽃판(유륜)
4. Mammary gland 유선 | 젖샘

그림 15-9 젖샘 시상단면

1. Mammary tissue 유방조직
2. Lactiferous duct 유관 | 젖샘관
3. Lactiferous sinus 유관동(젖샘관동) | 젖샘관팽대
4. Pectoralis major muscle 대흉근 | 큰가슴근

그림 15-10 여성골반 정중시상단면

1. Myometrium of fundus 자궁근육층 기저 | 자궁근육층 바닥
2. Endometrium 자궁내막 | 자궁속막
3. Blood vessel 혈관(핏줄)
4. Urinary bladder 방광
5. Symphysis pubis 치골결합
6. Urethra 요도
7. Labium minus 소음순
8. Anus 항문
9. Vagina 질
10. Cervix 자궁경부 | 자궁목

11. Uterus	자궁
12. Oviduct	난관 | 자궁관
13. Ovary	난소
14. Vertebrae	척추골 | 척추뼈

그림 15-11 난소, 자궁관 그리고 자궁

1. Fundus of uterus	자궁저 | 자궁바닥
2. Ovary	난소
3. Fimbriae of uterine tube	난관채(난관술) | 자궁관술
4. Uterine tube	난관 | 자궁관
5. Broad ligament	광인대 | 자궁넓은인대
6. Body of uterus	자궁체 | 자궁몸통
7. Cervix	자궁경부 | 자궁목
8. Vaginal wall	질벽

그림 15-12 자궁목을 드러내기 위해 질벽을 자르고 젖힘

1. Ovarian ligament	난소인대
2. Fundus of uterus	자궁바닥
3. Uternie tube	난관 | 자궁관
4. Fimbriae of uterine tube	난관채(난관술) | 자궁관술
5. Infundibulum	누두부 | 깔대기
6. Ovary	난소
7. Vaginal wall, reflected	젖힌 질벽
8. Body of uterus	자궁체 | 자궁몸통
9. Cervix of uterus	자궁경부 | 자궁목
10. Vaginal wall	질벽

역자 소개

길은미 (마산대학 응급구조과)
김광석 (광양보건대학 응급구조과)
김동운 (광양보건대학 임상병리과)
김정아 (세명대학교 간호학과)
김정우 (서남대학교 의과대학 해부학교실)
노상균 (호원대학교 응급구조학과)
박상묵 (동강대학 임상병리과)
박창식 (서남대학교 작업치료학과)
박창은 (서라벌대학 임상병리과)
박형기 (서남대학교 작업치료학과)
서지혜 (광양보건대학 간호과)
송주영 (광양보건대학 간호과)
유오근 (전주기전대학 응급구조과)
이창희 (전주기전대학 응급구조과)
장혜원 (주성대학 방사선과)
정인숙 (삼육간호보건대학 간호과)
조일영 (광주여자대학교 대체요법학과)
홍연란 (초당대학교 간호학과)

_가나다순

역자와의 협의로
인지 생략

인체해부조직 아틀라스

An Atlas to Human Anatomy

2007년 3월 2일 초판 인쇄
2007년 3월 7일 초판 발행

저 자 Dennis Strete, Christopher H. Creek
공 역 길은미 • 김광석 • 김동운 • 김정아 • 김정우
노상균 • 박상묵 • 박창식 • 박창은 • 박형기
서지혜 • 송주영 • 유오근 • 이창희 • 장혜원
정인숙 • 조일영 • 홍연란
발행자 김시동
발행처 **정문각**

서울특별시 마포구 대흥동 210-1 봉화빌딩 4층
TEL. 713-0421~3 FAX. 704-6265
전자우편 jungmunk@unitel.co.kr
홈페이지 www.jungmunkag.co.kr
등 록 1990년 10월 25일 9-246호

정가 **23,000**원

ISBN 978-89-7742-351-0 93510